经方抵当汤

主编 张玥 王雁南 刘明

中国中医药出版社
·北 京·

图书在版编目（CIP）数据

经方抵当汤/张玥，王雁南，刘明主编. —北京：中国中医药出版社，2020. 12

ISBN 978 - 7 - 5132 - 6452 - 5

Ⅰ. ①经… Ⅱ. ①张… ②王… ③刘… Ⅲ. ①经方 - 汇编 Ⅳ. ①R289. 2

中国版本图书馆 CIP 数据核字（2020）第 186940 号

中国中医药出版社出版

北京经济技术开发区科创十三街 31 号院二区 8 号楼
邮政编码　100176
传真　010 - 64405721
廊坊市晶艺印务有限公司印刷
各地新华书店经销

开本 880 × 1230　1/32　印张 9. 5　字数 241 千字
2020 年 12 月第 1 版　2020 年 12 月第 1 次印刷
书号　ISBN 978 - 7 - 5132 - 6452 - 5

定价　49. 00 元
网址　www. cptcm. com

社 长 热 线　010 - 64405720
购 书 热 线　010 - 89535836
维 权 打 假　010 - 64405753

微信服务号　zgzyycbs
微商城网址　https：//kdt. im/LIdUGr
官方微博　http：//e. weibo. com/cptcm
天猫旗舰店网址　https：//zgzyycbs. tmall. com

如有印装质量问题请与本社出版部联系（010 - 64405510）
版权专有　侵权必究

《经方抵当汤》
编委会

主　编　张　玥　王雁南　刘　明

副主编　张玉冬　刘效敏　于婷婷　温　雅

编　委　(按姓氏笔画排序)

于海源　王占坤　王鹤君　亓　雪

刘　壹　刘　湘　刘天娇　刘国全

安　震　李华文　李松杰　侯光敏

姜　振　徐英杰　靖金鹏　颜　征

前　言

　　经方以其组方配伍精当与确切的临床疗效，为历代医家所推崇。近年来随着对经方研究的深入，全球中医药界掀起了经方热。抵当汤是最为著名的经方之一，也是国家中医药管理局 2018 年颁布的第一批古代经典名方之一。本方临床应用范围极为广泛，获得了满意的疗效。随着现代技术的发展，实验研究也逐渐深入，在阐明方剂作用机理的同时，也促进了本方的临床应用。然而既往出版的诸多中医经方专著却缺乏对这类经典方剂的论述，使得关于本方的研究成果散见于各种文献，不得不说这对今后系统研发经方抵当汤是一种缺憾。

　　本书从经方的研究概况、蓄血证的研究及抵当汤的基础知识、历史沿革、类方衍变、临床应用、实验研究七个方面，汇集了目前抵当汤的研究成果，尤其突出其临床应用，还收纳了现代药理研究和实验研究的最新进展，内容翔实、丰富，能充分体现抵当汤的历史渊源及现代研究的价值，是从事中医药研究不可多得的参考书。

　　本书的编写人员长期从事经方抵当汤的相关研究，不仅有对古代、现代文献的研读体会，而且还有经方抵当汤实验研究的工作基础，此次还将承担的国家自然基金项目的最新研究成果纳入本书。同时，编者还广泛搜集了国内外大量相关文献，积累翔实的资料，汇集研究成果，一并奉献给广大读者。全书力求充分展现抵当汤的源流和研究现状，融实用性、学术性、指导性于一体，可供临床医生、经方研究者、医学生、中医药爱好者参考阅读。

　　本书在编写过程中参阅了大量文献资料，在此向原作者及出版单位致以真诚的谢意！由于时间仓促、编者水平所限，疏漏不当之处，敬请广大读者提出宝贵意见，以便再版时修订提高！

本书编委会
2020 年 9 月于泉城

目　录

第一章 经方的研究概况

经方之发展，历经两千多年而不衰，以其严密的辨证论治体系与确切的临床疗效，为历代医家所推崇。近年来随着对经方研究的深入，我国延至东南亚乃至全球的中医药界掀起了经方热。但是在"经方热"的背后，存在不顾客观实效，盲目应用经方的现象。由于对经方理论源流与发展的研究尚不完善，使得经方研究容易落入过度解读或是随文衍义等怪圈之中。因此追溯经方的理论源流，深度剖析经方的理论内涵对经方的研究至关重要。

第一节 经方与经方派

一、经方的涵义考释

"经方"一词最早见于《汉书·艺文志》。书中记载："经方者，本草石之寒温，量疾病之浅深，假药味之滋，因气感之宜，辨五苦六辛，致水火之齐，以通闭解结，反之于平。"

"经"字，《说文解字》曰："经，织也。"意为织布机上的纵线。《玉篇》曰："经纬以成缯帛也。"《大戴礼记·易本命》曰："凡地，东西为纬，南北为经。"释慧琳《一切经音义》曰："凡东西为纬，南北为经，喻如织也。"由此可知经与纬相对，其本义是穿梭织布时的纵线，而后引申为南北方向的道路。王先谦《荀子集解·成相》中记载："经，道也。"《礼记·祭统》曰："礼有五经。孔颖达疏：经者，常也。"

《易·上经》陆德明释文："经者，法也。"《汉书·司马迁传》颜师古注："经，常法也。"可见在古代，"经"字引申义为常道、准则、常法等。

"方"字，《说文解字·方部》中曰："方，併船也。"为两船相并之义，为象形字。《尚书·益稷》孔安国传："方，四方也。"《淮南子·本经》高诱注："方，地也。"《诗经·商颂·殷武》朱熹集注："方，正也。"《大戴礼记·曾子天圆》曰："中矩者谓之方。"可知方字的本义为两船相并，后引申出方形、方正之义。郭庆藩《庄子集释·大宗师》引《文选注》曰："方，常也。"《论语·雍也》何晏集解："方，道也。"《孟子·万章上》朱熹集注："方亦道也。"可见方字由方正、方形又引申出规矩、常道、常法。

结合以上考释可知经、方二字皆有常、道、法之义，因此推断《汉书·艺文志》中所载"经方"一词之本义应为常道、常法，然而具体到中医学领域则为合常道、有效验之方。

二、经方的源流发展

（一）经方的起源

《汉书·艺文志·方技略》将当时著录在册的医籍分为医经、经方、房中、神仙四类。书中记载："上经方十一家。经方者，本草石之寒温，量疾病之浅深，假药味之滋，因气感之宜，辨五苦六辛，致水火之齐，以通闭解结，反之于平。"可以看出，经方是根据疾病之病位、病机，以药物的寒温之性、酸苦甘辛咸之味组成的交济水火阴阳的处方，使病机之闭结得以通解，以达到人体阴平阳秘的平和状态。据此，后世医家多认为此处经方指在中医理论指导下所形成的方书或效验方。

《魏书·卷八·世宗宣武帝纪》载："虽龄数有期，修短分定，然三疾不同，或赖针石，庶秦扁之言，理验今日。又经方浩博，流传处广，应病投药，卒难穷究。更令有司，集诸医工，寻篇推简，务存精要，取三十余卷，以班九服，郡县备写，布下乡邑，使知救患之术耳。"此处"经方"应指当时的方书。《北齐书·卷四十九·方伎》记载："马嗣明，河内人。少明医术，博综经方，《甲乙》《素问》《明堂》《本草》莫不咸诵，为人诊候一年前知其生死。"可见此处"经方"是《甲乙》《素问》《明堂》《本草》等书的统称。唐代孙思邈在《备急千金要方·卷一·大医习业》中说："凡欲为大医，必须谙《素问》、《甲乙》、《黄帝针经》、《明堂流注》、十二经脉、三部九候、五脏六腑、表里孔穴、本草药对、张仲景、王叔和、阮河南、范东阳、张苗、靳邵等诸部经方。"可见"经方"一词在唐代以前指的是方书或效验方。

（二）经方的演变

宋代高保衡、林亿在《千金翼方·校正千金翼方表》中云："医方之学，其来远矣，上古神农播谷尝药……中古有长桑、扁鹊，汉有阳庆、仓公、张机、华佗，晋宋如王叔和、葛稚川、皇甫谧、范汪、胡洽、深师、陶景之流，凡数十家，皆祖师农、黄，著为经方。"可见宋代仍有"经方"为方书一说。北宋时期，黄庭坚在《伤寒总病论·序》中言庞安时"中年乃屏绝戏弄，闭门读书。自神农黄帝《经方》、扁鹊《八十一难》、皇甫谧《甲乙》无不贯穿"。其中将"经方"与《八十一难》《甲乙》并称，因此此处"经方"应为书名。同时宋代出现了"时方"的概念，用来和"经方"相区分。可见在宋代"经方"一词已经开始由广义的方书、效验方向狭义的书名转变，但是其经方的古义仍在沿用，并且出现了时方的概念，用以和经方相区分。说明这一时期社会正处于新旧交替的阶段，学术争鸣盛行。

（三）经方的发展

金元时期关于经方的记载较少，也多沿用宋代以前的涵义。清代徐灵胎在《金匮要略心典》序文中指出："若扁、仓诸公皆长于禁方，而其书又不克传，惟仲景则独祖经方而集其大成，远接轩皇，近兼众氏……其方亦不必尽出仲景，乃历圣相传之经方也，仲景则汇集成书，而以己意出入焉耳。"文中提到扁鹊、仓公等医家所撰著作未能流传后世，只有张仲景"勤求古训，博采众方"，汇集历代相传之经方并加以己意编纂成书，使经方流传于后世，因而此处经方当指现存张仲景之书。后徐氏在《医学源流论·金匮论》中写道："《金匮要略》乃仲景治杂病之书也。其中缺略处颇多，而上古圣人以汤液治病之法惟赖此书之存，乃方书之祖也……其方则皆上古圣人历代相传之经方，仲景间有随症加减之法……自此以后之书，皆非古圣相传之真诀，仅自成一家，不可与《金匮》并列也。"此处亦言经方是上古圣人历代相传，张仲景根据己意随症加减而成，其后的书不能与之并列，自此经方特指张仲景之方的涵义已经形成。清代和民国时期也出现了大量以经方命名的书籍。例如莫枚士所著的《经方例释》，黄钰所著的《经方歌括》，何仲皋所著的《经方阐奥》，曹颖甫所著的《经方实验录》等。此外日本古方派受中国学术界的影响，亦有关于经方的著作问世，如《经方权量略说》《经方例释》《经方辨》等。

综上所述，"经方"涵义的确立大致经历了三个时期：唐代以前"经方"主要指方书或效验方；宋代是新旧交替的时期，这种观念开始转变，出现了"时方"与之区别；清代"经方"特指仲景之方的观念已经确立，并沿用至今。

三、经方派

（一）古代经方派

经方派是中医学术流派的一种，即是由众多经方家组成的一个医家群体。古代尊《伤寒论》《金匮要略》中的方剂为经方，后世医家，凡主张宗用其方者被称为经方派。明清时期对于《伤寒论》经方的研究最为盛行，并形成了三大学术流派：错简重订派、维护旧论派和辨证论治派。

1. 错简重订派

错简重订派以方有执、喻嘉言等医家为代表。方氏著有《伤寒论条辨》，该书最大的特点是对《伤寒论》做了较大的移整和考订。方氏认为《伤寒论》年代久远，早已失仲景之旧，即使是王叔和所编次的，亦为后人所改易了。他认为："窃怪简编务册，颠倒错乱殊甚。盖编始虽系于叔和，而源流已远，中间是易世殊，不无蠹残人弊，今非古物固然也，而注家则置弗理会，但徒依文顺释。"于是大倡重整考订之风，"心仲景之心，志仲景之志，以求合于仲景之道"。"不惮险途，多方博访，广益见闻，虑积久长，晚忽豁悟，乃出所旧得，重考修辑"。"移整若干条，考订若干字"。其重订方法为削去《伤寒例》，将《辨脉法》《平脉法》合二为一，并移置篇末。对六经证治诸篇大加改订，特别是将原有的《太阳病》上、中、下三篇，重新编为"卫中风""寒伤营""风寒两伤营卫"三篇。整移其余各篇条文，并在六经之外，增《辨温病风温杂病脉证并治》。方氏以为如此便基本恢复了张仲景所著之《伤寒论》原貌。《伤寒论》经过整理编次后，进一步加强了原文的系统性和条理性，重点突出，颇受后世许多《伤寒论》研究者的赞许。同时这一"错简重订"治学观点也引发了《伤寒论》研究的学术争鸣。清初医家喻嘉言亦是"错简重订"的倡导者。他认为："太医令王叔和，附以己意，编集成书，共二十二篇……究竟述者之明不及作者之圣，祗令学者童而习之，白首不得其解。"后来虽有林亿校正、成无己注解，但喻氏认为："此为叔和之功臣止耳，未见为仲景之功臣也……殊不知林、成二家，过于遵信叔和，往往先传后经，将叔和纬翼仲景之辞，且混编为仲景之书，况其他乎！如一卷之平脉法，二卷之序例，其文原不雅驯，反首列之，以错乱圣言，则其所为校正，所为诠注者，乃仲景之不幸，斯道之大厄也。"喻氏对方有执所著《伤寒论条辨》大加赞赏，他认为该书"始先即剥去叔和序例，大得遵经之旨"。喻氏著有《尚论张仲景伤寒论重编三百九十七法》，并将方有执错简重订观点发挥为"三纲鼎立"之说，即四时外感以冬月伤寒为大纲，伤寒六经以太阳经为大纲，太阳经以风伤卫、寒伤营、风寒两伤营卫为大纲。

虽然错简重订派提出的观点未必被后世医家所接受，但他们对于风寒中伤营卫的独到见解及对仲景的立法定方思想的认识，为经方的研究注入了新的活力。

2. 维护旧论派

维护旧论派是与错简重订派相对应的一个学派，以张志聪、陈修园等为代表。张志聪在《伤寒论集注》中指出："成氏以后，注释本论，皆散叙平铺，失其纲领旨趣，至今不得其门，视为断简残篇，辄取条例节割。"张氏反对错简重订的观念是认为王叔和非但没有乱于仲景，而且把仲景学术思想较为完整地传承了下来，成无己亦没有曲解仲景之意。因此，原《伤寒论》的内容不能随便改动，尤其是《伤寒论》中有关六经病证内容并无错简，无须重订，只能依照原文研究阐发，故称维护旧论派。

张氏认为六经病证篇是《伤寒论》的主要内容，而《平脉》《辨脉》《霍乱》《汗吐下后》等诸篇与其六经病证的学术思想是一脉相承的，仅作论证、补充之用。于是重新汇节分章，将原文398条分为100章节，每个章节均立题以"拈其总纲，明其大义""先证后脉，首列六篇，次列霍乱易复，并痉、湿、暍、汗、吐、下，后列辨脉、平脉编次之法，永为定规"。

张氏认为"注解本论，必明仲祖撰论之原，方为有本"，因此主张应用《黄帝内经》理论来阐释《伤寒论》诸病的病因病机。如注释《伤寒论》中的"下利三部脉皆平，按之心下硬者，急下之，宜大承气汤"时，张氏引用《灵枢·邪客》之理论："卫气者，出其悍气之慓疾，而先行于四末分肉皮肤之间而不休者也。"注："故悍气为病，当急泻其邪，而不容稍缓也，下利者，悍气下逆而利也，悍气为病，先行于脉外，不入经俞，故三部脉皆平，按之心下硬者，神机不利也，夫脉外之邪，慓悍罔制，心下之气，窒碍难通，急下其邪，而神机自转，缓则譬如卒中，不可为期也。"

此外，张氏对气化学说推崇备至，认为"学者当于大论中五运六气求之，伤寒大义思过半矣"，因此，主张以五运六气、标本中气理论解释伤寒六经的病理生理。如《伤寒论》中曰："伤寒八九日，下之胸满烦惊，小便不利，谵语，一身尽重，不可转侧者，柴胡加龙骨牡蛎汤主之。"注家多随文注释，而张氏从少阳枢机加以解释，曰："此言少阳枢折于内，不能出入者，须启生阳之气以达之，伤寒八九日，当阳明少阳主气之期，只藉少阳之枢转以外出，若下之则枢转有乘，开阖不得。"又《伤寒论》中阳明燥热腑实证，临床治以通腑泄热润燥之法，张氏用此理论作为阳明经之主要治则，曰："阳明者火燥热之气也，天有此阳明之气，人亦有此阳明之气，经云阳明之上，燥气治之。"

张志聪维护旧论，坚持仲景本旨，但并不一味盲从，对王叔和、成无己提出的许多观点有自己的见解。他认为："夫叔和序例，自称热病证候既非条例，又非大纲，与本论且相矛盾，混列其中，殊为不合。"因此他主张删去王叔和《伤寒例》，"以泯叔和立言之非，以息后人辩驳之衅"。"成无己注解本论，谓风则伤卫，寒则伤荣，凡遇风寒俱执是解。不知此二语乃'辨脉篇'中论神机出入，二节寸口，二节趺阳，另有旨义，非别风与寒也。如谓风必伤卫，寒必伤荣，何以《素问·玉机篇》云：'风寒客于人，使人毫毛毕直，皮肤闭而为热。'《灵枢·五变》云：'疾之始期也，必生于风雨寒暑，循毫毛而入腠理。'《素问·皮部篇》云：'病之始生也，必先于皮毛。'须知风寒皆为外邪，先客皮毛，后入肌腠，留而不去则入于经，留而不去则入于腑，非必风伤卫而寒伤荣也。成氏倡之，诸家和之，固执不解，是举一而废百也，不亦诬乎!"可见张氏维护旧论并非盲从,而是有自己独到的见解。张氏以后,陈修园亦是维护旧论的拥护者。他认为"叔和编次《伤寒论》有功千古",故按王叔和编次的《伤寒论》原文,删去他认为是王氏所增补的《平脉》《辨脉》等篇;推崇张志聪的学术思想并按其体例以分章节,编纂成《伤寒论浅注》,全书在原文中衬以小注,约之于一言一字,深入浅出,融会贯通,总期学者从仲景原文细心体会其要旨。

综上所述,维护旧论派主张维护仲景本旨,不对《伤寒论》条文尤其是六经病证的内容妄加修改。但是张氏、陈氏等人崇古而不泥古,敢于批判前人的缺点和错误,并对原书重新加以注释、整理,这在一定程度上推动了经方学术的发展。

3. 辨证论治派

辨证论治派出入于上述两派之间,该派既不同意张志聪、陈修园等人"不敢增减一字、移换一节"的观点,也反对方有执、喻嘉言等人的"错简重订"和"三纲鼎立"之说。该派不重视对张仲景原论编次的考证,但求体现《伤寒论》辨证论治的精神。这一派根据不同的研究特点又可大致分为以柯韵伯、徐灵胎等为代表的以方类证派和以尤在泾、钱潢等为代表的以法类证派等。

柯韵伯是清代经方研究的典范,著有《伤寒来苏集》,是后世学习《伤寒论》的范本之一。全书主张以方类证、证从经分,即按方剂命名和分类六经各证。柯氏在《伤寒来苏集·凡例》中云:"起手先立总纲一篇,令人开卷便知伤寒家脉证得失之大局矣;每经各立总纲一篇,读此便知本经之脉证大略矣;每篇各标一证为题,看题便知此方之脉证治法矣。""是编以证为主,故汇集六经诸论,各以类从,其症是某经所重者,分列某经,如桂枝、麻黄等证列太阳,栀子、承气等证列阳明之类。其有变证化方,如从桂枝证更变加减者,即附桂枝证后;从麻黄证更变加减者,附麻黄证后。"柯氏在六经各篇中先列出各大证类,例如太阳病篇里,汇列了桂枝汤证、麻黄汤证、葛根汤证、大青龙汤证、五苓散证、十枣汤证、陷胸汤证、泻心汤证、抵当汤证等 11 大证类；阳明病篇里，汇列了栀子汤证、瓜蒂散证、茵陈蒿汤证、承气汤证等 5 大证类。再在每一大证类下汇列有关的方证及变证、坏证、疑似证等。如在桂枝汤证大类下，共汇辑有关脉证 16 条，桂枝汤坏证 18 条，桂枝汤疑似证 1 条，又附加减方，如桂枝麻黄各半汤、桂二麻一汤、桂枝加附子汤、桂枝去芍药生姜加人参汤等 19 首。其他各大证类亦如此类编。如此以方类证的编排，使得《伤寒论》全书内容更加系统化、条理化，对于指导临床辨证施治有很大帮助。此外柯氏对于经方的运用提倡辨证论治遣方，即有是证，用是方。他认为："六经各有主治之方，而他经有互相通用之妙。如麻桂二汤，为太阳营卫设，而阳明之病在营卫者亦用之。"如其在论述桂枝汤之应用时，认为头痛、发热、恶寒、恶风、鼻鸣、干呕等症，但见一症便是，不必悉具，不拘何经，更不论中风、伤寒、杂病，唯以脉弱自汗为主。此即"有是证，用是方"之典型例证。

清代名医徐灵胎亦是以方类证的倡导者，著有《伤寒论类方》。徐氏的著述方法，不类经而类方，将《伤寒论》113 方归纳为桂枝汤、麻黄汤、葛根汤、柴胡汤、栀子汤等 12 类。每类方剂下先列该方之药物组成、剂量、煎服法及该方的主要条文，再列类方及其条文。如桂枝汤类下，首列桂枝汤主治诸证，次列桂枝加附子、加桂、加芍等证。使"方以类从，证随方列"，便于学者随方求证，按证选方。书中以夹注与按语结合，探索组方之奥妙，分析类方之异同，阐明临床之应用，对于《伤寒论》方的临床运用具有重要指导意义。

柯韵伯、徐灵胎等所创立的以方类证法对后世影响较大，它使《伤寒论》的研究走出了传统研究以经解经的圈子，至今仍是广大伤寒学者所普遍推崇的研究方法。后世医家受其启发创立了以法类证、分经审证等方法，以不同角度探讨《伤寒论》的辨证论治规律。

尤在泾亦是辨证论治派的代表医家之一，在研究《伤寒论》时另辟蹊径，不纠结于文字编排，而是强调实用，重视治法，著有《伤寒贯珠集》，开创了以法类证的先河。尤氏认为："振裘者必挈其领，整网者必提其纲，不知出此，而徒事区别，纵极清楚，亦何适于用哉。"因此在书中"略引大端于前，分列纲目于后"。《伤寒贯珠集》的编撰体例为以六经分篇，经下统法，法下列方证，其法证排列本着先主法主证、后变法变证的原则，而后为类证辨识，法下又按方证相似将条文组合排列。以法为纲，统率方证，其法又分为正治法、权变法、类病法、明辨法等。如太阳、阳明、少阳各有正治法：审其脉之缓急、汗之有无，或合阳明，或合少阴，分别用麻黄汤、桂枝汤、葛根汤、黄芩汤等，为太阳正治法；阳明病，"经病有传变，自受之不同，腑病有宜下、宜清、宜温之各异"，皆为正治之法；而小柴胡汤一方和解表里，为少阳正治之法。太阳篇内，以"人体气有虚实之殊，脏腑有阴阳之异"，虽同为伤寒，亦不能一概而论，而分别有小建中汤、炙甘草汤、大青龙汤、小青龙汤等，是为太阳权变法。如此编排正如尤氏在书中所言："千头万绪，总归一贯，此于百八轮珠，个个在手矣。"此即"贯珠"二字为书名的缘由。

综上所述，明清时期对经方的研究盛行，众多医家从不同的角度对《伤寒论》重新加以注释、整理和编次，并形成了不同的学术流派。这体现了当时中医学百花齐放、百家争鸣的学术氛围。这一时期对于《伤寒论》经方的研究达到了新的高度，也使伤寒学术研究达到了一个新的水平。

（二）近现代经方派

清末民初，随着国门的开放，《伤寒论》经方的研究也受到了"西学东渐"思想的影响，众医家在古人的基础上衷中参西，为经方的研究开辟了新的思路。中华人民共和国成立以后，由于党和政府对中医学的保护和重视，经方的研究也日新月异，并逐渐形成了四个流派：火神派、寒温统一派、方证对应派和六经辨证论治派。

1. 火神派

火神派又称扶阳学派，是指以清朝郑钦安为开山宗师，理论上推崇阳气，临床上强调温扶阳气，以擅用附子、姜（生姜、干姜、炮姜）、桂（肉桂、桂枝）等辛热药物著称的一个伤寒学术流派。其中，又尤以擅用附子为突出特点。郑氏临证主张明辨阴阳，认为"医学一途，不难于用药，而难于识症；亦不难于识症，而难于识阴阳"；提出"阳主阴从"的思想，认为"人身一团血肉之躯，阴也，全赖一团真气运于其中而立命"，因此治病立法重在扶阳，所用之药多为大剂量姜、桂、附子等辛温之品。他们认为附子非重剂不能回阳，因此用量动辄数十克，甚则上百克。火神派传承百余年来不乏其人，其远者有卢铸之、吴佩衡、祝味菊、范中林，当代名医还有唐步祺、卢崇汉、刘力红等，他们均被称为"某火神"或"某附子"，在当今医林中依然独树一帜。

2. 寒温统一派

明清时期，叶天士著《外感温热论》，创立了卫气营血辨证理论；吴鞠通著《温病条辨》，创立了三焦辨证体系，自此标志着温病学理论体系的确立。温病学理论体系的确立，不可避免地与伤寒学发生冲突，寒温论辩随之出现。针对温病学说的崛起，伤寒学派内部开始分为两派：通俗伤寒派与经典伤寒派。其中通俗伤寒派以广义伤寒为研究对象，主张伤寒是外感热病的总称，对待温病学说主张兼容并蓄，为寒温统一做出了早期尝试。现今寒温统一派即是通俗伤寒派的延续和发展。

寒温统一派是指赞同用某种辨证施治的方法如六经辨证、卫气营血辨证、八纲辨证来结束寒温分离，实现伤寒与温病合二为一，同时建立一个统一、完整、开放的外感病学辨证体系的一大群医家。章巨膺认为《伤寒论》为温病学奠定了基础，而温病学说的成就乃是伤寒论的进一步发展，这是伤寒温病所以有条件统一起来的先决条件。姜建国认为温病学的卫气营血辨证较之六经辨证，更能体现外感病由表及里的传变规律，用卫气营血辨证统辖外感病的辨证较为适宜。万友生更是明确提出了"寒温统一论"，并著有《伤寒知要》《寒温统一论》《热病学》三书来阐述其寒温统一观点。梅国强也认为伤寒论与温病学既有各自的特点，亦有许多共同之处，应取所长，兼收并蓄，融会贯通，从而丰富和扩展中医辨证之机要，掌握病理之变化、治疗之原则。寒温统一的观点已得到中医界众多医家的认可和接受，但是如何统一，还没有形成共识。

3. 方证对应派

方证对应的思想源于唐代孙思邈，孙氏研究《伤寒论》创立了"以方统证，比类相附"的诊治体系。到了清代，柯韵伯明确指出"有是证即用是方，不必凿分风寒营卫，亦不拘其外感内伤"。

方证对应即"有是证用是方"，临床证候只要与仲景的描述相符，便可大胆使用经方而不必强求舌、脉、症的面面俱到。此举是在重复仲景当年的临证实践，是准确运用经方的一条捷径。当代已故经方大家胡希恕便是方证对应派的倡导者之一。胡氏认为"方证对应"是辨证中的关键，临床总尊经方原样，少有加减，每获良效。其弟子冯世纶、张长恩等将其学术思想整理成书，代表著作有《经方传真》《伤寒论传真》等。聂惠民、黄煌等也极力倡导方证对应学说。聂氏认为方证相应是组成方剂的基本原则，是辨证论治的依据，是辨证论治准确的基本要求。黄氏早年留学日本，深受日本古方派影响，同时结合自身学医经历和长期临床实践，提倡方证对应，规范方药应用，并著有《张仲景50味药证》《中医十大类方》《方药心悟》《方药传真》《经方100首》等。

4. 六经辨证论治派

关于六经的概念，历代医家有以下不同的认识。

（1）六经经络说

该学说认为伤寒所分之六经与经络学说密切相关，六经即为人身之十二经脉，合之则为六经。

（2）六经地面说

该学说认为腰以上为三阳地面，腰以下为三阴地面，三阳主外而本于里，三阴主里而不及外。六经实际是涵括人体各部的6块"地面"。

（3）六经气化说

该学说以《黄帝内经》的标本中气理论为基础，强调人与自然的关系，以整体恒动观为其基本特点。

（4）六经脏腑说

该学说认为伤寒六经实为相关脏腑之代称。

而六经辨证论治派中六经的概念实际上是上述各种学说的综合体。因此六经辨证论治即是指在认识疾病的过程中以六经辨证贯穿着八纲而联系于脏腑、经络，尤其是以脏腑、经络生理病理变化作为物质基础，对人体的病因、病性、病位、正邪盛衰等各种情况进行分析和综合，来确定其为六经的某病、某证、某方。这一学说被全国高等医药院校教材所采纳，成为当今伤寒研究的主流学说。六经辨证论治派名家众多，如李培生、刘渡舟、李克绍、陈亦人、陈瑞春、李心机等，都是这个学派的杰出代表。

第二节　经方的特点

一、据证而立、一方多证

"观其脉证，知犯何逆，随证治之"是仲景处方的指导思想，也奠定了中医学辨证论治的基础。仲景治病强调有是证用是方，每一首方剂都有明确的适应证。同一种疾病，表现于外的证候不同，处方用药也大不相同。如"太阳病，其证备，身体强，然，脉反沉迟，此为痉，瓜蒌桂枝汤主之"；"痉为病，胸满口噤，卧不着席，脚挛急，必齘齿，可与大承气汤"。同为痉病，瓜蒌桂枝汤是为汗出恶风、身体强、脉沉迟之证所设，而大承气汤则是为胸满、口噤、卧不着席、脚挛急之证而立。由此仲景据证立方的特点可见一斑。此外，不同的疾病亦可以表现出相同的证候，因此《伤寒杂病论》书中亦常见到多种病证用同一首方剂治疗的情况。如"太阳病，发汗后，大汗出，胃中干，烦躁不得眠，欲得饮水者，少少与饮之，令胃气和则愈；若脉浮，小便不利，微热消渴者，五苓散主之"；"中风发热，六七日不解而烦，有表里证，渴欲饮水，水入则吐者，名曰水逆，五苓散主之"；"本以下之，故心下痞，与泻心汤，痞不解，其人渴而口燥烦，小便不利者，五苓散主之"；"霍乱，头痛发热，身疼痛，热多欲饮水者，五苓散主之……"；"假令瘦人脐下有悸，吐涎沫而癫眩，此水也，五苓散主之"。由此可见，五苓散所治疗的病证有蓄水证、水逆证、霍乱及眩晕等。这些病证临床表现复杂多样，但仲景抓住了其中的主要病机，即水气不化，水饮内停，故均投以温阳化气行水的五苓散，形成了"一方多证"的特点。

二、药味简洁、组方严谨

《伤寒论》载方113首，《金匮要略》收方262首，除去两书重复、后世附方、无具体药物组成的方剂后，两书共252首方剂。252首方剂中，5味药及5味药以下组成的方剂有180首，占总方数的71%；7味药及7味药以下组成的方剂有124首，占总方数的89%；而10味药以上组成的方剂只有10首，不到总数的4%。可见仲景经方用药味数多在3～7味，药味极其简洁。仲景经方组方药味虽少，但充分发挥了药物的"阴阳和合""四气五味""君臣佐使"等理论，根据病因、病机、病位、病性及临床脉证，选择最有效的药物，进行合理的配伍。经方中的药物，既分工明确，又协同配合，或散中有收，或刚柔相济，或寒温并用，或补泻兼施，或升降并投等，避免了几味药简单相加或单一药性药物的堆砌。《伤寒论》全书共选药83味，组方113首，共成汗、吐、下、温、清、补、消、和八法；而其所治之证，囊括了阴、阳、表、里、寒、热、虚、实八证。正如柯韵伯所说："仲景立方精而不杂，其中以六方为主，诸方从而加减焉。凡汗剂皆本桂枝，吐剂皆本栀豉，攻剂皆本承气，和剂皆本柴胡，寒剂皆本泻心，温剂皆本四逆，浑而数之，为一百一十三方者，未之审也。"仲景药味少而功效著的另一个重要的原因是往往选择作用强烈的药物，如麻黄、桂枝、柴胡、黄连、黄芩、大黄、巴豆、甘遂、大戟、瓜蒂、石膏、乌头、附子、干姜、人参、黄芪、水蛭、虻虫、半夏、厚朴、硝石、雄黄等，这些药物在其同类药中，作用突出而峻猛，所以经方虽药味简洁，但其组成的方剂药力强大，故有桴鼓之效，屡起沉疴。

三、用药精当、加减灵活

所谓精当就是指用药精少恰当，方无虚设，药无虚用。比如《伤寒论》第76条曰："发汗后，水药不得入口为逆，若更发汗，必吐下不止。发汗吐下后，虚烦不得眠，若剧者，必反复颠倒，心中懊恼，栀子豉汤主之；若少气者，栀子甘草豉汤主之。"本证是由于太阳病误治后正虚邪陷，邪热郁于胸膈，出现虚烦不眠，甚则心中懊恼，反复颠倒，治用栀子豉汤。既然是热郁胸膈，仲景为何不用黄连、黄芩而用栀子、豆豉？栀子、黄连、黄芩虽然都有苦寒泻火的作用，但是黄芩、黄连乃是苦寒直折之品，而栀子质轻上浮，清热之中又有宣郁的作用，因此对于热郁胸膈之证，非栀子莫属。若因火热伤气而见少气者，用栀子甘草豉汤。既然少气，为什么不用人参、黄芪等补气之品而用甘草呢？因为人参、黄芪虽有补气的作用，但是性味温燥，恐有助火之弊，不若甘草之味甘性平而缓，益气缓急而不助邪热，所以仲景不用人参、黄芪而用甘草。可见，经方用药之精准，已经达到了炉火纯青的地步。

众所周知，经方的加减变化灵活，加减一药，整方作用即可发生变化。如桂枝汤主治太阳病，见头痛、发热、汗出、恶风等症。当太阳病汗出、恶风而见项背强几几时则用桂枝加葛根汤。太阳病误下之后出现腹痛时则用桂枝加芍药汤；出现大实痛时则用桂枝加大黄汤。太阳病发汗后，烧针令其汗，针处被寒，而见核起而赤，自觉有气从少腹上冲心胸，如豚之奔撞时，则用桂枝加桂汤。太阳病发汗太过后出现小便难，四肢微急，难以屈伸时，则用桂枝加附子汤。太阳病误下后而见脉促胸满者，则用桂枝去芍药汤。再如小青龙汤与小青龙加石膏汤；芍药甘草汤与芍药甘草附子汤；干姜附子汤与四逆汤及白通汤等四逆汤类方；苓桂术甘汤与茯苓甘草汤、茯苓桂枝甘草大枣汤及茯苓桂枝五味甘草汤等苓桂剂；栀子豉汤及其类方；白虎汤及其类方；半夏泻心汤及其类方；麻黄细辛附子汤与麻黄附子甘草汤等。这种方药加减的灵活性，在经方之间普遍出现。加减一药即成新方的思想，反映了方药功效与所针对的病机紧密联系，药随机变，体现了张仲景对于病机诊断要求的严谨性。

四、剂量严格、比例考究

中医不传之秘在于量，经方尤其如此。日本汉方医学家对经方非常崇拜，他们认为经方里边有密码，密码即为用量。在药物剂量方面，仲景每药必标明重量、大小、个数等，其变化直接影响着整个方剂的功效和作用。如麻黄汤组成：麻黄三两，桂枝二两，甘草一两，杏仁七十个；桂枝汤组成：桂枝三两，芍药三两，甘草二两，生姜三两，大枣十二枚；桂枝麻黄各半汤组成：桂枝一两十六铢，芍药、生姜、甘草、麻黄各一两，大枣四枚，杏仁二十四枚；桂枝二麻黄一汤组成：桂枝一两十七铢，芍药一两六铢，麻黄十六铢，生姜一两六铢，杏仁十六个，甘草一两二铢，大枣五枚。随着每药的剂量改变，仲景将辛温解表发汗之峻剂变为解表微发其汗之轻剂，用于治疗太阳病不同程度的表郁证。再如在葛根汤中，生姜用三两，这是桂枝汤中生姜的用量，但在葛根加半夏汤中，生姜的用量则减少为二两，这是因为增加了半夏，其辛散之性强，因此生姜作为助药则可减少用量，以作助药配伍。桂枝汤中的桂枝与芍药均为三两，而桂枝加芍药汤中芍药是六两，以增强其缓急止痛之功。桃核承气汤中本用大黄四两、桃仁五十个，但到了抵当汤证蓄血更重的病情，因为抵当汤加用了水蛭与虻虫，则可减轻大黄为三两、桃仁为二十个。瓜蒌薤白白酒汤中薤白本用半升（实测称重约为54g），但到了瓜蒌薤白半夏汤证病更重之时，因加用了半夏及增加了白酒剂量，则薤白剂量减轻为三两（约为46g）。小承气汤与厚朴三物汤组成相同，其中小承气汤中大黄四两，厚朴二两，枳实三枚，以大黄为君药，主治阳明腑实证而见胃中燥、大便干、小便数、谵语、潮热或无潮热者。而厚朴三物汤中厚朴八两，大黄四两，枳实五枚，以厚朴为君，主治实热内积，气滞不行，腹部胀满疼痛，大便不通者。由此可见，张仲景对药量的掌握精确，变化丝丝入微，剂量随药物之间的加减配伍关系而变化，用药法度非常严谨。

经方除了用量严格以外，药物配伍比例也相当讲究。桂枝配甘草的配伍有五种常用比例，最多的是桂枝三两配甘草二两的3:2比例，还有如桂枝附子汤、小青龙汤中桂枝、甘草各三两的1:1比例，但1:1比例还有如葛根汤、大青龙汤中的桂枝、甘草各二两的轻量情况，另外亦有两种2:1的比例，分别为桂枝附子汤、甘草附子汤的桂枝四两配甘草二两，还有麻黄汤、茯苓甘草汤中的桂枝二两配甘草一两。再如麻杏石甘汤中麻黄四两，生石膏半斤，石膏与麻黄采用2:1的比例，麻黄得石膏，宣肺平喘而不助热，为"制性存用"；石膏得麻黄，清解肺热而不凉遏，取"火郁发之"之意。

可见，经方的剂量考虑了药物之间的配伍，随着药物增减而需要调整方药剂量，这一种配伍比例的严谨态度反映了仲景对于病机诊断要求的严谨性。

五、剂型丰富、煎服有法

经方的另一重要特点是剂型丰富，其中除了汤剂、丸剂、散剂、膏剂等常用剂型外，还有酒剂、醋剂、含剂、浴剂、熏剂、滴耳剂、吹鼻剂、外用散剂、肛门栓剂、灌肠剂、阴道栓剂十余种之多，这不仅扩大了临床给药途径，而且为方剂剂型的开发和研制奠定了基础。另外，仲景对于药物的煎服方法、煎药溶剂及药后调理、禁忌等，也有非常具体和严格的要求。如麻黄汤煎煮时要"先煮麻黄，减二升，去上沫，内诸药，煮取二升半，去滓，温服八合"；桂枝汤煎服法及禁忌为"上五味，㕮咀三味，以水七升，微火煮取三升，去滓。适寒温，服一升。服已须臾，啜热稀粥一升余，以助药力。温覆令一时许，遍身漐漐微似有汗者益佳，不可令如水流离，病必不除。若一服汗出病差，停后服，不必尽剂；若不汗，更服，依前法；又不汗，后服小促其间，半日许令三服尽；若病重者，一日一夜服，周时观之，服一剂尽，病证犹在者，更作服；若汗不出，乃服至二三剂。禁生冷、黏滑、肉面、五辛、酒酪、臭恶等物"。再如《伤寒论》中用大黄黄连泻心汤治疗无形邪热壅滞于心下之热痞证，"上二味，以麻沸汤二升渍之，须臾绞去滓，分温再服"，以麻沸汤渍之乃取其气，不取其味也。

第三节　经方与时方

一、时方的起源与发展

众所周知，中医学常常崇古贱今，加上旧时社会阶级的观点，认为"时"字含有时兴、趋时、走时运的意思；因此对市医或时医不屑一顾。并因此鄙视后代方剂，以为卑不足道，才出现了时方之说。

关于时方的起源，不同的医家有不同的认识。《四库全书总目提要》云："儒之门户分于宋，医之门户分于金元。"据此有人认为金元时期医学上分出了刘完素、张从正、李杲和朱丹溪四大家，并且遵从"古方今病不相能"的观点，所以时方应起源于这个时期。亦有人认为明清时期温病学说兴起，叶天士、吴鞠通等人所创制的治疗温病的方剂，与伤寒经方分庭抗礼，才算是时方。清·陈念祖《时方歌括·小引》指出"唐宋以后，始有通行之时方，约其法于十剂，所谓宣、通、补、泄、轻、重、滑、涩、燥、湿是也。昔贤加入寒、热，共成十有二剂"。据此，陈氏认为，时方的概念是从唐宋时期开始的。目前大部分医家支持陈氏的观点，认为时方与经方相对而言，多指汉代张仲景以后历代医家所创制的方剂，尤其以唐宋以后所创制并流传于后世的方剂为主。

宋代是时方发展的一个非常重要的时代，这一时期出现了大规模的官方参与的中医图书整理校对、方剂搜集与整理、纂修方书等，其中对后世影响较大的当数《太平惠民和剂局方》。该书是宋代太平惠民和剂局所编写的一种成药处方配本。其中载有许多名方，如至宝丹、牛黄清心丸、苏合香丸、紫雪丹、四物汤、逍遥散等，是一部流传较广、影响较大的临床方书。

金元时期，随着金元四大家的出现，时方的发展也进入了一个高峰时期。金元四大家，代表了四个不同的学派。刘完素认为疾病多因火热而起，在治疗上多运用寒凉药物，因此称之为"寒凉派"。张从正认为治病应着重祛邪，"邪去而正安"，在治疗方面丰富和发展了汗、吐、下三法，世称"攻下派"。李杲认为"人以胃气为本"，在治疗上长于温补脾胃，因而称之为"补土派"。朱丹溪认为"阳常有余、阴常不足"，擅用"滋阴降火"的治法，世称"养阴派"。金元四大家各有著述，学术思想流传甚广，其所创制的时方也广为流传。

明清时期，随着温病学说的兴起，时方的发展进入了又一个高峰时期。叶天士著有《温热论》，创立了卫气营血辨证，为我国温病学说的发展，提供了理论和辨证的基础。薛生白对湿热病有深入的研究，他认为："夫热为天之气，湿为地之气。热得湿而愈炽，湿得热而愈横。湿热两分，其病轻而缓；湿热两合，其病重而速。"薛氏著有《湿热论》，系统论述了湿热病的各种证型与临床变化，对湿热病的病因病机及治疗有独到的认识，成为后世治疗湿热病的典范。吴鞠通撰有《温病条辨》，创造性地提出了温病"三焦辨证学说"，对于温病学说理论的阐发和留下的诸多方剂，使得中医的基本治法在外感病和热性病方面得到了进一步的完善，代表了温病学的最高成就。王孟英集众家之长，以《黄帝内经》和仲景的理论为经，取叶天士、薛生白等诸家之说为纬，结合自身实际诊病体会，著成《温热经纬》。其中明确提出"新感""伏邪"两大辨证纲领，重视审同察异，灵活施治，充实并发挥了温病的发病机理和辨证施治理论。后世用以治疗温热病的方剂大多出自叶、薛、吴、王诸家。此外明清时期如张景岳、薛立斋、吴谦等人，所创之方更是洋洋大观，至此时方的体系大致形成。

二、经方与时方的区别与联系

（一）经方与时方的区别

1. 经方与时方思辨特点不同

以方类证的方法自创立以来，一直备受后世医家的推崇，成为研究《伤寒论》的主流方法之一，并由此推演出了仲景经方的核心理论，即方证对应。该理论认为经方临证的着眼点是疾病所表现出的特异性的脉证组合，强调方与证的严格对应。譬如同为外感风寒表证，当证候表现为"无汗，脉浮紧"时用麻黄汤，而当证候表现为"汗出，脉浮缓"时则用桂枝汤。再如《金匮要略》中有"发热而呕者，小柴胡汤主之""呕而胸满者，吴茱萸汤主之"等。在《伤寒论》和《金匮要略》中处处体现的是严谨的方证对应关系，即有是证用是方。

而时方的核心理论是以阴阳五行、藏象、经络、运气等学说为主要内容，临证时强调对疾病病因病机的认识。其临证思维特点往往是根据患者的临床症状，判断气血阴阳盛衰、脏腑虚实变化等，进一步推导其病机，从而确定治则、治法，拟定方药。某些时方的方名即能体现这一特点，如泻白散、左金丸、导赤散、龙胆泻肝汤等。

2. 经方与时方药味简繁不同

古代人类用药物治疗疾病，起初主要是单味药的使用。但单味药的作用相对单一，效用有限，因此不能完全适应众多复杂的疾病，于是才逐渐产生药物的组合和配伍以治病，以取得某种协同作用，这就开始从单味药治病发展至用方剂治病。但是方剂刚出现的时候方药组成也相对简单，如我国现存最早的方书，即长沙马王堆汉墓出土的帛书《五十二病方》，其中不少方剂还停留在单行方的使用。我国现存最早的医学典籍《黄帝内经》收载的十二方，如鸡矢醴、生铁落饮、半夏秫米汤等药味也都极少。

《伤寒杂病论》成书于东汉，它是在继承、充实和发展《黄帝内经》"君、臣、佐、使"理论的基础上形成的。故其制方法度严谨，组方药味少而精。如《伤寒论》共载有113首方剂，其中由单味药组成的方剂有3首，由两味药组成的方剂有11首，由三味药组成的方剂有22首，由四味药组成的方剂有26首，由五味药组成的方剂有15首。由此可见，《伤寒论》113首方剂中由五味及五味以下药组成的方剂共有77首，占总数的2/3多，如麻黄汤、桂枝汤、白虎汤、承气汤、理中汤、吴茱萸汤等都是其中主要的方剂。剩余由五味以上药组成的方剂共有36首，占总数的不到1/3，而且大多是上述主方复合或加味而成，如桂枝二麻黄一汤、柴胡桂枝汤、桂枝加葛根汤、桂枝加厚朴杏子汤、桂枝加龙骨牡蛎汤、葛根汤等。而后世时方组方相对冗杂，方药组成一般都在七八味以上，多则一二十味。经方较时方组方简单的另一原因则是与当时本草学的发展有关。如与《伤寒论》同时期的本草专著《神农本草经》，其所收载的药物仅有 365 种，而随着本草学的发展，到了明代李时珍著《本草纲目》时，药物品种已多达 1892 种。《伤寒论》成书于东汉，因此用药很少能超越《神农本草经》的范畴，由于当时药物种类少，故其组方须得严谨，以达到药少功专力宏的作用。而时方中药品种类繁多，配合组成药味较多，这是一种历史用药的发展。

（二）经方与时方的联系

1. 继承与发展关系

经方是时方的基础，时方是对经方的补充和发展。仲景总结汉代以前医学成就，结合自己的临证经验，创制了经方，成为后世治病的典范。虽然仲景所创的经方备受尊崇，但限于作者所处的时代、生活环境、对疾病认识及当时用药条件，不能对所有疾病概而全之，也未能对各种外感内伤兼杂之证在制方中都能面面俱到。如仲景将太阳表证分为伤寒与中风，立麻黄汤和桂枝汤为主方，并根据兼夹症加减化裁。伤寒夹饮导致的外寒内饮证用小青龙汤；伤寒兼里热证则用大青龙汤。邪客太阳经，项背强几几、无汗时用葛根汤，有汗时则用桂枝加葛根汤。中风宿有痰喘者用桂枝加厚朴杏子汤，阳虚感寒外感则用麻黄细辛附子汤。可见仲景治疗太阳表证基本不离麻桂二方，开启了后世治疗风寒外感组方之大法。后世医家师其法，根据地域环境、发病季节、感邪轻重、体质强弱及兼夹症等的不同，而创立了各种治疗外感表证的时方。如风寒初起轻证用葱豉桔梗汤，非时感冒用芎苏散，时行感冒用十神汤，外感夹气滞者用香苏散，外感风寒湿证用九味羌活汤，气虚外感用参苏饮、人参败毒散，阳虚外感用再造散，阴虚外感用加减葳蕤汤，血虚外感用葱白七味饮，内伤冷食、外感寒邪用神术汤，风寒客表、暑湿阻中用香薷散，外感四时不正之气、内夹湿食用藿香正气散等。此外，如明清之际，大江南北瘟疫流行，当时一些医家，在《伤寒论》热病治疗学的基础上，创制出了一整套理法方药俱备的温病学理论体系，极大地丰富和发展了仲景外感热病治疗学的内容。

由此可见，仲景经方奠定了后世治疗外感热病的基础，成为后世医家临床实践的准绳。但是随着历史的发展，后世所创造的许多时方不但已超脱了《伤寒论》治伤寒中风的麻桂诸方，而且其组方丰富多彩，用药灵活不拘一格，能适应各种因地域、时令感邪及内在因素而异的外感复杂疾病，这无疑是对《伤寒论》的补充和发展。

2. 统一关系

（1）基础理论上的统一

经方与时方皆是在中医理论指导下形成的。秦汉时期《黄帝内经》的成书奠定了中医学理论的基础。凡后世医术卓越之医家，无不遵《黄帝内经》之旨。张仲景写《伤寒杂病论》时，总结汉代以前的医学成就，博采众方，"撰用《素问》《九卷》《八十一难》"。时方家亦是如此，如金元四大家之一的刘完素，独好《素问》，朝夕研读，手不释卷，终得要旨，并根据其原理，结合北方环境特点，以及民众饮食醇厚、体质强悍的特性，围绕《黄帝内经》病机十九条，倡伤寒火热病机理论，终成一代大家。再如温病学家吴鞠通著《温病条辨》时"溯源《灵》《素》"，并在篇中首列《黄帝内经》论温之说。可见经方与时方可谓是同源而异流。

（2）整体观念、辨证论治上的统一

无论经方、时方，都体现了中医学的这一特色。正如李中梓说："如仲景张机、守真完素、东垣李杲、丹溪朱震亨，其所立言医林最重，名曰四大名家，以其各自成一家言，总之阐发《内经》之要旨，发前人之未备，不相撄舍适相发明也……使仲景而当春夏，谅不胶于辛热；守真而值隆冬，决不滞于苦寒；东垣而疗火逆，断不执于升提；丹溪而治脾虚，当不泥于凉润。"

经方与时方之争由来已久，医学发展到今天，应该用发展的眼光正确地看待两者的关系。经方历经千百年临床应用，实践证明其方药组成简练、选药精当、配伍法度严谨，方无虚设，药无虚用，实乃后世之准绳。但是限于当时的环境和仲景个人的精力，不能对所有疾病面面俱到。而时方组方丰富多彩，配伍多变，用药灵活不拘一格，效兼用广，在某些方面弥补了经方的不足，甚至超越了经方的治疗范围。总之，经方与时方都是历代医家临床体会经验的积累，两派对立争论，从学术发展上来说，在某种程度上有利于推动中医学的发展，但若各执门户之见，认为两者不可调和，势必会阻碍中医学的进步。因此越来越多的学者认为经方要取得时方通权达变的特点，时方要吸取经方法度严明的优点，在临床实践中应该促进两者合流与交融。

关于经方与时方的交融亦是由来已久。其实早在仲景时期就出现了两方合用的情况，但是仅限于经方与经方之间，如柴胡桂枝汤（小柴胡汤和桂枝汤的合方）、桂枝麻黄各半汤、桂枝二越婢一汤等。虽然当时的合方较为局限，但正是这种结合，为后世经方与时方的合流与交融奠定了基础。后世在此基础上进行了大胆的尝试，将经方与时方有机结合起来，从而形成一种新方。如治疗湿疟的代表方剂柴平汤乃是小柴胡汤与平胃散的合方；治疗脾湿过盛，浮肿泄泻的代表方剂胃苓汤乃是五苓散与平胃散的合方等。除此之外，后世医家还对经方进行加减化裁而成新方，如春泽汤（五苓散加人参）、三化汤（小承气汤加羌活）、血府逐瘀汤（四逆散合桃红四物汤加味）、济生肾气丸（肾气丸加车前子、牛膝）、四七汤（半夏厚朴汤加大枣）、六味地黄丸（肾气丸去桂枝、附子）、四物汤（胶艾汤去阿胶、艾叶）等，此类方剂不胜枚举。经方与时方虽能合用，但也应遵循一定的原则和法度。首先要在中医基础理论的指导下合用，其次要以法统方，还应立足于临床实践，讲求实用性和必要性，不得哗众取宠，不能盲目合用、杂乱拼凑。

有学者认为经方与时方皆是中医学的宝贵遗产，都应该继承下来。临证不必强分经方时方，在治疗上以辨证为主，据证选方，不可存门户之见。前人说"药贵中病，医无执方"，医者不可执一方而疗百病。如通下一法，仲景《伤寒论》中有大承气汤、小承气汤和调胃承气汤，均为邪盛正不虚者而设。而温病学家在此基础上，根据证候的不同，延伸出五承气汤。热结肠腑兼有痰热阻肺者，用宣白承气汤；气热内结肠腑兼有营热内闭心包者，用牛黄承气汤；阳明腑实兼津液亏损，无水舟停者，用增液承气汤；热结肠腑兼气阴两虚者，用新加黄龙汤；热结大肠兼有小肠热盛，小便不畅者，用导赤承气汤。如此后世医者便可根据证候的不同灵活地选用不同的通下方剂。此外，临证选用经方还是时方还应因时、因地、因人、因病制宜。金元四大家之一的张从正曾说："凡解利伤寒、时气疫疾，当先推天地寒暑之理，以人参之。南陲之地多热，宜辛凉之剂解之；朔方之地多寒，宜辛温之剂解之。午未之月多暑，宜辛凉解之；子丑之月多冻，宜辛温解之。少壮气实之人，宜辛凉解之；老耆气衰之人，宜辛温解之。病人因冒寒、食冷而得者，宜辛温解之；因役劳、冒暑而得者，宜辛凉解之。"又说："如是之病，不可一概而用，偏寒凉及与辛温，皆不知变通者。夫地有南北，时有寒暑，人有衰旺，脉有浮沉，剂有温凉，服有多少，不可差互。"因此，对经方和时方我们都必须系统学习，全面掌握，整理提高，为继承发扬中医药学做出贡献。

第四节 经方临床疗效的制约因素

一、对方证对应的盲目遵从

唐代孙思邈对当时流传的《伤寒论》版本进行整理编排时采用了"方证同条，比类相附"的方法。到了清代，柯韵伯明确指出"有是证即用是方，不必凿分风寒营卫，亦不拘其外感内伤"。因此方证对应即"有是证用是方",临床证候只要与仲景的描述相符，便可大胆使用经方而不必强求舌、脉、症的面面俱到。东晋的陈延之对方证对应之说大加批评，陈氏在《小品方》中曰："夫用故方之家，唯信方说，不究药性，亦不知男女长少殊耐、所居土地温凉有早晚不同，不解气血浮沉深浅应顺四时、食饮五味以变性情。唯见方说相应，不知药物随宜，而一概投之，此为遇会得力耳，实非审的为效也。"此处方说即为方证对应的最初称谓。陈氏还盛赞仲景"意思精密，善详旧效，通于往古"，认为仲景将方说相应的经验医学升华为系统完备的理论医学。因此方证对应只是经方较为初级的理论形态，如果过度拔高其地位，一味追求有是证用是方，在临床上容易重局部而忽视整体，这与中医的整体观念不符。此外，有学者指出方证对应的基础是病机，如果仅根据患者的外在之症而投之以相应的方剂，则不符合经方辨证论治的灵魂。这会导致仲景经方法度的缺失，从而限制经方的应用，影响经方的疗效。

二、对经方剂型的选择僵化

方剂在施于病体之前，根据药物的性能、病机、病位及治疗需要而加工成各种形态，谓之剂型。《神农本草经》总结西汉以前关于药性与剂型之经验，谓："药性有宜丸者，宜散者，宜水煎者，宜酒渍者，宜膏煎者，亦有一物兼宜者，亦有不可入汤酒者，并随药性，不可违越。"《金匮玉函经》指出："若欲治疾，当先以汤洗涤五脏六腑，开通经脉，理导阴阳，破散邪气，润泽枯槁，悦人皮肤，益人气血。水能净万物，故用汤也。若四肢病久，风冷发动，次当用散。散能逐邪风湿痹，表里移走，居处无常处者，散当平之……丸能逐沉冷，破积聚，消诸坚症，进饮食，调营卫。"可见，古人在方剂剂型选择方面相当讲究。

仲景经方的剂型也较为丰富，有汤剂、丸剂、散剂、膏剂、栓剂、灌肠剂、熏洗剂等。相同的组方，不同的剂型，对应着不同的理法。古人云："汤者荡也，去大病用之；丸者缓也，舒缓而治之也。"如同样是由水蛭、虻虫、桃仁、大黄组成的方剂，张仲景名之"抵当"，用于治疗下焦蓄血证。下焦蓄血重证，身热，少腹坚满，小便自利，其人发狂者用汤剂。下焦蓄血轻证，其人身热，少腹满而不硬，小便自利，无狂时用丸剂。再如仲景治疗肠痈所用散剂，"肠痈之为病，其身甲错，腹皮急，按之濡，如肿状，腹无积聚，身无热，脉数，此为肠内有痈脓，薏苡附子败酱散主之"。有学者统计仲景所用散剂所治之病多为气血津液的郁滞结聚所致，如《圣济经》中记载："散者，取其渐溃而散解。"

由此可见，经方每一剂型的选择，都有其所应发挥的功效。而如今临床上不论丸、散、膏剂，多以汤剂代替，或汤剂而以中成药之丸剂、片剂代替，无形中造成了原方理法的部分缺失，这势必会影响经方的临床疗效。

三、煎服方法的简化

（一）煎药方法的简化

首先，经方对煎药溶媒就相当讲究。如同样是汤剂，不同的方剂所使用的煎药溶剂大不相同。茯苓桂枝甘草大枣汤应用甘澜水，"右四味，以甘澜水一斗，先煮茯苓，减二升，内诸药，煮取三升，温服一升"。仲景在方后还论述了甘澜水的制作方法，云："作甘澜水法：以水二斗，置大盆内，以杓扬之，水上有珠子五六千颗相逐，取用之。"从其制法来看，"以杓扬之"就是使水不断地与空气接触，这样做不仅水中挥发性杂质可借空气氧化除去，而且还可使水中氧气增加。麻黄连翘赤小豆汤使用潦水，"右八味，以潦水一斗，先煮麻黄再沸，去上沫，内诸药"。根据李时珍《本草纲目》的注释"降注雨谓之潦；有淫雨为潦"，因此，"潦水"就是雨水。成无己曰："仲景治伤寒瘀热在里，身发黄，麻黄连翘赤小豆汤，

煎用潦水者，取其味薄则不助湿气。"枳实栀子豉汤用清浆
水，"以清浆水七升，空煮取四升，内枳实、栀子，煮取二
升，下豉，更煮五六沸，去滓，后再服"。有学者考证，清浆
水是取小麦面粉若干，制成面团，放置于清水中，并反复抓
挪，然后将面筋取出，此时的水名曰清浆水。仲景在大病瘥后
用之，取其健脾益气、养心除烦之功。此外，仲景经方里还有
酒煎法、浸法、酒服法、酒水同煎法等。如临床上治疗胸痹常
用的瓜蒌薤白白酒汤就是酒水同煎之法。白酒之气轻扬，能引
药上行，助薤白以开胸痹。而今使用此方多不加酒，则使活血
通经之义有变，疗效恐减。再如当归四逆加吴茱萸生姜汤用清
酒，以辅助其阳气，流通其血脉。柯韵伯曰："清酒以温经
络，筋脉不沮弛，则气血如故，而四肢自温，脉息自至矣。"
可以看出经方煎药溶媒的选取相当讲究，溶媒的选择与方剂的
功效密切相关。

其次，经方的煎煮方式也是多种多样，有同煎、先煎、后
下、去滓再煎、麻沸汤等。张善举认为《伤寒论》汤剂中
"煎"和"煮"的概念是不同的。水药同熬称为"煮"，去渣
单熬药汁称为"煎"，加入药物之前先熬叫作"空煮"或亦叫
作"煎"。《伤寒论》中一般方剂均采取众药同煎的方法。当
涉及某些特殊药物或需要增强、减弱某种药物的功效时，煎煮
顺序就会发生变化。其中最具代表性的就是大黄。如在大承气
汤中，主要目的是取大黄强大的攻下作用，因此大黄后下。而
在调胃承气汤和小承气汤中，主要目的不在泻下肠中燥屎，而
是清泻结聚胃肠之邪热，因此不用后下而与他药同煎。此外，
仲景《伤寒论》中有些方剂采用去滓再煎的方式煎煮，如小
柴胡汤的煎服方法是"上七味，以水一斗二升，煮取六升，
去滓，再煎取三升，温服一升，日三服"。再如半夏泻心汤的
煎服方法是"上七味，以水一斗，煮取六升，去滓；再煮取
三升，温服一升，日三服"。这类方剂还有生姜泻心汤、甘草
泻心汤、旋覆代赭汤、大柴胡汤等。这类方剂皆为寒热并用、

攻补兼施之剂,有和解枢机、调和寒热的功效。去滓再煎能使众药的寒温之性相合,更好地发挥和解少阳及和解寒热的作用。仲景对于某些不必久煎的方剂在煎煮法上选择麻沸汤,如大黄黄连泻心汤,"右二味,以麻沸汤二升渍之,须臾绞去滓,分温再服"。其目的如《医宗金鉴》谓:"仅得其无形之气,不重在有形之味。"意在取其气味俱薄,走上以清热,而不泻下通便。此外为避免药物同煎降低疗效或同煮引起副作用,仲景常采用分别煎煮再和合服用,或分别煎煮和合后再煎的方法。如百合病证之百合知母汤,"上先以水洗百合,渍一宿,当白沫出,去其水,更以泉水二升,煎取一升,去滓;别以泉水二升,煎知母,取一升,去滓,后合和,煎取一升五合,分温再服"。以甘平解热调中之泉水分煎百合、知母,别取二汁,合和后再煎取,令其甘苦合化,更具清热养阴、补虚润燥之功。滑石代赭汤,"上先以水洗百合,渍一宿,当白沫出,去其水,更以泉水二升,煎取一升,去滓;别以泉水二升,煎滑石、代赭,取一升,去滓,后合和,重煎,取一升五合,分温服"。再如治留饮之甘遂半夏汤,将甘遂与半夏、芍药与甘草,各加水一升分煎,再各取药汁半升与蜜半升合和同煎取八合,因甘遂反甘草,分煎合煮后,抑缓药毒,取其相反相成,并激发留饮尽去,颇具深意。

最后,经方的煎煮时间亦是相当讲究。对于方剂的煎煮时间仲景采用控制溶剂量的多少来计算。有的要煎去溶剂总量的1/2,如芍药甘草汤"以水三升,煮取一升五合"。有的要煎去溶剂的一大部分,如桂枝汤"以水七升,微火煮取三升";四逆汤"以水三升煮取一升二合";干姜附子汤"以水三升,煮取一升"。而有的为了避免长时间加热,故仅需煎去溶剂的一小部分,如茯苓四逆汤"以水五升,煮取三升"。经方中多以此方式计算方剂的煎煮时间。以水几升,煮取几升,读之乏味,但其中蕴含着不少辨治之理。如泽漆汤水五斗,煮取五升,使君药气味浓厚,奏消饮行水之功。一物瓜蒂汤以水一升，煮取五合，病症轻浅，仅需小量轻剂，以解水在肺之皮毛。风引汤中虽然有龙骨、牡蛎、赤石脂等多种矿物药，但只以水三升，煮三沸，意在息上盛之风热。桃花汤中亦用赤石脂，其中一半筛末服，另一半以水七升，煮至米熟，以直驱肠道，固下焦之滑脱。可见加水量与煮取量的多少，与临床疗效密切相关。

对于经方的煎煮频次，一般是一日一剂，一剂一煎。不管日服几次，一次服多少量，都是取的首煎液，几无二煎。而今最常用的煎服方法则是：一日一剂，一剂煎 2 ~ 3 次，分 2 ~ 3 次服用。明代李念莪有言："药渣再煎，殊非古法，味有厚薄，气有轻重。若取二煎，其厚且重者尚有功力，其轻且薄者，已无余味。"

然而现今随着人们生活节奏的加快，尤其是自动煎药机的普及，煎药的方式也发生了变化。经方煎药用水皆失去了讲究，煎煮时间也变得统一化，解表药、清热药、攻下药、补益药等煎药时间几无区别；煎出剂量多为 200 ~ 300mL，先煎、后下、去滓再煎等较为复杂的操作更是无从谈起。如此，则经方的功效无法完全发挥，临床疗效亦会受到影响。

（二）服药方法的简化

仲景经方的服用方法亦是灵活多变，不同的病证服药剂量、服药次数、服药的温度、服药时机及服药后的调护也大不相同。

仲景经方多采用日二服或者三服，如甘草干姜汤、芍药甘草汤、四逆汤、葛根芩连汤、桔梗汤、白通汤、瓜蒌薤白白酒汤、大建中汤、小半夏汤、黄土汤等都是日二服的方剂；麻黄汤类方中的麻黄附子甘草汤、麻黄附子细辛汤、麻黄加术汤、麻黄连翘赤小豆汤、麻黄升麻汤、射干麻黄汤、厚朴麻黄汤、越婢汤等，桂枝汤类方中的桂枝加芍药汤、桂枝加大黄汤、瓜蒌桂枝汤、小建中汤、桂枝甘草龙骨牡蛎汤、桂枝附子汤、炙甘草汤、白术附子汤、黄芪桂枝五物汤、甘草附子汤、桂枝加龙骨牡蛎汤等都是日三服的方剂。而在一些特殊疾病当中，就会超常规服药。如发汗太过，致心阳暴损，心下悸者用桂枝甘草汤顿服以救暴损之心阳。发汗攻下，阳气外脱，昼日烦躁不得眠者急用干姜附子汤，顿服，以救外脱之元阳。桂枝汤"一服若不汗，更服如前法，又不汗，后服小促其间，半日许令三服尽，若病重者，一日一夜服"。少阴咽痛者用猪肤汤，"上一味，以水一斗，煮取五升，去滓，加白蜜一升，白粉五合，熬香，和令相得，温分六服"。顿服药雄力大有单刀直入之妙，在一些危重疾病当中有力挽狂澜之效，而频服利于药物持久累积发挥作用，可见经方的服药次数与疾病情况、药物峻缓等息息相关。而现在大部分汤剂都采用两次服法。有学者认为这其中有历史原因。唐末战争连年，药材匮乏，在汤剂的煎服法上逐渐出现了"煮散"的服法，同时也伴随着度量衡的变化。煮散，是指将药物捣成粗末，每次抄起适量，煎去滓或不去滓服用，主要采取每服每煎的方式。到宋代，煮散盛行到顶峰，遂忘汤法，对于汤剂的煎服发生了较大的转变。宋末随着社会的发展，人们逐渐认识到以散代汤的许多弊端，又逐渐恢复汤法。但是因为久用散法，以及度量衡的变化，对于经方本源剂量及汤剂的日服次数等日渐模糊而继承了年代相对近的煮散的服法。

　　关于药物的服用时间早在《神农本草经·序例》中就有记载，曰："病在胸膈以上者，先食后服药；病在心腹以下者，先服药而后食；病在四肢血脉者，宜空腹而在旦；病在骨髓者，宜饱食而在夜。"仲景经方的服药时间也是根据病证的不同而有所差异。如理中丸日夜服，"上四味，捣筛，蜜和为丸，如鸡子黄许大，以沸汤数合，和一丸，研碎，温服之。日三四服，夜二服"。盖理中丸所治为脾胃虚寒之证，夜晚阳入阴，人体的阳气相对减少，阴寒性的疾病容易加重。对于寒性疾病晚上服药可以帮助人体抵御邪气。十枣汤宜平旦服，"水一升半，先煮大枣肥者十枚，取八合，去滓，内药末。强人服一钱匕，羸人服半钱，温服之，平旦服"。平旦之时，人体的正气相对较旺盛，十枣汤中用峻烈逐水的芫花、甘遂、大戟，如此可减轻对人体正气的损伤。桂枝茯苓丸，每日食前服一丸。病在下焦，瘀血积滞，空腹服药，不与饮食相杂，药易至病所，祛邪外出。如果饭后服药，饮食阻滞，药性变缓，药难到病所，难发挥推陈致新的作用。白虎加人参汤按季节服药，"此方立夏后、立秋前，乃可服；立秋后不可服；正月、二月、三月尚凛冷，亦不可与服之，与之则呕利而腹痛"。立夏后、立秋前，自然界的阳气较为旺盛，人体阳气亦随之旺盛，容易得热性疾病，服用寒凉药，不损伤人体阳气。桂枝汤治疗卫气不和所致的自汗证时需在发作前服用，"病人脏无他病，时发热自汗出而不愈者，此卫气不和也，先其时发汗则愈，宜桂枝汤"。可见经方不同的服药时间与人体阴阳气血的运行和药物功效的发挥息息相关。

仲景经方常规服药温度为温服，但特殊情况下也须冷服。如治疗少阴病、咽中痛的半夏散及汤，"白饮和服方寸匕，日三服。若不能服散者，以水一升，煎七沸，纳散两方寸匕，更煎三沸，下火令小冷，少少咽之"。另外关于经方的服药剂量，一般情况下每次服药五合至一升，这是经方的常规用量。但常中有变，如小青龙加石膏汤，"上九味，以水一斗，先煮麻黄，去上沫，内诸药，煮取三升。强人服一升，羸者减之，日三服，小儿服四合"。桂枝茯苓丸，"上五味，末之，炼蜜为丸，如兔屎大，每日食前服一丸。不知，加至三丸"。

此外，经方也非常重视服药后的调护，以帮助药物发挥作用，提高临床疗效。如桂枝汤"服已须臾，啜热稀粥一升余，以助药力，温覆令一时许，遍身漐漐微似有汗者益佳，不可令如水流离，病必不除……禁生冷、黏滑、肉面、五辛、酒酪、臭恶等多物"，十枣汤"得快下利后，糜粥自养"，大青龙汤"取微似汗，汗出多者，温粉扑之；一服汗者，停后服"，防己黄芪汤"服后当如虫行皮中，从腰以下如冰，后坐被上，又以一被绕腰下，温令微汗，瘥"等，诸如此类，皆有要义。

综上所述，疾病的病位、病性、病情轻重不同，经方的服用温度、剂量、时间等也有所差异，这体现了中医个体化治疗的特点。而如今随着人们生活节奏的加快，服药方法也变得简化。如服药多采用早晚饭后温服的方法，服药剂量也大多是煎药机煎出的每袋200~300mL，服药后的调护更是甚少注意，与经方本义有悖，势必会影响经方的疗效。

四、对经方剂量折算不统一

《伤寒论》自序云："建安纪年以来，犹未十稔，其死亡者，三分有二，伤寒十居其七。"伤寒的临床特点是发病急，传变速，故经方量大、药简、力专、效宏，方能阻断病势传变，挽救危亡。由于汉代至今年代久远，度量衡已发生变化，汉代的计量单位如斤、两、铢等，与现代临床常用的"克"所代表的实际剂量有差异，故现代对经方剂量的研究多集中在剂量折算上。如今对于经方剂量的折算学者们众说纷纭，部分学者认为东汉时存在"大小两制"，医药用量用的是"小两"，更有"古之一两今之一钱"之说，并据此推断经方一两折算为如今的3g。麻黄汤中麻黄的用量为三两，若按一两相当于3g折算，麻黄的用量为9g，而杏仁70个约相当于28g，显然杏仁的用量大于麻黄，有违经方的配伍法度。柯雪帆根据文物考古，认为汉代一两当为15.625g。另有学者认为东汉一两折算为当今的13.92g。这是目前大多数学者支持的两种观点，但按此折算标准选择经方剂量仍然令人有所顾虑。如大承气汤中大黄的剂量为四两，若按一两为15.625g折算，大黄的用量62.5g。再如黄连阿胶汤中黄连的剂量为四两，按一两为15.625g折算，62.5g黄连的药液患者能否下咽？大青龙汤中麻黄的剂量为六两，近百克的麻黄煎汤下肚，患者将是何种反应？而《中华人民共和国药典》对中药饮片剂量的控制又较为严格，在600种规定剂量范围的药物中，最常见的剂量是

10g，这与经方中一两等于 13.92g、15.625g 等观点相去甚远。可见关于古今经方剂量的折算尚没有统一的标准。经方配伍法度严谨，药物用量改变即可改变整个方剂的功效，药物间的配伍比例也会变得与原方不符。中医不传之秘在于量，经方尤其如此，如今经方药物的用量与原方用量悬殊太大，大违仲景立方本义与用药原貌，严重影响了经方临证效用的发挥。

五、经方的不良反应

目前制约经方临床疗效的另一重要因素是经方不良反应的出现。仲景经方自创立以来就备受推崇，被奉为"众方之祖"，由于古人对经方的盲目崇拜，因此对于经方的不良反应往往避而不谈，或偶有记载也多不翔实。相比之下，现代运用经方治疗疾病就科学严谨得多，对于经方应用过程中出现的不良反应也有所披露，更有一些失败案例的报道。某经方被报道出现不良反应尤其是严重的毒副作用以后，往往会引起中医学术界的重视，医生个人也会出于安全性考虑而弃用某经方或者经方中的某味药物，或者减少某味药物的用量。殊不知经方组方配伍之严谨，牵一发而动全身，这样自然会影响经方的临床疗效。

例如有报道，麻黄汤极有可能诱发心绞痛及心肌梗死，并围绕此课题做了大量的实验研究，最终得出了不适当地使用麻黄汤有升高血压的可能性。其实，在中国也有应用麻黄汤出现严重后果的案例报道。如傅延华报道，某女，42 岁，因恶寒、发热、咳喘两天就诊。中医辨证为风寒性咳喘，投以麻黄汤，内含麻黄约 50g，杏仁 5g，石膏 10g，甘草 10g。服药约 20 分钟后，患者出现恶心、呕吐、发热、头晕，继而心慌、烦躁不安、大汗淋漓、四肢冰冷等。查体见面色苍白，心率 210 次/分，呼吸急促，心房纤颤，未及抢救即死亡，从出现不良反应到死亡约 1 小时。引起患者出现不良反应的主要药物是麻黄。麻黄中含有麻黄碱，具有拟肾上腺素的作用，过量应用会引起心率增快，呼吸急促，心房纤颤，甚至心脏骤停而死亡。另外麻黄碱中还含有麻黄油，能刺激汗腺分泌，有较强的发汗作用，故大剂量服用时，易造成大汗淋漓，甚至危及生命。再如黄峰报道，某男，36岁，因黄疸、腹胀、气短、乏力、纳差、口苦、尿赤涩等就诊，诊断为重症乙型肝炎，给予西医常规治疗后病情稳定。后患者自行服用十枣汤3剂后出现寒战、剧烈腰痛，抢救无效后死亡。后经确定死亡原因为肝功能衰竭并消化道出血。十枣汤由甘遂、大戟、芫花、大枣四味药物组成，现代药理研究证实甘遂具有强烈的溶血作用，因此此例患者死亡可能与甘遂中毒有关。

经方的发展已经历了两千余年，后世医家对其进行发挥，使得经方的理论历久弥新。但是随着西医学的迅猛发展，经方理论受到了较大的冲击，临床疗效也受到了诸多因素的制约。因此如何充分认识并解决制约经方疗效的因素，成为当今经方研究的重点问题。

第五节 经方的研究思路与方法

随着西医学的迅猛发展，经方的发展也迎来了新的机遇与挑战。在西医学的冲击下如何保持其在整个中医学术体系中重要的学术地位，以及如何利用现代科学技术手段进一步深入与完善，保持其长盛不衰成为经方发展的重点和难点问题。因此，为了抓住机遇，迎接挑战，必须对本学科的发展方向、发展战略有一个明确而清醒的认识。

一、仲景辨证论治思想体系的研究

对仲景经方的研究之所以经久不衰，一个重要的原因就是它涵盖了张仲景辨证论治的理论和方法，形成了独特的辨证论治理论体系。纵观中医学的发展，这一理论体系对中医学各科的发展都具有普遍的指导意义和实用价值。因此，经方研究的首要任务就是对其所涵盖的仲景辨证论治理论体系进行系统的研究。

仲景在《伤寒杂病论》序中写："感往昔之沦丧，伤横夭之莫救，乃勤求古训，博采众方，撰用《素问》《九卷》《八十一难》《阴阳大论》《胎胪药录》，并平脉辨证，为《伤寒杂病论》合十六卷，虽未能尽愈诸病，庶可以见病知源，若能寻余所集，思过半矣。"可见仲景著书之初伤寒与杂病就合一而论，其本意是为伤寒和杂病共同立法，但由于各种原因，在历史流传过程中原书分化为《伤寒论》和《金匮要略》，经方理论体系也因此被割裂。以至于后人皆言《伤寒论》所载经方为专治外感病的方剂，其六经辨证为外感病辨证之法；《金匮要略》所载经方为专治杂病的方剂，其脏腑辨证为杂病辨证之法。实际上，仲景经方理论体系是一个有机的组成部分，它只有在《伤寒杂病论》全书中才有可能得以完整地体现。纵观《伤寒论》全书，纯属于六经本病者，不过数十条，而大部分条文是用来论述兼证、变证、夹杂证，而这些兼证、变证、夹杂证大多又涉及内伤杂病的范畴。正如柯韵伯云："岂知仲景杂病论即在《伤寒论》中……故伤寒与杂病合论。"现代伤寒大家刘渡舟云："殊不知伤寒之中每多杂病，杂病之中也多兼伤寒，伤寒与杂病本有内在不可分割的联系。"《伤寒杂病论》一书的确采用了两种最基本的辨证方法，即以六经辨外感，以脏腑辨杂病，但这两种辨证方法绝不是孤立的，而是有机结合在一起的，两者共同构成了仲景经方辨证论治理论体系的主要内容。因此，我们对仲景经方辨证论治理论体系的研究，绝不能仅限于研究六经辨证，而舍脏腑辨证于不顾，或是将脏腑辨证机械地归于六经辨证之下。

中医学者们应对经方所涵盖的仲景辨证论治理论体系进行系统的综合研究。首先，要把《伤寒论》与《金匮要略》密切结合，在大量文献研究的基础上，对仲景经方辨证论治的理论基础、六经辨证和脏腑辨证的区别与联系等问题进行深入的探讨和细致的分析，从而理清仲景经方辨证论治理论体系的脉络。其次，要把历代医家对仲景经方辨证论治理论与方法的研究成果及经方运用的丰富经验进行系统的整理。借助现代科学技术对经方进行多元化分析，从而使经方中所涉及的概念规范化，病证标准化、客观化，并将其纳入仲景辨证论治理论体系的基本框架之内，使经方的理论变得充实和丰富。最后，要以临床实践为基础，结合实验研究和多学科研究的方法，对上述研究成果做进一步的验证、阐释与修正，并最终确立仲景经方辨证论治理论的综合体系，使之更好地服务于临床。

二、经方病证实质的研究

经方病证实质的研究是新时期经方研究的一项重要内容。这项研究的开展对经方药理药效研究的深入和将经方理论与现代科技接轨等都将会有巨大的推动作用。目前，关于经方病证实质的研究，国内外学者已经进行了初步的探索，并获得了一些成果。如日本汉方学者伊藤嘉纪对五苓散证进行研究发现，五苓散证的主要病理机制是血浆渗透压下降、血浆抗利尿激素量上升。付元谋也支持这一结论，并认为五苓散证的病证实质是渗透压一时性低下症，推测五苓散的主要作用是使渗透压保持暂时平衡。再如徐应抒等从循环和血液流变学角度探讨阳明病的病证实质，发现阳明病经证与腑证既有区别又有联系。阳明主津，而发热是阳明病的主要临床表现，经证属无形之热，腑证乃热结成实，腑证之血浆黏度较经证为高，提示腑证伤津较经证严重。从腑证之体温、血浆黏度高于经证，体温与血浆黏度呈正相关的关系来看，证明邪热不退、津液难复、急下存阴有客观的病理基础。

关于经方病证实质的研究，虽然国内外学者做出了大胆的尝试，并获得了一些成果，但与经方其他方面的研究相比，无论是投入的精力、文献的数量，还是研究的广度和深度都远远不够。造成这一现象的原因主要有两方面：其一是人们认识上的局限，认为经方的理论只能以中医的理论加以解释，现代科技手段无法解释经方高大上的理论；其二是病证实质的研究在设计思路及技术方法上都有较大的难度，且不易取得成果。然而，随着现代科技手段的进步，结合前人的研究基础，上述困难终会被克服。

进行经方病证实质的研究，首先必须立足于临床，在系统生物学的指导下，借助现代检验、检查等先进的手段对经方中所涉及的病证进行全方位、多方面的研究，尤其是对与病证密切相关器官、系统等进行更深层次的研究。其次进行经方病证实质的研究也可借助动物实验。在文献研究及临床研究确定病证规范的基础上，研制出符合中医学特点的动物模型。在造模过程中，尽量模拟中医传统病因，达到符合自然致病，即多因素致病的原则，使模型的症状、体征及病理变化尽量与临床相符。并在此基础上用现代的技术和方法揭示其病理实质。同时对治疗该病证的方药进行验证。尽量采用包括分子生物学在内的最新的现代技术和方法从各个方面和不同层次探求其发病的本质，为揭示经方病证实质、阐明经方治疗原理奠定坚实的基础。

三、经方方证转化的医学研究

经方的方剂都是"证以方名，方由证立，方证一体，有是证必用是方"，由此形成了经方特有的方证体系。关于经方方证的研究，早在唐代孙思邈时就已经开始了，"今以方证同条，比类相附，需有检讨，仓卒易知"。随着时代的发展，关于经方方证的研究更是层出不穷。关于经方方证研究的著作和文献虽多，但从古至今都没能走出注解的怪圈，即方证研究始终处于从不同角度、不同层面，结合自己的经验和理解阐释经文的过程。因此，目前方证的研究一方面缺乏病证结合的坚实证据；另一方面也缺乏该方治疗该证机制的依据。另外，经方的运用极少用原方，大多是医家根据自身经验及辨证加减化裁使用，同时方中药物的用量也取决于医者的喜好。殊不知，经方配伍严谨，药味和药量增减，所治病证随之改变。因此，对于同一个经方治疗同一种疾病的报道之间存在不可通约性。虽然经方的发展经历了两千余年，其疗效已得到历代医家的验证，但关于其有效性和安全性的质疑始终没有停止过，随着西医学的发展，这种质疑愈发强烈。例如方证的有效性是否建立在中医文献历来只记录有效病例的基础上？经方经常会用到毒性药物，如附子、巴豆、甘遂等，而这些药物大多有肝肾毒性，怎么能说经方就是天然药物而安全有效呢？因此，为经方的使用寻找更高级别的循证医学证据势在必行。

转化医学是美国国家卫生研究院于 2003 年提出的医学模式，其最基本的含义是从实验台到病床。转化医学的目的是试图在基础研究与临床医疗之间建立更直接的联系。其原旨是一种单项转化模式，即经验发展起来的新治疗策略能否经得起临床研究的检验。经方方证体系虽然研究了上千年，但并未经过严格的临床研究的检验，缺乏强有力的循证医学的证据。因此经方方证的转化医学研究是一项必需的工作，就是要为经方的应用提供客观的适应病证和疗效评价。

经方方证的转化研究应该采取双向研究，即从临床到基础然后再从基础回到临床的路径。首先应该通过大量的临床观察和实践，提出命题假说，根据经方的实践经验，开展基础研究，了解疾病及方证的分子生物学机制。要进行经方的基础研究，应该进行经方的方剂功效物质组学研究。以经方原方提取物质量控制为前提，以临床疗效为基础建立提取工艺规范，确定其物质基础、治疗效果；在药理药效的研究中，可采用在定量药理学基础上产生的中医复方药代动力学的方法，以揭示经方作用的时效规律；用血清药理学的方法增加经方药效研究的可信度。然后选择经方药物的主要成分，分析其对方证的影响，采用正交设计、均匀设计等方法，研究复方内君臣佐使之间复杂的交互作用关系，阐明经方作用的物质基础及配伍机制。并在此基础上借助最新的分子生物学明确经方的作用靶点和调控机制。贯通证候－靶点－经方的多个环节，为下一步的临床研究奠定基础。

然后要对经方方证进行基于循证医学的疗效评价，即从基础研究到临床实践的过程。循证医学时代，要求我们提供给患者的治疗措施应当具备循证医学的证据，使经方方证从经验医学向实证医学发展。要进行此项研究，首先要建立符合中医特色的病证诊断标准。方药中曾说，西医对疾病的诊断往往以解剖学、病因学、病理学和病理生理学为基础，以实验室检查为依据，因而就比较具体和深入，特异性好，针对性强。中医的辨病则是建立在经验的基础上，几乎完全以临床表现为依据，因此不可避免地显得粗糙和笼统。然而中医的辨证论治建立在中医整体观基础上，综合归纳分析患者发病、临床表现及诊疗经过，强调因时、因地、因人治疗，比西医简单、机械地对症治疗具有明显的优越性。因此他提出，西医辨病与中医辨证相结合是中西医结合创新的一个好形式。陈可冀也提出，西医疾病诊断与中医辨证相结合的病证结合充分体现了中西医两种医学的优势互补，是中西医结合的最佳模式。在建立病证结合标准的基础上进一步整理形成经方的病证防治谱，并进行优势病证的归纳，为深度挖掘和继承中医药防治优势奠定基础。因此，应用病证结合的方式，在循证医学的基础上对经方进行研究，有利于为经方的应用提供更高级别的循证医学证据，推动经方方证研究的规范化和国际化。

综上所述，经方理论的形成和发展经历了相当漫长的一段时期。唐代以前"经方"的涵义主要指书或效验方；到了宋代这种观点开始转变，出现了"时方"与之区别；清代"经方"特指仲景之方的观念开始确立，并沿用至今。经方因其据证而立、一方多证，药味简洁、组方严谨，用药精当、加减灵活，剂量严格、比例考究，剂型丰富、煎服有法等特点，以及良好的临床疗效，被历代医家所重视。后世医者，凡主张宗用经方者被称为经方派。明清时期对经方的研究最为盛行，并形成了三大学术流派：错简重订派、维护旧论派和辨证论治派。其中错简重订派对经方条文尤其是六经证治的内容大加改订；维护旧论派主张维护仲景本旨，不对经方条文尤其是六经病证的内容妄加修改；而辨证论治派则介于两者之间，不重视对张仲景原论编次的考证，但求体现《伤寒论》辨证论治的精神，并开创了以方类证和以法类证的先河。新时期，受到西医学的影响，经方的研究也日新月异，形成了火神派、寒温统一派、方证对应派和六经辨证论治派等不同的派别，为经方的研究注入了新的活力。

随着时代的发展及疾病谱的变化，现今临床工作中有较多因素制约了经方疗效的发挥。其中包括对方证对应的盲目遵从、对经方剂型的选择僵化、煎服方法的简化、对经方剂量折算不统一及经方不良反应的出现等。因此如何充分认识并解决制约经方疗效的因素，成为当今经方研究的重点问题。新时代随着西医学的迅猛发展，经方的发展也迎来了新的机遇与挑战。在西医学的冲击下如何保持其在整个中医学术体系中重要的学术地位，以及如何利用现代科学技术手段进一步深入与完善，保持其长盛不衰成为经方发展的重点和难点问题。因此应该对仲景经方辨证论治思想体系进行系统的研究；在立足临床的基础上，在系统生物学的指导下，借助现代科技手段进行经方病证实质的研究；对经方进行方剂功效物质组学和病证结合研究，为经方的应用寻找更高级别的循证医学证据，推动经方方证研究的规范化和国际化。

参考文献

[1] 姚海强，高卫平，王琦．"经方"涵义考释 [J]．中医杂志，2015，56（18）：1531-1534．

[2] 王付．经方源流及发微 [J]．中医杂志，2015，56（1）：85-86．

[3] 李赛美，郑身宏，金小渼．试论伤寒学术流派的形成及发展
[J]．北京中医药大学学报，2010，33（5）：309－312.

[4] 沈敏南．评述张志聪的《伤寒论集注》[J]．国医论坛，1987，
2（3）：47－48.

[5] 司楚银．张志聪《伤寒论集注》学术思想浅识 [J]．浙江中医
学院学报，1993，17（1）：44－45.

[6] 文小敏．浅谈柯韵伯经方研究之思路 [J]．浙江中医杂志，
2003，38（11）：468－469.

[7] 伊广谦，张慧芳．尤在泾与《伤寒贯珠集》[J]．江西中医药，
2004，35（3）：57－58.

[8] 张存悌．"火神派"述略 [J]．辽宁中医杂志，2004，31
（3）：242.

[9] 章巨膺．统一伤寒温病学说的认识 [J]．上海中医杂志，
1959，5（3）：4.

[10] 姜建国．论六经辨证与寒温统一 [J]．山东中医药大学学报，
2000，24（1）：10.

[11] 李宇铭．经方的理论特点 [J]．环球中医药，2012，5（1）：
29－32.

[12] 毛德西．经方的特点与应用思路 [J]．河南中医，2017，37
（2）：187－190.

[13] 赵鸣芳．经方特点初探 [J]．南京中医药大学学报，1999，
15（5）：266－268.

[14] 马凤丽，秦竹，熊红艳，等．经方特点探析 [J]．浙江中医
药大学学报，2010，34（1）：17－18.

[15] 刘友樑．刍言"经方"与"时方" [J]．福建中医药，1990，
21（2）：44－46.

[16] 高家琪．对经方与时方的起源和流传的不同看法 [J]．天津
医药杂志，1961，3（6）：41－43.

[17] 张永生．试析经方派与时方派 [J]．甘肃中医学院学报，
1985，3（1）：19－20.

[18] 林树元，柴可夫．经方临床疗效的制约因素及应对策略 [J]．
中医杂志，2016，5（20）：1724－1727.

[19] 张效霞．方证同条比类相附≠方证对应 [N]．中国中医药报，

2015 - 07 - 08（004）.

[20] 赵体浩, 刘世恩.《伤寒论》清浆水揭秘 [J]. 国医论坛, 2008, 23 (6): 5 - 6.

[21] 向忠军, 李杰, 瞿延晖.《伤寒论》之经方煎服及调护方法浅谈 [J]. 湖南中医药大学学报, 2016, 36 (2): 13 - 15.

[22] 张善举, 藏军现, 杨红生, 等. 浅谈《伤寒论》汤剂的煎服法 [J]. 国医论坛, 1993, 8 (6): 7.

[23] 曹远礼. 经方煎服法规律初探 [J]. 湖北中医学院学报, 2002, 4 (2): 12 - 14.

[24] 陈恳.《金匮要略》方煎服法浅析 [J]. 安徽中医学院学报, 1987, 7 (2): 12 - 14.

[25] 李玉胜, 李丰年, 尚晓东, 等. 经方剂量及煎服方法研讨 [J]. 中国民间疗法, 2000, 8 (9): 4 - 5.

[26] 宋佳, 傅延龄. 论汤剂服法的演变 [J]. 上海中医药杂志, 2012, 46 (9): 33 - 35.

[27] 张丽萍, 李军, 娄永, 等. 刍议经方剂量单位古今换算 [J]. 河南中医, 2019, 39 (2): 169 - 172.

[28] 柯雪帆.《伤寒论》和《金匮要略》中的药物剂量问题 [J]. 上海中医药杂志, 1983, 17 (12): 1 - 3.

[29] 于福年. 探求经方体系药量原貌, 建立经方药量国际标准 [J]. 世界中医药, 2017, 12 (2): 373 - 376.

[30] 付剑楠, 韩玲. 运用经方必须重视不良反应 [J]. 山东中医杂志, 2016, 35 (4): 359 - 360.

[31] 傅延华. 麻黄中毒致死一例 [J]. 中国法医学杂志, 1997, 12 (4): 252.

[32] 黄峰. 十枣汤致重型肝炎患者溶血死亡而无死僵 1 例 [J]. 陕西中医, 2008, 29 (10): 1292.

[33] 王庆国, 李宇航.《伤寒论》研究的回顾与展望 [J]. 北京中医药大学学报, 1997, 20 (1): 6 - 14.

[34] 杨文喆.《金匮要略》与《伤寒论》相关性研究思路的述评与展望 [J]. 中华中医药杂志, 2016, 31 (9): 3675 - 3678.

[35] 孙学刚, 林东兰, 吕志平. 病证结合的经方方证转化医学研究思路 [J]. 中华中医药杂志, 2013, 28 (6): 1644 - 1647.

［36］付元谋，肖崇素．对五苓散证的一个推论［J］．成都中医学院学报，1979，22（3）：94.

［37］熊俊，宋俊生，高岑，等．现代《伤寒论》方防治病症谱方法学研究思路［J］．辽宁中医杂志，2010，37（10）：1870－1872.

［38］徐应抒，李跃英，廖大忠，等．阳明经腑证候的实验研究［J］．四川中医，1987，6（3）：7－9.

第二章　蓄血证的研究

抵当汤是《伤寒论》中治疗蓄血证的经典方剂，而后世众多医家宗仲景为师，在蓄血证相关理论框架下，一方面运用抵当汤及其类方于临床实践；另一方面不断重新认识、发掘仲景的蓄血证理论内涵，以加强指导瘀血性疾病的治疗，提高临床疗效。

第一节　蓄血的含义

何为蓄血？《说文解字》注："蓄，积也，从草，畜声。"《广雅》注："蓄，聚也。"因而所谓的"蓄血"即"积血"也。蓄血一词最早见于《伤寒论》第 237 条，曰："阳明证，其人喜忘者，必有蓄血。所以然者，本有久瘀血，故令喜忘。"《重订伤寒补天石·续集》言："蓄血者，瘀血蓄结于内也。或当汗不汗，或不当汗而汗，皆能致此也。"《辞海》中将蓄血释为"在伤寒热病过程中，热邪入里，积于血分，留蓄下焦，或宿有瘀血，与热相结"。此说与《伤寒论》第 124 条观点相一致，曰："所以然者，以太阳随经，瘀热在里故也。"最初的蓄血指的是病机，而后世医家将蓄血为患所导致的相关疾病称为蓄血证，并有诸多阐述。

《伤寒论》中有关蓄血证的相关条文如下：

第 106 条：太阳病不解，热结膀胱，其人如狂，血自下，下者愈。其外不解者，尚未可攻，当先解其外；外解已，但少腹急结者，乃可攻之，宜桃核承气汤。

第 124 条：太阳病六七日，表证仍在，脉微而沉，反不结胸，其人发狂者，以热在下焦，少腹当硬满，小便自利者，下血乃愈。所以然者，以太阳随经，瘀热在里故也，抵当汤主之。

第 125 条：太阳病，身黄，脉沉结，少腹硬；小便不利者，为无血也；小便自利，其人如狂者，血证谛也，抵当汤主之。

第 126 条：伤寒有热，少腹满，应小便不利，今反利者，为有血也，当下之，不可余药，宜抵当丸。

第 237 条：阳明证，其人喜忘者，必有蓄血。所以然者，本有久瘀血，故令喜忘。屎虽硬，大便反易，其色必黑者，宜抵当汤下之。

第 257 条：病人无表里证，发热七八日，虽脉浮数者，可下之；假令已下，脉数不解，合热则消谷善饥，至六七日，不大便者，有瘀血，宜抵当汤。

第二节　蓄血证分类

一、太阳蓄血证

太阳蓄血证见于《伤寒论》原文第 106 条、124 条、125 条、126 条，太阳经表邪不解，循经入里化热，热与血互结于下焦，即"太阳随经，瘀热在里故也"之谓。瘀热互结于下焦，气血凝滞不通，故少腹急结或硬满；瘀血浊热上扰心神，故如狂或发狂；病在血分，与膀胱气化无关，故小便自利，脉沉微或沉涩。治疗之法依"血实者宜决之""在下者，引而竭之"之意，量其病情的轻重缓急，施以破血逐瘀之法。如血结为浅，病势较轻，热重于瘀，用桃核承气汤泄热逐瘀；如血结为深，病势较急，且瘀重于热，用抵当汤破血逐瘀；如血结虽深，但病势为缓，则用抵当丸峻药缓攻。

二、阳明蓄血证

阳明蓄血证见于《伤寒论》原文第 237 条，其病因是"有久瘀血"，加之阳明热邪炽盛，血热相结。阳明之热与瘀血相结，新血不生，心神失养，故令喜忘；心主血脉而藏神，阳明邪热与胃肠旧有之瘀血相结于下，下实上虚，神明失养则健忘；血属阴，其性濡润，离经之血与燥屎相合，则化坚为润，故大便硬而易解，色黑如胶漆。阳明蓄血证与太阳蓄血证虽成因有别，症状各异，但病机皆为邪热与瘀血相结，故宜用下瘀法，以破血逐瘀，方用抵当汤。

蓄血，属表里；仲景所论蓄血证，有太阳蓄血证和阳明蓄血证之分。若太阳表邪未解，邪热内入与瘀血结于少腹，见少腹急结者为太阳蓄血证，此证以如狂、发狂、小便自利为特征。而阳明邪热与宿有蓄血相结则为阳明蓄血证，此证以喜忘、下血、便黑易行为主症。总之，辨太阳蓄血证，在小便利与不利；辨阳明蓄血证，在大便黑与不黑、难与不难。

三、太阳蓄血证与阳明蓄血证的区别

同样是蓄血，同样会出现精神症状，但太阳蓄血证见如狂、发狂，而阳明蓄血证则见健忘，这是因为两种蓄血证所蓄脏腑不同所致。太阳蓄血证，瘀热在小肠。手太阳小肠经与手少阴心经相连，互为表里，瘀热在小肠，小肠血分热盛，连累其里少阴心经，扰乱心神，轻则如狂，重则发狂，是小肠瘀热循经入里直接影响心经所致，本实标也实。阳明蓄血证是瘀热在阳明大肠，胃肠瘀热，新血不生；加之血并于下，不能上奉；瘀热在肠，浊气上干，故阳明蓄血证出现健忘，是大肠瘀热，气血不能上奉，浊气上干所致，本实而标虚。

第三节　蓄血证的源流演变

蓄血证有阳明蓄血证与太阳蓄血证之分。阳明蓄血证见喜忘，大便硬而色黑易出，或多日不入便，张仲景明言"本有久瘀血"，可知阳明蓄血证是内伤致瘀，瘀久化热，瘀重热轻。妇人经水不利之抵当汤证，更是内伤致瘀，瘀阻经络致停经闭经，热象不显。太阳蓄血证见发狂、如狂、发黄、少腹硬满，《伤寒论》第124条明言"热在下焦"，抵当丸证虽但见少腹满，但前提是"伤寒有热"，可知太阳蓄血证是外感发热在先，邪热迅速由太阳"随经"入里，是因热致瘀，热重瘀轻。而太阳蓄血证和阳明蓄血证总因瘀热互结，但瘀、热有轻重、缓急、标本、先后的不同，开后世蓄血病证分化扩大之先河。

一、太阳蓄血演变为外感蓄血，因热致瘀

唐代以前重视外感病证，蓄血证进一步沿着太阳蓄血的思路，强调外感，强调热盛。

南北朝刘宋时期的陈延之补充了"血因热而瘀，又因瘀而动"的犀角地黄汤证，以衄血为主症，并指出："有热如狂者，加黄芩二两；其人脉大来迟，腹不满，自言满者为无热，不用黄芩。"此处"无热"指热轻，提示了蓄血证分瘀、热两端。

北宋韩祇和以方类证整理注释《伤寒论》，撰成《伤寒微旨论》，有蓄血专篇，在抵当汤证、抵当丸证的基础上增加了桃核承气汤证，并补充了年老气弱的蓄血轻证宜用地黄汤和年壮气实的蓄血重证宜用生漆汤。成无己指出蓄血是"血为热所搏，结而不行，蓄于下焦之所致"。朱肱治伤寒吐血，"瘀血甚者，抵当丸；轻者，桃仁承气汤，兼服犀角地黄汤、三黄丸"。清代王泰林亦明言："桃仁承气治蓄血之初结者，抵当

汤及丸治蓄血之久瘀者，病有浅深，故攻有缓急。"

　　明末清初喻昌称桃核承气汤证与抵当汤证为中风蓄血，称抵当丸证为伤寒蓄血，并认为伤寒蓄血比中风蓄血更为凝滞；将《伤寒论》第 216 条所述阳明热入血室证与阳明抵当汤证同列为阳明蓄血证，但治当"随下血与不下血而异治"，盖因《伤寒论》第 144 条确也明言"此为热入血室，其血必结……小柴胡汤主之"，揭示了热入血室证因热致瘀，瘀热互结的基本病机，提示了蓄血证与治的复杂性，进一步扩大了蓄血证范畴。

　　清代温病学说成熟，热入营血，因热致瘀，外感因素再次成为蓄血病证的焦点。吴又可著《温疫论》，有蓄血专篇，病机上重视热邪，所谓"热不干血，不致蓄血"；症状上关注发热，从"初则昼夜发热，日晡益甚"到"昼日热减，至夜独发"，进而"热时前后缩短"，最后因"蓄血尽而热亦尽"，是从对发热症状的关注表达了对病机中热邪的重视。叶天士在《三时伏气外感篇》中所论蓄血是因"夏月热久入血"，症见谵语昏乱，小便清长，大便必黑，热重瘀轻，且有出血倾向，故治以桃核承气汤泄热而不破血；《临证指南医案》中将热入血室证病机明确标定为蓄血，症见经行三日，发热，舌痿，心烦，神气忽清忽乱，治以桃核承气汤合犀角地黄汤加减。叶天士在《温热论》中强调了热盛入血可致瘀血动血，治当凉血散血，是外感蓄血、太阳蓄血的完美蜕变。《金匮要略·肺痿肺痈咳嗽上气病脉证治》中对肺痈病机的阐释"热伤血脉，热之所过，血为之凝滞"也揭示了外感致热，因热致瘀，终致瘀热互结的病理过程，涵盖包括肺痈、肠痈等内痈和疮痈疔肿等外痈在内的一切痈肿。

二、阳明蓄血演变为内伤蓄血，因瘀化热

　　阳明蓄血证以抵当汤证为本，病因上强调内伤致瘀，瘀久化热而成瘀热互结之内伤蓄血证，瘀热为核心，夹寒夹热，更

虚更实，极大地丰富了蓄血证治。

元代王好古分三焦蓄血，下焦蓄血最为复杂，或痨瘵积滞，或停经闭经，或吐衄、大小便血，或癥瘕疼痛，或阳毒如狂，或寒热盗汗，脐腹硬痛，或妇人干血气，病情轻重各异，病势缓急不同，病程长短悬殊，并补充了桃核承气汤、抵当汤、抵当丸之外的大量行气活血方，充分显示了蓄血病证的复杂，治法的应变。

明代缪仲淳认为"蓄血，俗名内伤"，还将积劳、多怒、饱后行房等内伤因素与负重努力、登高坠下、奔逐过急等物理因素列为蓄血病因，而只字未提外感病因，强调"其证多发热"，但"其热类外感而头不疼，不作渴，天明少间，至午复剧"，并伴见自汗、身疲、短气、纳呆、寐差等虚损证候，治忌辛燥破气逐瘀、苦寒泄热，复忌补气追瘀，宜辛温佐以咸寒行血散血，瘀血行后宜益脾和肝补血。王肯堂在《杂病证治准绳》中特别指出"夫人饮食起居一失其宜，皆能使血瘀滞不行，故百病由污血者多，而医书分门类症，有七气而无蓄血，予故增著之"，甚至将治愈缪仲淳自身因温补太过而致蓄血证的验案写入了《伤寒证治准绳》中，强调不仅有伤寒蓄血，亦有杂证蓄血。

清初，张璐承内伤蓄血说，以胸腹等局部胀满疼痛为主症，补充了香壳散、当归活血汤、复元通气散、复元活血汤、越鞠丸等行气活血止痛方，且将"久病虚劳失血，血枯发热及女人经闭血枯"的血枯证辨为蓄血，治以四物换生地黄加桃仁、虻虫丸，极大地丰富和拓展了蓄血证治。柯琴甚至认为"凡癥瘕不散久而成形者皆蓄血所致"。清末，林珮琴将蓄血病因归纳为"跌仆伤损，及努力负重，忿怒气逆"，症见"寒热，发黄，胸胁小腹满痛，手不可近"，再次增补了蓄血危证、蓄血重证、蓄血虚证等方证。唐容川治蓄血口渴，夹热者治以桃仁承气汤，夹寒者治以温经汤。

蓄血就病证言，以瘀热互结为核心，太阳蓄血因热致瘀，热重瘀轻，后世发展为外感蓄血，包括热入营血、疮痈等病证；阳明蓄血因瘀化热，瘀重热轻，后世发展为内伤蓄血，包括局部胀痛、癥瘕积聚、虚劳干血等病证，提示蓄血作为临床多种内外伤疾病的病理基础，瘀、热标本各异，寒热虚实缓急不同，清热凉血、活血补血各有侧重。

从治疗蓄血证三方的古今临床运用情况来看，桃核承气汤、抵当汤、抵当丸三方不仅可治下焦之蓄血证，亦可治疗中、上焦之蓄血证。以上三方的现代应用更为广泛，包括精神分裂症、卒中后遗症、慢性前列腺炎、子宫颈狭窄引起的痛经、结核性输卵管炎、输卵管不通，以及跌打损伤、瘀血凝滞之心腹满痛。由上可见，蓄血证的病位并不局限于某一经络和脏腑。因此，现代临床蓄血证应当是指由于各种原因引起的瘀血与邪热深结于里的临床证候表现的专用术语。只要有瘀血与邪热相搏结，便可斟酌使用。

第四节 蓄血证的病因病机

依据张仲景原文，蓄血证的病因病机在太阳病篇和阳明病篇均有论述，一是外邪入里，热入血分，瘀热互结，血蓄于内，如第 106 条、124 条、125 条、126 条；二是本有蓄血，蓄久化热，瘀热互结；或本有蓄血，再感外邪，外邪入里与蓄血相搏，如第 237 条。

一、太阳蓄血证

太阳蓄血证，乃因表邪化热入里，随经入腑，与下焦膀胱之血分相结，为新瘀邪热初成之证。太阳之邪在表未解，随着疾病的发展传变，"热结膀胱"或"热在下焦"，导致"瘀热在里"，可以概括为在伤寒热病过程中，热邪入里，积于血分，留蓄下焦，或宿有瘀血，与热相结，有瘀有热。因此，从病因可以总结出病机为瘀热互结。

二、阳明蓄血证

阳明蓄血证，则因阳明邪热化燥伤津，劫下焦阴分，并与肠中瘀血相结，为久瘀邪热新结之证。从阳明性质来看，胃与大肠皆为阳，其病多实，所谓"阳道实"也。又两者为燥腑，邪气传入，多化燥、化火，因此伤津耗液，易生瘀血。在此基础上，外邪、情志、饮食因素，皆可导致阳明蓄血。外邪循经入里，入于胃与大肠，从二腑燥热之性而化火，继而与宿血相结；情志突然变化，五志皆能化火，火日久成瘀，影响气血运行，气郁易化火生瘀；饮食不节，嗜食肥甘，损伤脾胃，导致水谷运化失常，聚而生痰，久而成热，加之素有瘀血，瘀热互结，易形成此证。

第五节　蓄血的部位

至于蓄血的部位，历代医家观点不同，蓄血证的具体病位包括下焦、大肠、膀胱、冲任二脉及胞宫等，总以下焦少腹为主要病位。

一、蓄血膀胱说

血蓄于膀胱之说始于成无己，其在《注解伤寒论》中释第 106 条说："太阳，膀胱经也，太阳经邪热不解，随经入腑，为热结膀胱……太阳多热，热在膀胱，必与血相搏，若血不为蓄，为热迫之，则血自下，血下则热随血出而愈。"又释第 124 条曰："太阳，经也；膀胱，腑也。此太阳随经入腑也。"《金镜内台方议》云："太阳者，膀胱也。本经邪热不解，随经入腑，结于膀胱，热不得散，故作蓄血之症。"王肯堂云："若少腹急结，则膀胱之血蓄而不行。"柯韵伯云："若太阳病不解，热结膀胱，乃太阳随经之阳热瘀于里……小腹者，膀胱所居也。"方有执云："少腹，指膀胱，急结者，有形之血蓄积也。"喻昌云："少腹急结，为膀胱之血蓄而不行。"这些伤寒家均认为血蓄于膀胱腑。

二、蓄血中焦说

《伤寒论》中有热在膀胱、热在下焦的不同论述，后世医家将其拓展为"上血""血蓄中焦""血蓄下焦"，并提出桃核承气汤是治疗蓄血中焦的主方。如王肯堂在《伤寒证治准绳》中说："犀角地黄汤以治上血，如吐血衄血为上血也；桃核承气汤治中血，如血蓄中焦，下利脓血之类为中血也；抵当汤丸治下焦血。上中下焦各有主治。"许多温病学家都认同蓄血中焦的观点，并据此创立一些新的方剂来治疗蓄血中焦证。如戴天章在《广瘟疫论》中说："时疫善忘者，蓄血之所致也……蓄血在中焦，其血脉或芤，或弦，或涩，两胁及脐上必有痛处拒按而软，桃核承气汤主之……善忘虽为蓄血主症，然必验之于大小便，屎虽硬，大便反易，其色必黑，小便自利，方为蓄血之症。"在该书的"谵语"篇中也说："有热入血分而蓄血，血热蒸心而谵语者，脉沉结或涩，从心下至少腹凡有痛处拒按而软者是也，犀角地黄汤、桃仁承气汤、抵当汤选用。"

三、蓄血下焦说

柯韵伯在桃核承气汤方下注曰："阳气太重，标本俱病，故其人如狂。血得热则行，故尿血也。血下则不结，故愈。冲任之血，会于少腹，热极则血不下而反结，故急。然病自外来者，当先审表热之轻重以治其表，继用桃核承气汤以攻其里之结血。"他认为蓄血证之血应蓄于少腹。《医方考》曰："伤寒外证已解，小腹急，大便黑，小便利，其人如狂者，有蓄血也。"汪苓友认为血蓄下焦，曰："按热结膀胱，膀胱乃小腹中之物，膀胱热结，其气蒸于少腹，则血不流利，故作急结之形，为下焦蓄血之证也，所以桃核承气汤乃攻下焦蓄血，治少腹急结之药，实非通膀胱热结之药也。"《伤寒明理论》卷三曰："蓄血者，血在下焦，结聚而不行，蓄积而不散是也……留于下而瘀者，谓之蓄血。此由太阳随经，瘀热在里，血为热所搏结而不行，蓄留于下焦所致。"

四、蓄血回肠说

钱潢在《伤寒溯源集》中认为蓄血证应当是"血蓄回肠"。回肠即为大肠，故"血蓄回肠"又称为"血蓄大肠"。"太阳在经之表邪不解，故热邪随经内入于腑，而瘀热结于膀胱，则热在下焦，血受煎迫，故溢入回肠，其所不能自下者，蓄结于少腹急结也。"

五、蓄血血室说

唐容川认为血蓄于血室，《血证论》说："蓄血者，或伤寒传经之邪，或温疫时气之邪，传于血室之中，致周身之血皆为邪所招致，而蓄聚胞中，小腹胀痛，其人或寒或热，昼日明了，夜则谵语，甚则发狂……皆属蓄血之证，仲景抵当汤治，桃核承气汤亦治之。"陈修园说："膀胱者，胞之室也。胞为血海，居膀胱之外，热结膀胱，熏蒸胞宫之血。"黄元御谓："膀胱热结，必入血室。"

六、蓄血冲任说

清·宦海之提出太阳蓄血在冲任的观念，其在《伤寒论新浅注》云："下焦有热则小腹当硬满，然热在下焦之膀胱，则小便当不利，今小便自利者，知下焦中又有分别，盖不关膀胱之气，而在冲任之血分也。"柯韵伯说："冲任之血，会于少腹，热极而血不下而反结，故急。然病自外来者，当先审表热之轻重，以治其表；继用桃核承气汤、抵当承气汤，以攻其里之结血。"

七、蓄血血脉说

《说文解字》注："蓄，积也，从草，畜声。"《广雅》注："蓄，聚也。"因而所谓的"蓄血"即"积血"也。《重订伤寒补天石·续集》曰："蓄血者，瘀血蓄结于内也。"因此，只要有血液流动之处皆可能发生蓄血。另外，临床上桃核承气汤、抵当汤、抵当丸三方不仅可治下焦之蓄血证，亦可治疗中、上焦之蓄血证。因此，其病位不能局限于或经或脏或腑，凡血液流注之处皆可能血瘀而为病，瘀血蓄于血脉也。

由上可见，蓄血证的病位并不局限于某一经络和脏腑，蓄血证应当是指由于各种原因引起的瘀血与邪热深结于里的临床证候表现的专用术语。蓄血证三方不仅能治下焦病，亦能治中、上焦疾病；其功效不仅能活血，亦能止血；只要有瘀血与邪热相搏结，便可斟酌使用此三方。

第六节　蓄血与瘀血

对于蓄血和瘀血的概念是否一致，历代医家也存在不同观点。《说文解字》注："蓄，积也。"蓄血是指血的积聚。又云："瘀，积血。"段玉裁注："血积于中之病也。"可见《说文解字》所言"瘀"即蓄血，两者无区别。相反，后世医家也提出了不同的观点。汪琥在《伤寒论辨证广注·抵当汤注》中指出："蓄血者，血但蓄积而可流通，以故大便反易。瘀血者，其血瘀积，甚至阻塞，以故大便不行。"所以《金匮要略》所提的"瘀血"与"蓄血"显然不同。

蓄血的"蓄"，有一定的腔隙部位，有空间才能蓄积，是容积性的，所以太阳蓄血在小肠，阳明蓄血在大肠；而瘀血既有经脉之血行迟滞，也有离经之血的瘀积，可以是广泛性的，也可以是局部性的，《伤寒论》第 257 条即是血分有热、血行迟滞而成瘀血。蓄血与瘀血虽有区别，但也有联系，瘀血不一定能成为蓄血，但蓄血则一定是由血行瘀滞所导致。《伤寒论》第237条就是由血行的瘀滞不畅，才转而形成大肠蓄血的，所以阳明蓄血有大便黑而反易，是大肠有瘀血蓄积所致；而第257条虽是阳明瘀血，但因其不在大肠蓄积，大肠没有了血中津液的润滑，所以就有了大便不通，即"不大便"。一般而言瘀血在经，蓄血在腑。蓄血有形可证，诸如下血、黑便等；瘀血惟象可辨，诸如舌暗、脉涩等。

第七节　蓄血与蓄水

所谓"蓄水"是指水与热结，气化失职，病在膀胱气分，证见发热恶寒汗出，烦渴或渴欲饮水，水入即吐，小便不利，必苦里急或少腹满，脉浮数，选五苓散治疗。所谓"蓄血"是指"血热互结，病在下焦血分"，证见兼有表证或无表证，如狂、发狂，小便自利，少腹急结，小腹硬满，脉沉涩或沉结，轻者选桃核承气汤，重者选抵当汤或抵当丸。

太阳蓄血证和蓄水证都有少腹胀满的症状，但蓄水证由于影响了膀胱的气化功能，不能正常运化蒸腾水液而出现小便不利的症状，并没有情志方面的异常；而蓄血证是瘀热互结，病在下焦血分，无碍膀胱的气化功能，所以小便正常，但会出现狂躁的精神障碍，以上为两者之间的不同。

第八节　蓄血证的临床表现

根据蓄血证的病因病机可知，若热邪与血结于下焦少腹部位，经脉不通，则见少腹急结或硬满，甚或疼痛；瘀热结于肠道、胞宫，灼伤脉络，则可出现便血或阴道出血；瘀热内结，上扰神明，则见如狂或发狂，或喜忘，或神情烦躁；表邪未解，卫气抗邪，则发热或身热；邪入阴分，则夜热昼凉；胃热亢盛，则消谷善饥；病位在下焦，尚无涉及膀胱，故小便自利；瘀热结于里，则脉沉而数。总之综合《伤寒论》对于蓄血的相关描述，蓄血证的临床表现主要包括以下症状：一是精神神志异常，如喜忘、如狂、发狂；二是出血，如上消化道出血（黑便）、阴道出血、肠出血等；三是少腹部不适，如少腹急结、少腹硬满；四是发黄。在蓄血证的临床表现中，喜忘和发黄因其与蓄血证病机的特殊相关性而被后世医家多有探讨，现分述如下。

一、喜忘辨析

喜忘是阳明蓄血证的主症之一，《外台秘要》及《伤寒贯珠集》作"善忘"解，《伤寒论条辨》云"喜忘，好忘前言往事也"，可见历来注家多释为健忘之意。阳明蓄血证，一者存在阳明邪热，二者"本有久瘀血"，即外有阳明邪热，内有瘀血久蓄，邪热与瘀血互结，新血不生，血不足以养心脑，邪热扰其心脑，故见喜忘。《伤寒指掌》云："瘀血是病根，喜忘是病情，此阳明未病前症，夫心为血之主，瘀血与热蓄积既久，上干于心，故令喜忘。"瘀血阻窍，络脉流通渗灌不足，神机运转不利即可引发喜忘。经络方面，阳明经多气多血，包括足阳明胃经和手阳明大肠经，两者循行至头面部交会最多，阳明热邪循经上攻，热与瘀搏，元神失养，则发为喜忘，故阳明蓄血证病位在胃与大肠。西医学对脑肠肽的发现及"脑肠相关"理论的认同，揭示了脑和肠之间确实存在着密切的关系。

此外，有学者认为"喜忘"当作"喜妄"或"善妄"理解更为恰当。理由有三：其一，考据方面，先秦两汉之际，"忘"与"妄"通，属同音通假，如《素问·调经论》"乱而喜忘"当为"乱而喜妄"，《灵枢·本神》"魂动则狂忘不精"亦为"魂动则狂妄不精"。其二，病程方面，太阳蓄血证为疾病早期，在《伤寒论》第 106 条症见"其人如狂"，第 124 条症见"其人发狂"，早期已见"如狂""发狂"；阳明蓄血证为疾病极期,神志症状岂止"健忘"而已?"忘"作"健忘"解,于理难通,若作"妄"解,于理则更为顺畅。中医"狂"与"妄"多并述,如《难经·五十九难》曰:"狂疾之始发……妄笑好歌乐,妄行不休是也。""狂"偏指情绪、态度,"妄"涉及行为,"妄"的程度重于"狂"。其三,用药方面,太阳蓄血证"其人如狂"用桃核承气汤治之,通下瘀热力缓。病至"发狂"方以抵当汤逐瘀攻下,力峻效猛。病及阳明,狂妄当更甚,若神志仅现"健忘",想必仲景不会贸然行此峻猛之剂。

二、蓄血发黄

蓄血发黄的说法源自《伤寒论》第 125、236 条,曰:"太阳病,身黄……小便自利,其人如狂者,血证谛也,抵当汤主之。""阳明病……但头汗出,身无汗,剂颈而还,小便不利,渴引水浆者,此为瘀热在里,身必发黄。"阳明为多气多血之经,阳气旺盛,若阳明病里热无出路,必蕴结于阳明经腑,影响正常气化功能导致瘀热在里,瘀热互结而成发黄。成无己《注解伤寒论》云:"若瘀血在里发黄者,则可下。"《伤寒明理论》亦有"一或身黄脉沉结,少腹硬而小便自利,其人如狂者,又为蓄血在下焦,使之黄也,必须抵当汤下之而愈"的说法。宋·陈无择《三因极一病证方论》也提到了"伤寒瘀血不解,郁于皮肤,发为黄疸"。"治黄必治血,血行黄易却。"因此,后世医家针对蓄血导致的黄疸运用活血化瘀之法,效果显著。

蓄血和湿热都会引起发黄,但蓄血的发黄是由于瘀热互结,血不能荣于肌肤所致的发黄,会伴有发狂的异常情志,而湿热发黄是由于湿热互结,小便不利,湿无出路,神志正常。正如程郊倩所述:"太阳病至于蓄血,其身必黄,里热固谛于色矣,脉沉而结,里热且谛于脉矣,小腹硬满,里热更谛于证矣,据此遽可以指为血证而用抵当乎?未也,须以小便谛之,小便不利，前三者虽具，只为蓄溺而发黄，属茵陈五苓散证，毋论抵当不中与，即桃核承气汤亦不中与也。若前三者既具，而小便自利，其人如狂，是血证谛而又谛，何论桃核承气，直须以抵当汤主之，而无狐疑矣。"

第九节 蓄血证的辨治

蓄血在《伤寒论》太阳病篇和阳明病篇中均有论述，因发病阶段不同，故临床表现有所不同，治疗原则及预后亦有差异。

一、太阳蓄血证的辨治

桃核承气汤、抵当汤和抵当丸被称为蓄血三方，是张仲景用来治疗蓄血证的重要方剂。三者的病机都是瘀热互结，但是各有偏重。《伤寒论》第 106 条指出蓄血轻证的证治。病证因太阳表邪不解，外邪化热入里，与血结于下焦。由于蓄血下焦，故见少腹急结，心主血脉，主神明，邪热与瘀血互结，上扰心神，则见如狂之失常。本证的治疗，外邪已解，只有蓄血证的表现，即可用桃核承气汤。全方以桃仁、桂枝、大黄、芒硝四药合之，攻下瘀热，邪热随瘀而去，病证可有向愈的转机。《伤寒论》第 124 条则论述了蓄血重证的病因、病理及证治。太阳经表邪不解，循经入里化热，热与血互结于下焦，即"太阳随经，瘀热在里故也"之谓。瘀热互结于下焦，气血凝滞不通，故少腹急结或硬满；瘀血浊热上扰心神，故如狂或发狂；病在血分，与膀胱气化无关，故小便自利，脉沉微或沉涩。治疗之法依"血实者宜决之""在下者，引而竭之"之意，量其病情的轻重缓急，施以破血逐瘀之法。如血结为浅，病势较轻，热重于瘀，用桃核承气汤泄热逐瘀；如血结为深，病势较急，且瘀重于热，用抵当汤破血逐瘀；如血结虽深，但病势为缓，则用抵当丸峻药缓攻。抵当汤、丸方中水蛭、虻虫直入血络，破血逐瘀，桃仁活血，大黄泄热导瘀，合为攻逐瘀血峻剂。但需注意的是该方为攻逐瘀血峻剂，使用时当中病即止，体弱者、老人、孕妇、有内出血者慎用或禁用。抵当丸和抵当汤，两者药物组成相同，均用于蓄血重证，但两者用量和煎服方法不同，抵当汤药量大，药力峻猛，荡涤瘀邪；而抵当丸并非"丸剂缓也"，做丸之后再以水煮，实际上增强了散逐瘀血的功效。

二、阳明蓄血证的辨治

《伤寒论》第 237 条指出阳明蓄血证的病因是"本有久瘀血"，加之阳明热邪炽盛，血热相结。心主血脉而藏神，阳明邪热与胃肠旧有之瘀血相结于下，下实上虚，神明失养则健忘；血属阴，其性濡润，离经之血与燥屎相合，则化坚为润，故大便硬而易解。《伤寒论》第 216 条云："阳明病，下血谵语者，此为热入血室，但头汗出者，刺期门，随其实而泻之，濈然汗出则愈。"故阳明蓄血证的主症可有身热、喜忘，或谵语、出血，如柏油样黑大便，或阴道出血。由此可见，精神神志改变、出血症及病变中心部位的局部症状等表现与太阳蓄血证有相同处。阳明蓄血证的治则亦同太阳蓄血证，以祛邪为主，取破血逐瘀、通下瘀热法，方用抵当汤。对于热入血室的治疗除采用针刺期门穴，以疏肝泄热，据《伤寒论》第 144 条还可用小柴胡汤，提示热入血分早期，病情不重，可首先采取疏气、泄热的治法，而不宜过早采用逐瘀通下法。

三、温病学派对《伤寒论》蓄血证治疗的继承和发展

温病学派对阳明蓄血证的辨治在张仲景基础上有所发挥。吴又可在《温疫论·蓄血》中指出"胃实失下，至夜发热者，热留血分。更加失下，必致瘀血"，认为胃实失下，胃热移于下焦血分可致蓄血证。这与《伤寒论》第 257 条"假令已下，脉数不解，消谷善饥，至六七日不大便者，有瘀血"的观点

吻合。且吴又可明确指出此时热型为"至夜发热",符合瘀血
发热的特点。此外,不同于仲景使用抵当汤,吴又可创桃仁承
气汤治疗本证。张仲景使用桃核承气汤,方中大黄酒洗,有辛
散之性,合芒硝泄热通瘀,合桃仁活血祛瘀;桂枝辛温可达
表,尚可制约寒药,并伍芒硝辛咸除气血瘀滞;甘草合桂枝固
中气,且甘能缓急,防止峻下。而桃仁承气汤在桃核承气汤基
础上去桂枝、甘草,加入当归、赤芍和牡丹皮而成。去桂枝以
防温热动血,去甘草以防甘缓药力;另加赤芍、牡丹皮助清热
凉血;加当归活血养血,无耗血动血之弊;加强凉血活血的力
量,病证以服汤后热除为愈。他还指出"若桃仁力不所及,
宜抵当汤",肯定了对蓄血重证的治疗仍应使用抵当汤。服药
后"大势已去,亡血过多,余焰尚存者,宜犀角地黄汤调
之",指出出血过多,热未尽除者,可用犀角地黄汤清热凉血
除瘀。吴鞠通在吴又可桃仁承气汤的基础上通过调整用量来加
强清热泻下之力,可见温病学派对蓄血证的治疗以泄热凉血化
瘀为主,且重视养血扶正。两者处方虽有不同,但立方原则却
有相似之处。在瘀热关系上,寒温两派均认为热为本,瘀为
标,当急下存阴。在泄热逐瘀方中,两者均选用温性药以助行
瘀,仲景选择桂枝合甘草通阳化气,温阳可行血,气行则血
行,全方用药以辛咸为主;温病学派选用当归活血,其化瘀之
功较桂枝更强更为直接,尚加入赤芍、牡丹皮以助清热凉血,
用药以苦辛咸寒为主。两方选药和配伍均有精妙之处,各有特
色,并无优劣之分,临床治疗热重于瘀之蓄血证时可结合患者
病势酌情选用桃核承气汤或桃仁承气汤。

　　蓄血证是临床上的危重证候,当准确辨治。综上论述可
知,其病机总为瘀热互结,不仅可见于外感时病,亦可见于内
伤杂病。其辨证当在宗仲景六经辨证体系的基础上,以温病学
派三焦辨证和卫气营血辨证为补充。蓄血证的治疗应综合分析
归纳各家之言并于临床仔细分辨体会,结合患者病情灵活参考
寒温二派的思路,合理选择治疗原则和方药,方可提高理论水

平和临床应用水平，提高蓄血证辨治的准确性和有效性。

参考文献

［1］李正富，田合禄. 太阳病蓄血证若干问题探析［J］. 浙江中医药大学学报，2018，42（9）：700-702，705.

［2］覃启京，程汝珍，张琳琳. "抵当""喜忘"辨析及抵当汤治疗瘀血阻窍型痴呆的思考［J］. 湖南中医药大学学报，2018，38（8）：885-888.

［3］汪泳涛，何新慧. 蓄血病证源流［J］. 中华中医药杂志，2017，32（12）：5290-5292.

［4］娄亮，郭华. 六经血证辨治探析［J］. 吉林中医药，2017，37（3）：230-234.

［5］董卓挺，林敏，曹灵勇. 蓄血证"寒温两派"辨治浅析［J］. 浙江中医杂志，2016，51（8）：549-550.

［6］于佳佳，孙西庆. "阳明蓄血"致"其人喜忘"探析［J］. 中国中医基础医学杂志，2015，21（6）：640-641.

［7］白鸽，赵鸣芳. 浅谈《伤寒论》"不可余药"［J］. 河南中医，2015，35（6）：1202-1203.

［8］梁华龙. 伤寒论评话第35章喜忘有关血与气 蓄血瘀血证不同——阳明病血热证、湿热证的辨证治疗［J］. 中医学报，2014，29（11）：1577-1580.

［9］邓宏韬. 从"下焦蓄血"论治慢性肾衰［J］. 江西中医药，2014，45（8）：15-16.

［10］孙琛琛，孙西庆. "阳明蓄血，其人喜忘"刍议［J］. 中医药临床杂志，2014，26（5）：509-510.

［11］石宝阁，孙西庆. 《伤寒论》阳明蓄血其人喜忘证条文管见［J］. 中国中医急症，2014，23（5）：880-882.

［12］马艳红，孙西庆，赵岩. 阳明蓄血与神志异常关系的探讨［J］. 中国中医急症，2014，23（1）：81-82.

［13］梁华龙. 伤寒论评话第24章误吐大多损胃气 水停也可小便利——蓄血证的辨证治疗［J］. 中医学报，2013，28（12）：1801-1805.

［14］何莉娜，孙景波. 桃核承气汤方证探微［J］. 河南中医，2013，33（6）：821-823.

[15] 方令, 赵鸣芳. 太阳病蓄血 3 方证治探讨 [J]. 长春中医药大学学报, 2013, 29 (2): 350 - 351.

[16] 何新慧.《伤寒论》蓄血证辨治探析 [J]. 河南中医, 2012, 32 (8): 949 - 951.

[17] 温桂荣, 邱明义.《伤寒论》下焦蓄血证病位探析 [J]. 中华中医药学刊, 2009, 27 (10): 2218 - 2220.

[18] 金永日.《伤寒杂病论》中的病证与经络的传承关系 [J]. 上海中医药杂志, 2009, 43 (8): 52 - 55.

[19] 王鹏.《伤寒论》蓄血证辨析 [J]. 中国中医药现代远程教育, 2009, 7 (5): 7 - 8.

[20] 黄爱军, 周庚生. 蓄血证的部位探讨 [J]. 浙江中医杂志, 2009, 44 (3): 161.

[21] 侯志旺, 郝万山. 太阳蓄血证争议之我见 [J]. 吉林中医药, 2008, 28 (8): 553 - 554.

[22] 杨宁, 过伟峰. 太阳蓄血证病位探析 [J]. 江西中医学院学报, 2007, 19 (4): 15 - 16.

[23] 彭鑫, 傅延龄. 仲景著作中"膀胱"一词名实析辨 [J]. 吉林中医药, 2007, 27 (4): 1 - 4.

[24] 吴颢昕.《伤寒论》蓄血证辨析 [J]. 国医论坛, 2007, 22 (2): 1 - 4.

[25] 盛伟, 方晓阳, 余明珍. 浅论中医黄疸蓄血理论之发展 [J]. 中医文献杂志, 2007, 25 (1): 6 - 9.

[26] 贾孟辉, 贺晓慧. 论"脑府蓄血"为早期老年痴呆的病理基础 [J]. 陕西中医, 2005, 26 (11): 1263 - 1265.

[27] 李冀, 赵雪莹. 桃核承气汤主治之下焦蓄血证刍议 [J]. 中医药信息, 2004, 21 (2): 43.

[28] 王长宇. 抵当汤 (丸) 证的病位及药物作用机理探讨 [J]. 北京中医药大学学报, 2002, 25 (6): 7 - 9.

[29] 刘兰林. 外感病蓄血证治源流及辨析 [J]. 中国医药学报, 2002, 17 (3): 147 - 148.

[30] 张宏斌. 蓄血证病位探微 [J]. 河南中医药学刊, 1998, 13 (5): 9 - 10.

[31] 李安超. "太阳蓄血证"部位之我见 [J]. 河南中医药学刊,

1997, 12 (1)：7 - 9.

[32] 童增华.《伤寒论》蓄血部位应在下焦初探 [J]. 中医药学报, 1996, 24 (6)：8 - 9.

[33] 蒋森. 试论伤寒蓄血与急黄及重症肝炎 [J]. 中医杂志, 1996, 37 (7)：392 - 393.

[34] 孙广健. 膀胱蓄血无血论 [J]. 河北中医, 1995, 17 (4)：3 - 4.

[35] 崔河泉, 高体三.《伤寒论》蓄血证方析疑 [J]. 国医论坛, 1995, 10 (1)：1 - 4.

[36] 李惠义. 柯琴否定蓄水蓄血为太阳腑证探讨 [J]. 浙江中医杂志, 1994, 29 (8)：341 - 342.

[37] 王付.《伤寒论》膀胱蓄血证辨析 [J]. 四川中医, 1990, 8 (3)：4 - 5.

[38] 童增华.《伤寒论》蓄血部位应在下焦初探 [J]. 青海医学院学报, 1989, 12 (2)：59 - 61.

[39] 李德新, 程慧琴. 太阳蓄血证探微 [J]. 中医函授通讯, 1988, 6 (6)：14 - 15.

[40] 范保根. 试论太阳蓄血证之蓄血部位 [J]. 四川中医, 1988, 6 (11)：4 - 5.

[41] 王书天. 太阳蓄血证病位小识 [J]. 内蒙古中医药, 1986, 5 (2)：24.

[42] 孙大兴. "热结膀胱""太阳随经"辨——兼谈对太阳篇蓄血证之管见 [J]. 江苏中医杂志, 1986, 31 (4)：29 - 31.

[43] 钱彦方. 试论太阳蓄血部位在膀胱 [J]. 陕西中医, 1986, 7 (1)：33 - 34.

[44] 周广涵. 试论太阳蓄血部位在少腹 [J]. 陕西中医, 1986, 7 (1)：34.

[45] 李光海, 阎荣卫. 太阳蓄血 "热结膀胱" 的含义 [J]. 中医药学报, 1985, 13 (5)：49.

[46] 刘昌寿. 太阳蓄血蓄在何处 [J]. 新疆中医药, 1985, 3 (4)：7 - 9.

[47] 王传红. 太阳蓄血部位之我见 [J]. 河南中医, 1984, 4 (4)：11 - 12.

［48］于俊生. 太阳蓄血证析疑［J］. 山东中医学院学报，1984，8
（2）：70-72.

［49］孙大兴. 《伤寒论》蓄血初探［J］. 浙江中医学院学报，
1983，7（5）：25-27.

［50］李国鼎. 对《伤寒论》太阳腑证的看法［J］. 南京中医学院
学报，1982，27（4）：25-27.

第三章 抵当汤的基础知识

第一节 抵当汤与抵当三方

一、抵当汤的来源

(一) 抵当汤方名探析

抵当汤方名首见于东汉末年张仲景《伤寒论》第 237 条，曰："阳明证，其人喜忘者，必有蓄血。所以然者，本有久瘀血，故令喜忘。屎虽硬，大便反易，其色必黑者，宜抵当汤下之。""抵当"之名历代各医家注解纷纭。成无己《伤寒明理论》云："血蓄于下，非大毒駛剂则不能抵当其甚邪，故治蓄血曰抵当汤。"他认为"抵当"即"抵挡"之意也。张志聪《伤寒论宗印》谓："其汤曰抵当，调清解其血昔，而能抵当其阳邪……抵当者，拒敌之辞也。"另在《伤寒论集注》谓："名曰抵当者，谓抵当随经之热，而使之下泻也。"故"抵当"应作"抵挡、拒却"解。吴谦《医宗金鉴》道："须当下之，非抵当汤，不足以逐血下瘀，乃至当不易之法也。""抵当"取"最为恰当"之意。亦有现代医家认为"抵当"为"水蛭"别名"至掌"的谐音。

(二) 抵当三方辨析

依据仲景原文，蓄血证的病因病机在太阳病篇和阳明病篇均有论述，一是外邪入里，热入血分，瘀热互结，血蓄于内，如第 106 条、124 条、125 条、126 条；二是本有蓄血，蓄久化热，瘀热互结；或本有蓄血，再感外邪，外邪入里与蓄血相搏，如第 237 条。桃核承气汤、抵当汤和抵当丸是张仲景用来治疗蓄血证的重要方剂，称为蓄血三方。三者的病机都是瘀热互结，但是各有偏重。

第 106 条指出蓄血轻证的证治。病证因太阳表邪不解，外邪化热入里，与血结于下焦，故用桃核承气汤。全方以桃仁、桂枝、大黄、芒硝四药合之，攻下瘀热，邪热随瘀而去，病证可有向愈的转机。

第 124 条则论述了蓄血重证的病因、病理及证治。太阳经表邪不解，循经入里化热，热与血互结于下焦，即"太阳随经，瘀热在里故也"之谓。施以破血逐瘀之法，用抵当汤破血逐瘀。方中水蛭、虻虫直入血络，破血逐瘀，桃仁活血，大黄泄热导瘀，合为攻逐瘀血峻剂。

第 126 条曰："伤寒有热，少腹满，应小便不利，今反利者，为有血也，当下之，不可余药，宜抵当丸。"本条之证，相对于桃核承气汤证则其瘀热已成，较之抵当汤证则为轻，理当攻逐瘀血，却又不宜太过，恐伤其正也。故仲景小抵当汤之制而为抵当丸，使峻药轻投，伐而无过。而抵当丸并非"丸剂缓也"，做丸之后再以水煮，实际上增强了散逐瘀血的功效。

分析三方，桃核承气汤主以泄热而次于化瘀，主治邪热由表陷里，与血初结而出现少腹急结，其人如狂之证；抵当汤为攻坚逐瘀之峻剂，主治瘀热深结而出现少腹硬满，其人发狂，喜忘，身黄，脉沉而微之蓄血重证；抵当丸为抵当汤之轻剂，主治蓄血轻证。比较攻瘀三方，当以"浅深"两字区别桃核承气汤证与抵当汤证，以"轻重"两字区分抵当汤与抵当丸。

（三）抵当汤原文阐释

抵当汤在《伤寒论》中用于治疗瘀血发狂（第 124 条）、瘀血发黄（第 125 条）、瘀血发热（第 126 条，改抵当汤为抵当丸，药物组成相同）、瘀血善忘（第 237 条）；在《金匮要略·妇人杂病脉证并治》中治疗妇人瘀血经行不利或经闭不行。桃核承气汤治疗蓄血轻证（第 106 条），现分别论述。

1.《伤寒论》第 124 条原文："太阳病六七日，表证仍在，脉微而沉，反不结胸，其人发狂者，以热在下焦，少腹当硬满，小便自利者，下血乃愈。所以然者，以太阳随经，瘀热在里故也，抵当汤主之。"

【注解】成无己《注解伤寒论》：太阳，经也。膀胱，腑也。此太阳随经入腑者也。六七日邪气传里之时，脉微而沉，邪气在里之脉也。表证仍在者，则邪气犹浅，当结于胸中；若不结于胸中，其人发狂者，热结在膀胱也。经曰：热结膀胱，其人如狂。此发狂则热又深也。少腹硬满，小便不利者，为无血也；小便自利者，血证谛也，与抵当汤以下蓄血。

2.《伤寒论》第 125 条原文："太阳病，身黄，脉沉结，少腹硬；小便不利者，为无血也；小便自利，其人如狂者，血证谛也，抵当汤主之。"

【注解】成无己《注解伤寒论》：身黄，脉沉结，少腹硬，小便不利者，胃热发黄也，可与茵陈汤。身黄，脉沉结，少腹硬，小便自利，其人如狂者，非胃中瘀热，为热结下焦而为蓄血也，与抵当汤以下蓄血。

3.《伤寒论》第 237 条原文："阳明证，其人喜忘者，必有蓄血。所以然者，本有久瘀血，故令喜忘。屎虽硬，大便反易，其色必黑者，宜抵当汤下之。"

【注解】柯韵伯《伤寒来苏集》：瘀血是病根，喜忘是病情。此阳明未病前症，前此不知，今因阳明病而究其由也。屎硬为阳明病，硬则大便当难而反易，此病机之变易见矣。原其故必有宿血，以血主濡也。血久则黑，火极反见水化也。此以大便反易之机，因究其色之黑，乃得其病之根，因知前此喜忘之病情耳。承气本阳明药。不用桃仁承气者，以大便易，不须芒硝；无表症，不得用桂枝；瘀血久，无庸甘草。非虻虫、水蛭，不胜其任也。

4.《伤寒论》第 257 条原文："病人无表里证，发热七八日，虽脉浮数者，可下之；假令已下，脉数不解，合热则消谷善饥，至六七日，不大便者，有瘀血，宜抵当汤。"

【注解】成无己《注解伤寒论》：七八日，邪入腑之时，病患无表里证，但发热，虽脉浮数，亦可与大承气汤下之。浮为热客于气，数为热客于血，下之，邪热去，而浮数之脉，俱当解。若下后，数脉去而脉但浮，则是荣血间热并于卫气间也，当为邪气独留，心中则饥，邪热不杀谷，潮热发渴之证。此下之后，浮脉去而数不解，则是卫气间热合于荣血间也，热气合并，迫血下行，胃虚协热，消谷善饥。血至下焦，若大便利者，下血乃愈。若六七日不大便，则血不得行，蓄积于下为瘀血，与抵当汤以下去之。

5.《金匮要略·妇人杂病脉证并治》原文："妇人经水不利下，抵当汤主之。亦治男子膀胱满急，有瘀血者。"

【注解】妇人经闭，服其他通经药而仍不利下者，则以抵当汤主之（辨证要点：少腹硬满，小便利，或喜忘，或狂躁不安者）。

6.《伤寒论》第 106 条原文："太阳病不解，热结膀胱，其人如狂，血自下，下者愈。其外不解者，尚未可攻，当先解其外；外解已，但少腹急结者，乃可攻之，宜桃核承气汤。"

【注解】柯韵伯《伤寒来苏集》：若太阳病不解，热结膀胱，乃太阳随经之阳热瘀于里，致气留不行，是气先病也。气者血之用，气行则血濡，气结则血蓄，气壅不濡，是血亦病矣。小腹者，膀胱所居也，外邻冲脉，内邻于肝。阳气结而不化，则阴血蓄而不行，故少腹急结；气血交并，则魂魄不藏，故其人如狂。治病必求其本，气留不行，故君大黄之走而不守者，以行其逆气；甘草之甘平者，以调和其正气；血结而不行，故用芒硝之咸以软之，桂枝之辛以散之，桃仁之苦以泄之。气行血濡，则小腹自舒，神气自安矣。此又承气之变剂也。此方治女子月事不调，先期作痛，与经闭不行者最佳。

7.《伤寒论》第 126 条原文："伤寒有热，少腹满，应小便不利，今反利者，为有血也，当下之，不可余药，宜抵当丸。"

【注解】尤在泾《伤寒贯珠集》：此条证治与前条大同，而变汤为丸，未详何谓？尝考其制，抵当丸中水蛭、虻虫减汤方三分之一，而所服之数，又居汤方十分之六，是缓急之分，不特在汤丸之故矣。此其人必有不可攻，而又有不可峻攻之势，如身不发黄，或脉不沉结之类，仲景特未明言耳。有志之士，当不徒求之语言文字中也。

（四）"不可余药"的争议

《伤寒论》第 126 条云："伤寒有热，少腹满，应小便不利，今反利者，为有血也，当下之，不可余药，宜抵当丸。"历代医家对此条文中的"不可余药"说法不一，对此句的解释，关键在于"余"的含义，共有四种：①作"其他"讲，即不可使用其他药物。②作"剩余"讲，即不可剩余药渣，药汤及药渣一起服下。③作"过度"讲，即不可过度投用峻下瘀血之药。④作"以后"讲，即不可待蓄血的典型证候悉备后而药之。

依据"余"的含义，仲景的行文习惯，语法结构，条文病证来看，本条"当下之，不可余药，宜抵当丸"中"余"作"过度"讲最为合适，即不可过度投用峻下瘀血之药。

二、抵当三方组成

（一）抵当汤

水蛭三十个（熬）　　虻虫三十枚（熬，去翅足）　　桃仁二十个（去皮、尖）　　大黄三两（酒洗）

上四味为末，以水五升，煮取三升，去滓，温服一升。不下，再服。

（二）抵当丸

水蛭二十个（熬） 虻虫二十个（去翅足，熬） 桃仁二十五个（去皮、尖） 大黄三两

上四味，捣分四丸，以水一升煮一丸，取七合服之。晬时当下血，若不下者，更服。（注：晬时约一周时间）

（三）桃核承气汤

桃核五十个（去皮、尖） 桂枝二两 大黄四两 甘草二两（炙） 芒硝二两

上四味，以水七升，煮取二升半，去滓，内芒硝，更上火，微沸，下火，先食，温服五合，日三服，当微利。

第二节 抵当汤的药物组成

抵当汤药物组成：水蛭、虻虫、桃仁、大黄。现分别将4味药物的药性、归经、功效、应用、服用方法、注意事项及文献选录论述如下。

一、水蛭

（一）释名

水蛭为水蛭科动物蚂蟥、水蛭或柳叶蚂蟥的干燥全体，始载于《神农本草经》，称其为水蛭。全国大部分地区均有出产，野生或养殖，野生效果佳。夏、秋二季捕捉。捕捉后洗净，用沸水烫死，切段晒干或低温干燥即可。药材均以大小整齐、暗绿色或黑棕色、无杂质者为佳。炮制方法有生用、滑石粉烫、砂烫、酒润麸制、酒火炙等。

另有诸多异名："蚑""蛭哜""至掌"源自《尔雅》，还有歧（《名医别录》），马蜞（《本草经集注》），马蛭（《新修本草》），蜞、马蟥（《本草图经》），马鳖（《本草衍义》），红蛭（《济生方》），蚂蟥蜞（《医林纂要》），黄蜞（《本草求

原》）等，俗称蚂蟥。

《神农本草经》列水蛭为下品，有"逐恶血，瘀血月闭，破血癥积聚，无子，利水道"的记载。

（二）药性

味咸、苦，性平。有小毒。归肝、膀胱经。

（三）功效

破血通经，逐瘀消癥。

（四）临床应用

本品咸苦入血，破血逐瘀力强，能散结聚、通经脉、利水道、消痈肿，主治月经不调、产后瘀血阻滞、癥瘕积聚、疟母蓄血、水肿癃闭、鼓胀、肿疡脓毒、目赤云翳等证。《神农本草经疏》谓其"咸入血走血，苦泄结，咸苦并行，故治妇人恶血、瘀血、月闭、血瘕积聚，因而无子者。血蓄膀胱，则水道不通，血散而膀胱得气化之职，水道不求其利而自利矣。堕胎者，以其有毒，善破血也"。

1. 妇科血瘀证

水蛭能逐瘀通经，用于月经不调，或断或来，经闭，产后腹痛，恶露不尽或不下，或漏下不止等。可单用，如《备急千金要方》用水蛭炒为末调酒服，治漏下、去血不止，恶血消即愈。治疗妇科血瘀证，《金匮要略》选用水蛭与虻虫、桃仁等配伍，如抵当汤，《妇人大全良方》针对其偏于体虚者，用水蛭配伍熟地黄等养血之品，如地黄通经丸。《普济方》治产后恶露不下，用水蛭烧作灰，以牛膝酒调服。

2. 癥瘕积聚、蓄血等证

水蛭能消癥散结，对癥瘕积聚久治不效者有奇效。《医学衷中参西录》的理冲丸即用水蛭与三棱、莪术、桃仁配伍。《伤寒论》治疗蓄血发狂，少腹硬满，小便自利的瘀血内阻证，以及干血、骨蒸、皮肤甲错、咳嗽成痨者，用水蛭与桃仁、鳖虫、大黄配伍，如抵当汤、抵当丸。《金匮要略》治久病体虚兼血瘀者，用水蛭配白芍、地黄等扶正，如大黄蟅虫丸。《温病条辨》治瘀血日久，病久体虚者，用水蛭配伍人参、当归、白芍、熟地黄等益气养血之品，如化癥回生丹。

3. 跌打损伤

治跌打伤痛，瘀血内阻，心腹疼痛，二便不通等，水蛭与大黄、黑丑同用，如《济生方》夺命散；治腰痛不可转侧，如锥刀所刺，大便黑，小便赤涩或黑，水蛭与当归、桃仁相配，如《仁存方》当归丸；治骨折，可配合外固定，单用本品研末，热酒调服，能消肿止痛（经验方）。

4. 疮痈肿毒、目赤肿痛

（1）疮痈肿毒

本品能活血消肿。水蛭炒，同厚朴、芒硝等份，研末，水调敷患处有效（《本草纲目》引《周密志雅堂杂抄》）；或将活水蛭外用吸血，以消痈肿、丹毒（《中国医学百科全书·中药学》）。

（2）目赤肿痛（急性结膜炎）

用活水蛭3条，置于6mL生蜂蜜中，6小时后取浸液贮瓶内备用，每日滴眼1次，每次1~2滴，治疗380例，全部治愈。治愈时间最短1天，最长5天。治疗中，除滴眼后1~2分钟稍有疼痛外，未见不良反应，对慢性结膜炎及翼状胬肉也有效（《中药大辞典》）。

（五）用量用法

煎服，1.5~3g；研末服，0.3~0.5g。以入丸、散或研末服为宜。或以鲜活者放置于瘀肿局部吸血消瘀。

（六）使用注意

怀孕、经期、月经过多、体弱血虚及无瘀血者均禁服。《日华子本草》曰："畏石灰。"《本草衍义》曰："畏盐。"

（七）文献选录

1.《神农本草经》：味咸，平。主逐恶血，瘀血月闭，破血瘕积聚，无子，利水道。

2.《名医别录》：味苦，微寒，有毒。主堕胎。

3.《本草拾遗》：人患赤白游疹及痈肿毒肿，取十余枚令唼病处。

4.《本草衍义》：治伤折有功。

5.《本草汇言》：水蛭，逐恶血、瘀血之药也。方龙潭曰，按《药性论》言，此药行蓄血、血症、积聚，善治女子月闭无子而成干血痨者，此皆血留而滞，任脉不通，月事不以时下而无子。月事不以时下，而为壅为瘀，渐成为热、为咳、为黄、为瘦，斯干血痨病成矣。调其冲任，辟而成娠，血通而痨去矣。故仲景方入大黄䗪虫丸而治干血、骨蒸、皮肤甲错、咳嗽成劳者；入鳖甲煎丸而治久疟疟母、寒热面黄、腹胀而似劳者；入抵当汤、丸而治伤寒小腹硬满、小便自利、发狂而属蓄血证者。

6.《药征》：主治血证也。［考证］抵当汤证曰：少腹硬满云云。又曰：经水不利下。抵当丸证曰：少腹满，应小便不利。今反利者，为有血也。以上二方，水蛭或三十个，或二十个。上观此二方，则水蛭之所主治也明矣。为则按：诊血证也，其法有三焉。一曰少腹硬满，而小便利者，此为有血，而不利者，为无血也；二曰病患不腹满，而言腹满也；三曰病患喜妄，屎虽硬，大便反易，其色必黑，此为有血也。仲景氏诊血证之法，不外于兹矣。［品考］苏恭曰：有水蛭、草蛭。大者长尺许，并能唼牛、马、人血。今俗多取水中小者，用之大效。

7.《本草思辨录》：水蛭、虻虫，同为唼血之品，能逐瘀破结。而仲圣抵当汤、抵当丸，必二味并用；桃核承气汤、下瘀血汤，又二味并不用。其所以然之故，有可得而言焉。成氏云：咸胜血，血蓄于下，胜血者必以咸为主，故以水蛭为君。苦走血，血结不行，破血者必以苦为助，故以虻虫为臣。张隐庵、张令韶云：虻虫、水蛭，一飞一潜。在上之热，随经而入，飞者抵之；在下之血，为热所瘀，潜者当之。按此论水蛭、虻虫精矣。而抵当汤所佐之大黄、桃仁，亦非泛而不切。盖四物皆血药，而桃为肺果，桃仁气微向表，协虻虫为走表逐瘀；大黄涤热下行，协水蛭为走里破结；而同归于抵少腹下血。抵当丸之证，与抵当汤尽同，惟少腹满，则尚不至于硬矣。小便本不利而今反利，则蓄血必暂而未久矣。用汤方减少其数，又捣丸煮服者，以随经之热留于表分者多，用峻药轻取之法，使热邪尽入网罗，而瘀不复聚，正不少伤也。若桃核承气汤证，则与抵当悬绝矣。太阳病不解至下者愈为一截，言蓄血而血自下者不必攻也，血自下者亦自愈也。其外不解者至当先解外为一截，言血不自下则宜攻，然太阳传本有表邪未罢者，当先解其外，未可以下有蓄血而遂攻之也。外解已至宜桃核承气汤为一截，外解曰已，少腹急结曰但，可见表证已无，不必顾表；少腹急结而非硬满，其人亦不如狂，洄溪所谓瘀血将结之时也。桃核承气汤，即调胃承气汤加桃仁、桂枝，加桃仁、桂枝而仍名承气，明示此证之有关于阳明。盖太阳病汗解之后，原有阳明腑实之虑，今不腑实而少腹急结，未始非肠胃之热下迫膀胱，以桃仁协调胃承气，则下逐膀胱之血瘀，亦上清阳明之热迫。加桂枝者，膀胱寒水之腑，热结初萌，骤以黄硝折之，气必先郁，故以桂枝化膀胱之气。且桂枝协甘草，能散结缓急，又为少腹急结之要药。观桂枝茯苓丸之下症，温经汤之瘀血在少腹不去，土瓜根散之少腹满痛，皆用桂枝，即可知此之非为解表矣。彼用桂枝敛以芍药，此用桂枝引以黄硝，桂枝所以能抵少腹也。下瘀血汤，瘀血在脐下不在少腹，不曰蓄而曰着，是其血瘀未久，腹痛亦新著之故。况在产后，岂宜峻攻。既服枳实芍药散而不愈，其为血被热灼而不行无疑矣。治以大黄、桃仁涤热逐瘀，虫导血通络，蜜丸和药而不伤液，酒煮行药而不疾下，合之则共成脐下去着之功。此与抵当汤丸之用虻蛭，顾可以同年语乎。

　　8.《医学衷中参西录》：仲景抵当汤、大黄䗪虫丸、百劳丸，皆用水蛭，而后世畏其性猛，鲜有用者，是未知水蛭之性也。《本经》曰：水蛭气味咸平无毒，主逐恶血，瘀血月闭，破癥瘕、积聚，无子，利水道。徐灵胎注云：凡人身瘀血方阻，尚有生气者易治，阻之久则生气全消而难治。盖血既离经，与正气全不相属，投之轻药，则拒而不纳，药过峻，而转能伤未败之血，故治之极难。水蛭最善食人之血，而性又迟缓善入，迟缓则生血不伤，善入则坚积易破，借其力以消既久之滞，自有利而无害也。观《本经》之文与徐氏之注，则水蛭功用之妙，为何如哉……水蛭破瘀血，而不伤新血，徐氏之论确矣。不但此也，凡破血之药，多伤气分，惟水蛭味咸专入血分，于气分丝毫无损。且服后腹不觉痛，并不觉开破，而瘀血默消于无形，真良药也。愚治妇女月闭癥瘕之证，其脉不虚弱者，恒但用水蛭轧细，开水送服一钱，日两次，虽数年瘀血坚结，一月可以尽消。

9.《医学入门》：水蛭苦咸性毒凉，善吮痛疽理折伤，更利宿血通积结，堕胎通经救妇娘。蛭，质也，水中质质也。又名马蜞、马蝗。有毒。治赤白游疹及痈疽肿毒，先洗去肿处皮咸，以竹筒盛蛭缀之，须臾便吮，血满自脱，更用饥者吮之，以皮皱肉白为度，无不瘥也。又治跌打折伤有功，热酒调下一钱，食顷痛可，更一服痛止。或和麝香为末，酒下一钱，当利蓄血。盖苦走血，咸胜血，所以伤寒血症用之。兼利水道，破血。昔楚王食寒菹所得而吞之，果能去结积。虽曰阴，亦是物性兼然。妇人积聚癥瘕，月闭无子亦用之，堕胎则最急也。有石蛭、泥蛭、草蛭，惟水中蛭，小者佳。此物难死，加火炙经年，亦如鱼子；烟熏三年，得水犹活。五六月采，腹中有子者去之，先以米泔浸一宿，日干，细锉，微火炒，或猪脂煎令黄色乃熟，不尔，入腹生子为害。畏盐及煅石。

（八）水蛭的品种

水蛭入药品种有三种，即蚂蟥，又名金线蛭，体长大，略呈纺锤形，扁平；水蛭，又名医用蛭、日本医蛭，其体狭长稍扁，略呈圆柱形；柳叶蚂蟥，又名茶色蛭、牛鳖。除此三种外，四川产一种水蛭，为水蛭科动物细齿金线蛭，呈扁长条形，绿褐色或黑褐色，背面有黄色条纹明显者，当地俗称"金边蚂蟥"，被认为品质最优。古代本草记载水蛭之品种甚多，当以水中小者为优。如《本草纲目》引弘景言："歧有数种，以水中马蜞得啮人，腹中有血者，干之为佳。"引苏恭言："有水蛭、草蛭。大者长尺许，并能咂牛、马、人血。今俗多取水中小者，用之大效。"引韩保升言："惟采水中小者用之，别有石蛭生石上，泥蛭生泥中……误食之，令人眼中如生烟，渐致枯损。"

二、虻虫

（一）释名

虻虫为虻科昆虫复带虻等的雌虫体，始载于《本草经集注》。全国各地均有分布，以畜牧区为多。产于广西、四川、浙江、江苏、湖南、湖北等地。于6~8月，戴手套捕捉吸食牛、马等家畜血液的雌虻（雄虻不吸血）。捕捉时用手捏住头部，以防腹内所吸之血流出而降低质量；沸水烫或稍蒸，晒干即可，一般去翘足炒过用。

另有诸多异名：蜚虻（《神农本草经》）、牛虻（《本草崇原》）、牛蚊子（《中药形性经验鉴别法》）、绿头猛钻（《青海药材》）、牛苍蝇（《浙江中药手册》）、瞎虻虫、瞎蚂蜂（《河北药材》）、瞎蠓（《中药志》）、牛魔蚊（《四川中药志》）。

（二）药性

味苦，性微寒。有小毒。归肝经。

（三）功效

破血逐瘀，散积消癥。

（四）临床应用

1. 血瘀经闭，癥瘕积聚

本品苦泄性烈，独入肝经血分，能破血逐瘀，通利血脉。治血瘀经闭，产后恶露不下，脐腹作痛，虻虫可配伍熟地黄、水蛭、桃仁，如地黄通经汤（《妇人大全良方》）；治干血成劳，血瘀经闭，瘀结成块，虻虫配伍水蛭、䗪虫、大黄等，如大黄䗪虫丸（《金匮要略》）。虻虫配伍水蛭，一飞一潜，皆吸血之物，逐恶血，散结，治血结上下俱病者，功效尤彰。两药之破血逐瘀力量大于三棱、莪术，常治疗血瘀经闭，癥瘕积聚，折伤坠扑，蓄血疼痛。虻虫配伍桃仁，有协同作用，可化瘀血通经闭，祛瘀生新，治疗妇女各种瘀血痛证兼有大便不通，月经不调属于血瘀实证者，均可治疗。虻虫配伍牡丹皮，清热凉血，破血逐瘀，治疗跌打损伤，瘀血肿痛，兼有发热者。虻虫配伍当归，一寒一温，一泻一补，相得益彰，治疗月经不调，血瘀经闭，腹部包块等。

2. 跌打损伤，瘀滞肿痛

本品有散瘀疗伤、消肿止痛之功，治疗跌打损伤，瘀滞肿痛，《备急千金要方》以本品配伍牡丹皮末酒送服，亦可配乳香、没药等。

（五）用量用法

内服：煎汤，1.5~3g；研末，0.3~0.6g；或入丸剂。外用：适量，研末敷或调搽。

（六）使用注意

孕妇忌服。体虚无瘀、腹泻者不宜使用。《药性论》曰："恶麻黄。"《本草品汇精要》曰："妊娠不可服，服之堕胎。"《神农本草经疏》曰："伤寒发黄，脉沉急，少腹硬，如小便不利者为无血证，非蓄血也，不宜用；瘀血未审的者不宜用；女子月水不通，由于脾胃薄弱，肝血枯竭，而非血结闭塞者不宜用；孕妇腹中有癥瘕积聚，不宜用。凡病气血虚甚，形质瘦损者忌之。"

（七）文献选录

1.《神农本草经》：味苦，微寒。主逐瘀血，破下血积，坚痞，癥瘕，寒热，通利血脉及九窍。

2.《名医别录》：有毒。主女子月水不通，积聚，除贼血在胸腹五脏者，及喉痹结塞。

3.《本经逢原》：虻虫，《本经》治癥瘕寒热，是因癥瘕而发寒热，与蜣螂治腹胀寒热不殊。仲景抵当汤、丸，水蛭、虻虫当并用，二物之纯险悬殊。其治经闭，用四物加蟅虻作丸服，以破瘀而不伤血也。苦走血，血结不行者，以苦攻之。其性虽缓，亦能堕胎。

4.《药征续编》：按用虻虫之方，曰破积血，曰下血，曰蓄血，曰有久瘀血，曰有瘀血，曰妇人经水不利下，曰为有血，曰当下血，曰瘀热在里，曰如狂，曰喜忘，是皆为血证谛也。然不谓一身瘀血也，但少有瘀血者，此物能下之，故少腹硬满，或曰少腹满，不问有瘀血否，是所以其为证也。

5.《本草纲目》：成无己云，苦走血，血结不行者，以苦攻之，故治蓄血用虻虫，乃肝经血分药也，古方多用，今人稀使。

6.《日华子本草》：破癥结，消积脓，堕胎。

（八）虻虫的品种

1. 华虻

华虻干燥的虫体呈长椭圆形，长 1.3 ~ 1.7cm，宽 5 ~ 10mm。头部呈黑褐色，复眼大多已经脱落。胸部呈黑褐色，背面呈壳状而光亮，翅长超过尾部，胸部下面突出，灰色，有 5 条明显黑灰纵带，具足 3 对，多碎断。腹部呈棕黄色，有明显的白斑，有 6 个体节。质松而脆。气臭，味苦、咸。

2. 双斑黄虻

双斑黄虻黄绿色，眼大型，中央有 1 条细横的黑色带；翅透明，翅脉黄色；腹部暗灰黄色，有较多的金黄色毛茸及少数黑色毛茸。

三、桃仁

（一）释名

桃仁为蔷薇科植物桃或山桃的干燥成熟种子，入药首载于《神农本草经》。桃全国各地均产，多为栽培；山桃多生于石灰岩的山谷中，分布于辽宁、河北、河南、山东、四川、云南等地，野生。花期4月，先叶开放，6～7月果实成熟时采摘，除去果肉及核壳，取出种子，去皮，晒干，生用或炒用。

桃仁又名桃核仁（《神农本草经》），大桃仁，毛桃仁，扁桃仁。《本草经集注》始名桃仁。《本草图经》云："京东、陕西出者尤大而美。大都佳果，多是圃人以他木接根上栽之，遂至肥美，殊失本性，此等药中不可用之，当以一生者为佳。"《本草纲目》曰："桃品甚多，易于栽种，且早结实……惟山中毛桃，即《尔雅》所谓榹桃者，小而多毛，核黏味恶，其仁充满多脂，可入药用。"

（二）药性

味苦、甘，性平。有小毒。归心、肝、大肠经。

（三）功效

活血祛瘀，润肠通便，止咳平喘。

（四）临床应用

1. 瘀血阻滞证

本品味苦，入心肝血分，善泄血滞，祛瘀力强，又称破血药，为治疗多种瘀血阻滞病证的常用药。治血瘀经闭、痛经，桃仁常与红花相须为用，并配当归、川芎、赤芍等，如桃红四物汤（《医宗金鉴》）；治产后瘀滞腹痛，桃仁常配伍炮姜、川芎等，如生化汤（《傅青主女科》）；治瘀血日久之癥瘕痞块，桃仁常配伍桂枝、牡丹皮、赤芍等，如桂枝茯苓丸（《金匮要略》），或配伍三棱、莪术等药；若瘀滞较重，须破血逐瘀，桃仁可配伍大黄、芒硝、桂枝等药用，如桃核承气汤（《伤寒论》）；治跌打损伤，瘀肿疼痛，桃仁常配伍当归、红花、大黄等药用，如复元活血汤（《医学发明》）。

2. 肺痈、肠痈

取本品活血祛瘀以消痈，配清热解毒药，常用治肺痈、肠痈等证。治肺痈可配苇茎、冬瓜仁等药，如苇茎汤（《备急千金要方》）；治肠痈配大黄、牡丹皮等药，如大黄牡丹汤（《金匮要略》）。

3. 肠燥便秘

本品富含油脂，能润燥滑肠，故可用于肠燥便秘，常配伍当归、火麻仁、瓜蒌仁等用，如润肠丸（《脾胃论》）。治老人虚秘，桃仁、柏子仁、火麻仁、松子仁等分，同研，熔白蜡和丸如桐子大，以少黄丹汤下（《汤液本草》）。

4. 咳嗽气喘

本品味苦，能降肺气，有止咳平喘之功。治咳嗽气喘，可单独煮粥食用，又常与杏仁同用，如双仁丸（《脾胃论》）。

（五）用量用法

内服：煎服，5～10g，捣碎用，或入丸、散；桃仁霜入汤剂宜包煎。外用：捣敷。

（六）使用注意

孕妇忌用。便溏者慎用。本品有毒，不可过量。内服用量过大，可引起中毒，出现头痛、恶心呕吐、腹痛、腹泻、呼吸困难等症。

（七）文献选录

1. 《神农本草经》：味苦，平。主瘀血，血闭癥瘕，邪气，杀小虫。

2. 《名医别录》：甘，无毒。止咳逆上气，消心下坚，除卒暴击血，破癥瘕，通月水，止痛。

3.《珍珠囊》：治血结、血秘、血燥，通润大便，破蓄血。

4.《神农本草经疏》：夫血者阴也，有形者也，周流夫一身者也，一有凝滞则为癥瘕，瘀血血闭，或妇人月水不通，或击扑损伤积血，及心下宿血坚痛，皆从足厥阴受病，以其为藏血之脏也。桃核仁苦能泄滞，辛能散结，甘温通行而缓肝，故主如上等证也。心下宿血去则气自下，咳逆自止。味苦而辛，故又能杀小虫也……桃仁性善破血，散而不收，泻而无补，过用之，及用之不得其当，能使血下不止，损伤真阴。

5.《食疗本草》：温，杀三虫，止心痛。

6.《医学启源》：治大便血结，血秘，血燥，通润大便。七宣丸中用之，专疗血结，破血。

7.《本草纲目》：杲曰：桃仁苦重于甘，气薄味浓，沉而降，阴中之阳，手、足厥阴经血分药也。苦以泄滞血，甘以生新血，故破凝血者用之。其功有四：治热入血室，一也；泄腹中滞血，二也；除皮肤血热燥痒，三也；行皮肤凝聚之血，四也。成无己曰：肝者血之源，血聚则肝气燥。肝苦急，急食甘以缓之。桃仁之甘以缓肝散血，故张仲景抵当汤用之，以治伤寒八九日，内有蓄血，发热如狂，小腹满痛，小便自利者。又有当汗失汗，热毒深入，吐血及血结胸，烦躁谵语者，亦以此汤主之。与虻虫、水蛭、大黄同用……桃仁行血，宜连皮尖生用；润燥活血，宜汤浸去皮尖炒黄用，或麦麸同炒，或烧存性，各随本方。

8.《滇南本草》：治血痰。

9.《本草正》：疗跌仆损伤，若血闭经枯者，不可妄用。

10.《用药心法》：桃仁，苦以泄滞血，甘以生新血，故凝血须用。又去血中之热。

11.《药品化义》：桃仁，味苦能泻血热，体润能滋肠燥。若连皮研碎多用，走肝经，主破蓄血，逐月水，及遍身疼痛，四肢木痹，左半身不遂，左足痛甚者，以其舒经活血行血，有祛瘀生新之功。若去皮捣烂少用，入大肠，治血枯便闭，血燥便难，以其濡润凉血和血，有开结通滞之力。

12.《本经逢原》：桃仁，为血瘀血闭之专药。苦以泄滞血，甘以生新血。毕竟破血之功居多，观《本经》主治可知。仲景桃核承气、抵当汤，皆取破血之用。又治热入血室，瘀积癥瘕，经闭，疟母，心腹痛，大肠秘结，亦取散肝经之血结。熬香治癫疝痛痒，《千金》法也。

13.《本草思辨录》：桃仁，主攻瘀血而为肝药，兼疏肤腠之瘀。惟其为肝药，故桃核承气汤、抵当汤、抵当丸治在少腹，鳖甲煎丸治在胁下，大黄牡丹汤治在大肠，桂枝茯苓丸治在癥痼，下瘀血汤治在脐下。惟其兼疏肤腠之瘀，故大黄䗪虫丸治肌肤甲错，《千金》苇茎汤治胸中甲错，王海藏以桂枝红花汤加海蛤、桃仁治妇人血结胸，桃仁之用尽于是矣。

（八）桃仁的品种

1. 桃仁

种子呈扁椭圆形，两端俱尖，中部略膨大，基部钝圆而偏斜，边缘较薄。表面红棕色或黄棕色，有细小颗粒状突起。尖端一侧有一棱线状种脐，基部有合点，并自该处分散出多数棕色维管束脉纹，形成布满种皮的纵向凹纹，种皮薄。子叶肥大，富油质。气微，味微苦。

2. 山桃仁

种子呈卵圆形，基部偏斜，较小而肥厚。种皮红棕色或黄棕色，表面颗粒较粗而密。

四、大黄

（一）释名

大黄为蓼科植物掌叶大黄、唐古特大黄或药用大黄的干燥根及根茎，出自《神农本草经》。掌叶大黄和唐古特大黄药材称北大黄，主要产于青海、甘肃等地。药用大黄药材称南大黄，主要产于四川。栽培 3～4 年后，于秋末茎叶枯萎或次春发芽前采挖。除去须根，刮去外皮，切块干燥，生用，或酒炒、酒蒸、炭炒用。

生大黄（又名生军）：原药拣净杂质，大小分档，焖润至内外湿度均匀，切片或切成小块，晒干。酒大黄（又名酒军）：取大黄片用黄酒均匀喷淋，微焖，置锅内用文火微炒，取出晾干（大黄片 50kg 用黄酒 7kg）。熟大黄（又名熟军、制军）：取切成小块的生大黄，用黄酒拌匀，放蒸笼内蒸制，或置罐内密封，坐水锅中，隔水蒸透，取出晒干（大黄块 50kg 用黄酒 15～25kg）。亦有按上法反复蒸制 2～3 次者。大黄炭：取大黄片置锅内，用武火炒至外面呈焦褐色（存性），略喷清水，取出晒干。

（二）药性

味苦，性寒。归脾、胃、大肠、肝、心包经。

（三）功效

泻下攻积，清热泻火，凉血解毒，逐瘀通经。

不同炮制方法，大黄功效略有不同。生大黄泻下力强；熟大黄功善泻火解毒，清热利湿，泻下作用较缓；酒大黄泻下力弱，善清上焦血分之热，活血作用较好；大黄炭多用于凉血止血。

（四）临床应用

1. 积滞便秘

本品有较强的泻下作用，能荡涤肠胃，推陈致新，为治疗积滞便秘之要药。又因其苦寒沉降，善能泄热，故实热便秘尤为合适。常与芒硝、厚朴、枳实配伍，以增强泻下攻积之力，为急下之剂，用治阳明腑实，如大承气汤（《伤寒论》）。若大黄用量较轻，与麻子仁、杏仁、蜂蜜等润肠药同用，则泻下力缓和，如麻子仁丸（《伤寒论》）。若里实热结而正气虚者，当与补虚药配伍，以攻补兼施，标本兼顾，如热结而气血不足者，配人参、当归等药，方如黄龙汤（《伤寒六书》）；如热结津伤者，配伍麦冬、生地黄、玄参等，方如增液承气汤（《温病条辨》）；若脾阳不足，冷积便秘，须与附子、干姜等配伍，方如温脾汤（《备急千金要方》）。

2. 血热吐衄，目赤咽肿

本品苦降，能使上炎之火下泄，又具清热泻火、凉血止血之功，常与黄连、黄芩同用，治血热妄行之吐血、衄血、咯血，如泻心汤（《金匮要略》）。若与黄芩、栀子等药同用，还可治火邪上炎所致的目赤、咽喉肿痛、牙龈肿痛等症，如凉膈散（《太平惠民和剂局方》）。

3. 热毒疮疡，烧烫伤

本品内服、外用均可。内服能清热解毒，并借其泻下通便作用使热毒下泄。治疗热毒痈肿疔疖，如用治乳痈，大黄可与粉草共研末，酒熬成膏，即金黄散（《妇人大全良方》）；用治口疮糜烂，大黄多与枯矾等份为末擦患处（《太平圣惠方》）。治烧烫伤，大黄可单用粉，或配地榆粉，用芝麻油调敷患处。

4. 血瘀诸证

本品有较好的活血化瘀通经作用，其既可下瘀血，又清瘀热，为治疗血瘀证的常用药物。治疗妇女产后瘀阻腹痛、恶露不尽，大黄常与桃仁、土鳖虫等同用，如下瘀血汤（《金匮要略》）；治疗妇女血瘀经闭，大黄可与桃仁、桂枝等配伍，如桃核承气汤（《伤寒论》）；治跌打损伤，血瘀肿痛，大黄常与当归、红花、穿山甲等同用，如复元活血汤（《医学发明》）。

5. 湿热痢疾、黄疸、淋证

本品具有泻下通便、导湿热外出之功，故可用治湿热蕴结之证。如治肠道湿热积滞的痢疾，单用一品大黄即可见效（《素问病机气宜保命集》），或与黄连、黄芩、白芍等同用；治湿热黄疸，常配茵陈、栀子，如茵陈蒿汤（《伤寒论》）；治湿热淋证，常配木通、车前子、栀子等，如八正散（《太平惠民和剂局方》）。

6. 破痰实

大黄可"破痰实",通脏腑,降湿浊,用于老痰壅塞,喘逆不得平卧,癫狂惊痫,大便秘结者,如礞石滚痰丸(《泰定养生主论》)。

(五)用量用法

内服:煎汤 3～10g;泻下 9～15g,宜后下,不可久煎,或用开水泡服。煎剂,亦可做保留灌肠。研末,0.5～2g;或入丸、散。

外用:研末调敷或煎水洗渍。

(六)使用注意

本品为峻烈攻下之品,易伤正气,如非实证,不易妄用;本品苦寒,易伤胃气,脾胃虚弱者慎用;其性沉降,且善活血祛瘀,故妇女怀孕、月经期、哺乳期应忌用。

(七)文献选录

1.《神农本草经》:大黄,味苦,寒。主下瘀血,血闭,寒热,破癥瘕积聚,留饮宿食,荡涤肠胃,推陈致新,通利水谷,调中化食,安和五脏。

2.《名医别录》:大寒,无毒。平胃下气,除痰食,肠间结热,心腹胀满,女子寒血闭胀,小腹痛,诸老血留结。

3.《药性论》:味苦、甘。主寒热,消食,炼五脏,通女子经候,利水肿,破痰实,冷热积聚,宿食,利大小肠,贴热毒肿,主小儿寒热时疾,浊脓,破留血。

4.《本草纲目》:主治下痢赤白,里急腹痛,小便淋沥,实热燥结,潮热谵语,黄疸,诸火疮。

5.《药品化义》:大黄气味重浊,直降下行,走而不守,有斩关夺门之力,故号将军。专攻心腹胀满,胸胃蓄热,积聚痰实,便结瘀血,女人经闭。

6.《本草切要》:犯蕴热之证,脏腑坚涩,直肠火燥而大便秘;痈肿初发,热毒炽盛而大便秘结;肥甘过度,胃火盛而大便结；纵饮太盛，脾火盛而大便结，必用苦寒，以大黄可也。至若跌仆损伤，血有所瘀，闭而不行，用桃仁、红花之剂，必加酒炒大黄；又有阳明胃火，痰涎壅盛，喉闭乳蛾，腮颊肿痛连及口齿，用清痰降火之剂，必加姜制大黄。若光明科以之治目，在时眼初发时，以之泻火可也；疮肿科以之散热拔毒，在红肿时解毒可也。

7.《本草害利》：〔害〕经曰：实则泻之。此大苦大寒峻利之性，猛烈之气，长驱直捣，一往直前，苟非血分热结，六脉沉实者，切勿轻与推荡。大黄乃血分之药，病在气分，及胃寒血虚，并胎产而用之者，是为诛伐无过矣。凡病血闭由于血枯，而不由于热积；寒热由于阴虚，而不由于血积；癥瘕由于脾胃虚弱，而不由于积滞停留；便秘由于血瘀、血燥、肠燥，而不由于饮食停滞；女子少腹痛，由于厥阴血虚，而不由于经阻老血，瘀结滞下者不宜用。初起即属胃虚，当以补养胃气，清消湿热为本，而不可妄加推荡，当谨慎分别。若轻发误投，损伤胃气，多至危殆，戒之戒之！〔利〕大苦大寒，入脾、胃、心、肝、大肠五经。泻有形积滞，水食痰结者宜之。有拨乱反正之功，得峻快将军之名。清血分实热，血瘀血逆者宜之。

仲圣泻心汤，治心气不足而吐衄，乃心气不足而包络肝胆与胃之邪火有余，虽曰泻心，实泻经血中伏火也。又心下痞满，按之濡者，用大黄黄连泻心汤，亦泻脾胃湿热，非泻心也。病发于阴，下之则痞满，乃寒伤营血，邪气乘虚结于上焦。胃之上脘当心，故曰泻心，实泻胃也。病发于阳，下之则结胸，乃热邪陷入血分，亦在上脘，大陷胸汤丸皆用大黄，亦泻脾胃血分之邪。若结胸在气分，只用小陷胸汤，痞满在气分，只用半夏泻心汤。

8.《本草经解》：大黄气寒，禀天冬寒之水气，入手太阳寒水小肠经。味苦无毒，得地南方之火味，入手少阴心经、手少阳相火三焦经。气味俱降，阴也，浊阴归六腑，味浓则泄，兼入足阳明胃经、手阳明大肠经，为荡涤之品也；味浓为阴，则入阴分，血者阴也，心主者也，血凝则瘀，大黄入心，味苦下泄，故下瘀血，血结则闭，阴不和阳，故寒热生焉。大黄味苦下泄，则闭者通，阴和于阳而寒热止矣，癥瘕积聚，皆有形之实邪，大黄所至荡平，故能破之。小肠为受盛之官，无物不受，传化失职，则饮留食积矣，大黄入小肠而下泄，所以主留饮宿食也，味浓则泄，浊阴归腑，大黄味浓为阴，故入胃与大肠而有荡涤之功也。消积下血，则陈者去而新者进，所以又有推陈致新之功焉，其推陈致新者，以滑润而能通利水谷，不使阻碍肠胃中也，肠胃无碍，则阳明胃与太阴脾调和，而食消化矣，饮食消化，则阴之所生，本自五味，五脏主藏阴，阴生而脏安和矣。

9.《本草思辨录》：大黄色黄臭香，性与土比，故用于脾胃病极合。其能行火用上下表里咸到，则人多忽之，然有一言可以蔽之者，曰荡实涤热而已。热与实兼者，如大小承气汤下燥屎，大陷胸汤丸治结胸，抵当汤丸下瘀血，大黄附子汤治胁下偏痛；其但热不实者，如苓甘五味加姜辛半杏大黄汤治面热如醉，茵陈蒿汤治谷疸，泻心汤治心气不足；此二者之显有区别者。推是以求，则如鳖甲煎丸治癥瘕，大黄䗪虫丸治虚劳羸瘦，大黄牡丹汤治肠痈，大黄黄连泻心汤治气痞，非热实而同于热实，亦惟假荡涤之性功，扩神奇之妙用。

（八）大黄的品种

1. 掌叶大黄

掌叶大黄又名葵叶大黄、北大黄、天水大黄。多年生高大草本。根茎粗壮。茎直立，高 2m 左右，中空，光滑无毛。基生叶大，有粗壮的肉质长柄，约与叶片等长；叶片宽心形或近圆形，径达 40cm 以上，3 ~ 7 掌状深裂，每裂片常再羽状分裂，上面流生乳头状小突起，下面有柔毛；茎生叶较小，有短柄；托叶鞘筒状，密生短柔毛。花序大圆锥状，顶生；花梗纤细，中下部有关节。花紫红色或带红紫色；花被片 6，长约

1.5mm，成 2 轮；雄蕊 9；花柱 3。瘦果有 3 棱，沿棱生翅，顶端微凹陷，基部近心形，暗褐色。花期 6 ~ 7 月，果期 7 ~ 8 月。

2. 唐古特大黄

唐古特大黄又名鸡爪大黄。本种与掌叶大黄极相似，主要区别：叶片深裂，裂片常呈三角状披针形或狭线形，裂片窄长。花序分枝紧密，向上直，紧贴茎。

3. 药用大黄

药用大黄又名南大黄。本种与上两种的主要不同点：基生叶 5 浅裂，浅裂片呈大齿形或宽三角形；托叶鞘膜质，较透明，上有短毛。花较大，淡黄绿色，花蕾椭圆形，果枝开展，翅果边缘不透明。

4. 食用大黄

食用大黄是一种耐寒的多年生植物，栽培食用其肥硕肉质叶柄。食用大黄最适应生长于寒温带地区。叶柄味酸，常和草莓一起用来做馅，或用在水果羹和蜜饯中，也用制甜酒和开胃酒。根耐寒力强，而地上部分秋霜后即冻死。叶含有毒物质。食用大黄原产于亚洲，早春由地下茎发出大簇的叶，叶形大，宽达 60cm，叶柄大，直径超过 2.54cm，长达 60cm。晚春开花，花葶大，位于叶簇中央，花小而多，绿白色。翅果有棱，含一粒种子。

第三节　抵当汤方解及配伍特点

一、抵当汤方解

抵当汤由水蛭、虻虫、大黄、桃仁四味中药组成。前两者是虫类药，后两者是植物药，此方集活血药之大成，故为破血逐瘀之峻剂，非一般活血剂所能比拟。

抵者，敌也，到达也；当者，至当不可更易之谓，言此方能达瘀所，攻瘀而至当也。方中水蛭主逐恶血破癥，具有破瘀血而不伤新血、专入血分而不伤气分的特点。虻虫苦而微寒，破血逐瘀，效近水蛭，而性尤峻猛。两药相配，直入血络，行血破瘀，药力峻猛，有单刀直入之势。桃仁活血化瘀，大黄泄热导瘀。四药合用，其行血破瘀之力最强，瘀热得下，诸证方愈。方中水蛭、虻虫一潜一飞，为水陆吮血之猛物，同气相求，直入瘀血之处，佐以大黄酒炒上升以治狂，苦寒下降以逐瘀荡热，使以桃仁之温行，而成逐瘀荡热搜络之功也。

二、抵当汤配伍特点

本方药味虽少，却形成了几个配伍结构，对后世医家创制新方影响深远。

（一）水蛭配虻虫

水蛭、虻虫药对源于张仲景《伤寒论》的抵当汤和《金匮要略》的大黄䗪虫丸。水蛭、虻虫均系虫类药物，具有一定毒性，入肝经，有破血、逐瘀等作用，均可用于瘀血凝积的癥瘕痞块、血瘀闭经、跌打损伤、筋伤骨折、瘀肿青紫作痛等。因两者活血作用峻猛，又长于消癥逐瘀，所以叫作破血药。

水蛭味咸苦，入肝经。味咸能走血分，苦能降泄，咸苦并行，因而有破瘀消癥的作用。水蛭的破血作用较虻虫和缓而持久，古代医家认为本品"迟缓"而"善入"，"迟缓则生血不伤，善入则坚积易破"，这是破血药水蛭的特点。水蛭临床应用较广，为妇科逐瘀通经，内科破血消癥，外科活血消肿的要药。虻虫苦寒降泄，能通经络，利血脉，破血逐瘀，消癥瘕，与水蛭作用近似，但作用较猛烈。

水蛭与虻虫虽都有破血逐瘀作用，但水蛭药力较缓而作用持久，偏入肝经、膀胱经，逐瘀效果较好。虻虫破血力较水蛭更峻猛，遍行经络，通利血脉，服后即可致泻（药力过后即止），逐瘀效果不如水蛭稳定。

两药合用，相须配对，具有蚀死血、祛恶血的功效，并可使药力发挥既迅速又持久，善治恶血不除、瘀血久积之证。

（二）桃仁配大黄

《伤寒论》中大黄牡丹汤、桃核承气汤、下瘀血汤均以桃仁、大黄作为治疗瘀热互结各种病证的常用药对。桃仁苦甘而平，性柔润，入血分之品，善破血行瘀，又润燥滑肠；大黄苦寒，性刚燥，既可泄热毒、破积滞，治实热便秘，又能入血分，活血通经，破一切瘀血，治疗血热互结之蓄血。两药配对，刚柔相济，大黄得桃仁，专入血分，共奏破血积、下瘀血之功，用于治疗瘀热互结的各种病证。桃仁得大黄，破积滑肠之力增强，对瘀热停积不行兼见大便闭结不通者，用后通肠腑，使瘀热与大便并下。临床用于：①瘀热互结之蓄血证。②瘀热致痛经，闭经，产后恶露不下之少腹疼痛，肌肤甲错等。③肠痈初起。④跌打损伤，瘀阻肿痛。

（三）桃仁配水蛭、蛀虫

水蛭破血通经，逐瘀消癥，蛀虫破血逐瘀，散积消癥，均为血肉有情之品。《神农本草经》谓两者"可通利血脉及九窍"，破血逐瘀之力较强。桃仁与水蛭、蛀虫相配，破血逐瘀之力倍增，对于血瘀重证多有良效。三者相配，历来被看作是破血逐瘀的常用配伍结构。仲景首用三者配伍，在《伤寒论》中载有抵当丸、抵当汤，两方均由桃仁、水蛭、蛀虫、大黄组成，均用于伤寒蓄血证。后人对桃仁、水蛭、蛀虫的配伍应用又有阐发，主要表现在：①用三者破血通经，治疗妇人瘀血内阻，月经不通。②以三药破血疗伤，治疗跌打损伤之血瘀证。

（四）大黄配水蛭

生大黄活血祛瘀，《汤液本草》曰："大黄，阴中之阴药，泄满，推陈致新，去陈垢而安五脏，谓如戡定祸乱以致太平无异，所以有将军之名。"水蛭活血通络，《汤液本草》言："水蛭，苦走血，咸胜血，仲景抵当汤用蛀虫、水蛭，咸苦以泄蓄血，故经云有故无殒也。"水蛭破瘀血，消散积聚，攻逐瘀血，合大黄通达三焦以逐干血。

【注论精选】

1.《伤寒贯珠集》：抵当汤中水蛭、虻虫食血祛瘀之力倍于芒硝，而又无桂枝之甘辛，甘草之甘缓，视桃核承气汤为较峻矣。盖血自下者，其血易动，故宜缓剂，以祛未尽之邪。瘀热在里者其血难动，故须峻药以破固结之势也。

2.《伤寒大白》：看伤寒以手按其心下及两胁，渐至大小腹，但有硬处，当询其小便利否。若小便不利者，或是气结溺涩，非蓄血证。若小便自利，兼有身黄目黄、如狂喜忘、漱水不得下咽等症，即是蓄血，急以桃核承气汤、抵当汤下之。若小腹绕脐疼痛，口渴消水，大便不通，时有矢气，此非蓄血，乃是燥屎硬满。

3.《注解伤寒论》：太阳，经也。膀胱，腑也。此太阳随经入腑者也。六七日邪气传里之时，脉微而沉，邪气在里之脉也。表证仍在者，则邪气犹浅，当结于胸中。若不结于胸中，其人发狂者，热结在膀胱也。经曰：热结膀胱，其人如狂。此发狂则热又深也。少腹硬满，小便不利者，为无血也；小便自利者，血证谛也，与抵当汤以下蓄血。

4.《尚论篇》：太阳经热结膀胱之症，轻者如狂，重者发狂。如狂者血自下，但用桃核、桂枝加入承气汤，因势利导，血去则愈；发狂者血不下，须用抵当汤，亟下其血乃愈，详太阳上篇。此条阳明喜忘之症，本差减于如狂，乃用药反循发狂之例者何耶？盖太阳多血，阳明少血，阳明之血一结，则较太阳更为难动，所以宜用抵当汤峻攻之法耳。但太阳云主之，则确乎不易；此云宜用，则症有轻重不等，在于临时酌量矣。

5.《伤寒论辨证广注》：此乃阳明胃腑血分实热证。阳明证其人喜忘者，好忘前言往事也。《条辨》云：志伤而好忘，心之所主谓志。心又为血之主，血为热壅，蓄积于胃，其瘀既久，必上干于心，故令喜忘。屎虽硬，非承气汤证，须验其大便易而色黑，此为瘀血欲下之证，治宜抵当汤以下瘀血，乃通因通用之法也。或问：屎既云硬，何以大便反易？余答云：大便所下黑物，乃败血而非屎也。阳明本多血，故虽不至于太阳发狂之甚，亦当以抵当汤下之。仲景法，辨太阳蓄血证，必验其小便利；辨阳明蓄血证，必验其大便易，亦从其腑而言。

6.《类聚方广义》：坠扑折伤与瘀血壅滞，心腹胀满，二便不通者；经闭少腹硬满，或眼目赤肿，疼痛不能瞻视者；经水闭滞，腹底有癥，腹皮见青筋者，并宜此方。

7.《古方药囊》：下腹胀，小便频，然小便出者佳，病人心情不适，胡言乱语，或喋喋不休，杂乱无章者，甚者健忘，不得要领；或无故发怒，时而悲伤者，大便色黑者；无故食亢，食之再食亦不足者，大便色黑者，口唇干燥者；严重腹满，甚则坐卧不宁等，供使用本方时参考。

第四章　抵当汤的历史沿革

抵当汤自张仲景用于治疗太阳、阳明证下焦蓄血之后，后世医家对其进行广泛应用，尤其自明清以来，临床应用更为广泛，涉及内、外、妇科等多系统疾病。

第一节　汉晋时代

汉代张仲景首创抵当汤治疗蓄血证，开一代经方先河。晋代以王叔和为代表，对抵当汤进行研究和应用。

一、汉代

张仲景《伤寒论·辨太阳病脉证并治中》：太阳病六七日，表证仍在，脉微而沉，反不结胸，其人发狂者，以热在下焦，少腹当硬满，小便自利者，下血乃愈。所以然者，以太阳随经，瘀热在里故也。抵当汤主之。

张仲景《伤寒论·辨太阳病脉证并治中》：太阳病，身黄，脉沉结，少腹硬，小便不利者，为无血也；小便自利，其人如狂者，血证谛也，抵当汤主之。

张仲景《伤寒论·辨阳明病脉证并治》：阳明证，其人喜忘者，必有蓄血。所以然者，本有久瘀血，故令喜忘。屎虽硬，大便反易，其色必黑者，宜抵当汤下之。

张仲景《伤寒论·辨阳明病脉证并治》：病人无表里证，发热七八日，虽脉浮数者，可下之。假令已下，脉数不解，合热则消谷喜饥，至六七日不大便者，有瘀血，宜抵当汤。

二、晋代

王叔和《脉经·病发汗吐下以后证第八》：假令下已，脉数不解，今热则消谷喜饥，至六、七日不大便者，有瘀血，属抵当汤。

第二节　隋唐时代

隋唐时代，因隋代历时短，且多战乱，未见抵当汤相关研究文献。唐代以孙思邈、王焘为代表将抵当汤多应用于太阳、阳明蓄血之证。

孙思邈《千金翼方·太阳病杂疗法第七》：太阳病六七日出，表证续在，脉微而沉，反不结胸，其人发狂者，以热在下焦。少腹坚满，小便自利者，下血乃愈。所以然者，以太阳随经，瘀热在里故也，宜下之，以抵当汤。

孙思邈《千金翼方·太阳病杂疗法第七》：伤寒有热，少腹满，应小便不利，今反利者，为有血也，当须下之，不可余药，宜抵当丸。

孙思邈《千金翼方·太阳病杂疗法第七》：太阳病，身黄，脉沉结，少腹坚，小便不利者，为无血。小便自利，其人如狂者，血证谛也，抵当汤主之。

孙思邈《千金翼方·阳明病状第八》：阳明证，其人喜忘，必有蓄血，所以然者，本有久瘀血，故令喜忘，虽坚，大便必黑，抵当汤主之。

孙思邈《千金翼方·阳明病状第八》：病者无表里证，发热七八日，虽脉浮数，可下之。假令下已，脉数不解，而合热消谷喜饥，至六七日不大便者，有瘀血，抵当汤主之。若数不解而下不止，必夹热便脓血。

孙思邈《千金翼方·月水不利第二》：治妇人月水不利，腹中满，时自减，并男子膀胱满急。抵当汤方：大黄（二两），桃仁（三十枚，去皮尖两仁炙），水蛭（二十枚，熬），虎杖（炙，二两，一云虎掌）。上四味，咬咀，以水三升，煮取一升。顿服之，当即下血。

王焘《外台秘要·千金方六首合一十一法》：又阳明证，其人善忘，必有蓄血。所以然者，本有久瘀血，故令善忘，虽大便坚，反易色必黑，宜抵当汤下之。又伤寒有热而少腹满，应小便不利，今反利者，此为有血，不可余药，宜抵当丸。又太阳病，身黄，脉沉结，少腹坚，小便不利者，此为无血也，小便自利，其人如狂者，血证谛也，宜抵当汤下之。

第三节　宋金元时代

宋金元时代，抵当汤被应用于内、外、妇科等多个方面，不再局限于蓄血证。

一、宋代

朱肱《类证活人书·卷第十五》：太阳病，身黄，脉沉结，小腹硬，小便不利者，为无血也；小便自利，其人如狂者，血证谛也，抵当汤主之。

朱肱《类证活人书·卷第十五》：伤寒有热，小腹满，应小便不利，今反利者，为有血也，当下之，不可余药，宜抵当汤（以上属太阳）。

朱肱《类证活人书·卷第十五》：阳明症，其人喜忘者，必有蓄血，所以然者，本有久瘀血，故令喜忘，屎虽硬，大便反易，其色必黑者，宜抵当汤下之。

朱肱《类证活人书·卷第十五》：病患无表里证，发热七八日，虽脉浮数者，可下之；假令已下，脉数不解，合热则消谷喜饥，至六七日不大便者，有瘀血，宜抵当汤主之（以上属阳明）。

朱肱《类证活人书·卷第十九》：水常养于木，水木相生，则荣养血室；血室不蓄，则脾无蕴积；脾无蕴积，则刚燥不生。刚燥既生，若犯胃气，则昼夜谵语，喜忘，小腹满，小便利，属抵当汤证也（伤寒胃实，谵语，宜下之；妇人热入血室谵语者，不可下也）。

朱肱《类证活人书·卷第十》：若病患无表证，不发寒热，胸腹满，唇燥，但欲漱水不欲咽者，此为有瘀血，必发狂也，轻者犀角地黄汤，甚者抵当汤。

陈自明《校注妇人良方·妇人伤寒伤风方论第九》：伤寒之症，若气口脉紧盛，即下之；人迎紧盛，即汗之，左关浮紧，亦当发其汗。若犯胃热，谵语喜忘，小腹满，小便自利，用抵当汤。

赵佶《圣济总录·伤寒发黄》：治太阳病，身黄，脉沉结，小腹硬，小便利者，为无血也，小便自利，其人如狂者，血证谛也，宜服抵当汤方：水蛭（三十枚炒），虻虫（三十枚炒），桃仁（去皮尖双仁炒一十枚），大黄（三两），上四味，㕮咀如麻豆大，每服三钱匕，水一盏半，煎至七分，去滓温服。

刘昉《幼幼新书·伤寒发狂第九》：大抵伤寒当汗不汗，热蓄在里，热化为血，其人喜忘而如狂，血上逆则喜忘，血下蓄则内争，甚者抵当汤、抵当丸。若用抵当汤，更须仔细审其有无表证。若有蓄血证而外不解，亦未可便用抵当汤。

王怀隐《太平圣惠方·辨阳明病形证》：阳明病其人喜妄，必有蓄血，为本有瘀热，大便必秘，宜抵当汤。

郭雍《仲景伤寒补亡论·娠妇伤寒三十三条》：伤寒产后，恶露为热搏不下，烦闷胀喘狂言者，抵当汤及桃仁承气汤主之。

二、金代

成无己《注解伤寒论·辨太阳病脉证并治法第六》：太阳病，身黄，脉沉结，少腹硬，小便不利者，为无血也；小便自利，其人如狂者，血证谛也，抵当汤主之。

成无己《注解伤寒论·辨太阳病脉证并治法第六》：身黄，脉沉结，少腹硬，小便自利，其人如狂者，非胃中瘀热，为热结下焦而为蓄血也，与抵当汤以下蓄血。

成无己《注解伤寒论·辨太阳病脉证并治法第六》：伤寒有热，少腹满，是蓄血于下焦；若热蓄津液不通，则小便不利，其热不蓄津液而蓄血不行，小便自利者，乃为蓄血，当与桃仁承气汤、抵当汤下之。然此无身黄屎黑，又无喜忘发狂，是未至于甚，故不可余快峻之药也，可与抵当丸，小可下之也。

成无己《注解伤寒论·辨阳明病脉证并治法第八》：本有久瘀血，故令喜忘，屎虽硬，大便反易，其色必黑，宜抵当汤下之。

成无己《注解伤寒论·辨阳明病脉证并治法第八》：《内经》曰：血并于下，乱而喜忘，此下本有久瘀血，所以喜忘也。与抵当汤，以下瘀血。假令已下，脉数不解，合热则消谷善饥，至六七日，不大便者，有瘀血，宜抵当汤。若六七日不大便，则血不得行，蓄积于下为瘀血，与抵当汤以下去之。

刘完素《伤寒标本心法类萃·血证》：或太阳病，身黄，脉沉者，循经而蓄热下焦也，小腹硬，小便不利为无血；小便自利，如狂者，瘀血症；或阳明蓄热内甚而喜忘或狂，大便虽硬而反易，其色黑者，有蓄血也；或无表里证，但发热日深，脉浮者亦可下；或已下后，脉数，胃热消谷善饥，数日不大便，有瘀血也，并宜抵当汤下之。

刘完素《伤寒直格·瘀血下证》：治太阳日深，表证仍在，循经而热蓄下焦，脉微而沉，不结胸而发狂者，热在下焦，少腹当硬满，小便自利也，血下乃愈，宜以攻之。或已下后，脉数，胸热，消谷善饥，数日不大便者，有瘀血也，并宜抵当汤下之。

刘完素《黄帝素问宣明论方·伤寒门》：抵当汤，治伤寒日深，表证仍甚，蓄热下焦，脉微沉，不结胸，发狂者。小腹自和者，瘀血证也，小便不和，无血也。或阳明蓄热内甚，而喜忘或狂，大便虽硬而反易，其色黑者，有蓄血也。无表里证，但发热日深，脉虽浮者，亦可下之。或已下后，脉数，胃热消谷善饥，数日不大便，有瘀血也。

刘完素《素问病机气宜保命集·妇人胎产论第二十九》：产后热入血室者，桃仁承气、抵当汤之类是也。

张从正《儒门事亲·便痈四十八》：《难经》曰：男子有七疝是也。便痈者，血疝也。治之以导水丸、桃仁承气汤，或抵当汤投之，同瘀血不散而治，大作剂料，峻泻一二十行。

李杲《脾胃论·补中益气汤》：经云：大胜必大复，从热病中变而作也，非伤寒厥阴之证也（仲景以抵当汤并丸主之，乃血结下焦膀胱也）。

三、元代

朱丹溪《脉因证治·伤寒》：表汗，通圣散、双解散。半表半里，凉膈散、柴胡散。里下，右手脉实，承气汤；左手脉实，抵当汤。

程杏轩《医述·伤寒》：仲景治太阳发黄有二法：但头汗出，小便不利者，麻黄连翘赤豆汤汗之；小腹硬满，小便自利者，抵当汤下之。

程杏轩《医述·伤寒》：阳明有蓄血而喜忘者，证之甚也，宜抵当汤。抵当汤、丸，药味同剂，如何是二法？盖喜忘发狂，身黄屎黑者，疾之甚也；但少腹满硬，小便自利者，疾之轻也。

程杏轩《医述·注辨》：假令已下，脉数不解，合热则消谷善饥，至六七日不大便者，有瘀血也，宜抵当汤。所以亦宜于抵当汤也。若数不解，而下利不止，注谓用抵当汤下之，数仍不解，大谬。

程杏轩《医述·血证》：凡蓄血有上、中、下三焦之别，血蓄上焦则善忘，宜犀角地黄汤；血蓄中焦则胸满身黄，漱水不欲咽，宜桃仁承气汤；血蓄下焦则如狂，粪黑，小腹硬满，宜抵当汤丸。

程杏轩《医述·疸》：血不下者，用抵当汤下之，亦因其血之暂结，可峻攻也。

王好古《汤液本草·犀角》：易老疗蓄血分三部：上焦蓄血，犀角地黄汤；中焦蓄血，桃仁承气汤；下焦蓄血，抵当汤、丸，丸但缓于汤耳。

徐彦纯《本草发挥·虫鱼部》：苦走血，咸胜血，仲景抵当汤用虻虫、水蛭，咸苦以泄蓄血。

危亦林《世医得效方·血积》：治瘀血凝滞，腹内刺痛，或膀胱痛，身面微黄。

朱丹溪《丹溪手镜·发黄》：有蓄血下焦，身黄者，脉沉结，小腹硬，而小便自利，如狂，宜抵当汤下之。

杜清碧《敖氏伤寒金镜录·纯黄隔瓣舌》：舌见黄而涩，有隔瓣者，热已入胃，邪毒深矣，急以大承气汤下之，若身发黄者用茵陈汤，下血用抵当汤。

第四节 明清时代

明清时代，中医发展进入新的高度，中医理论更加系统、完善。伴随着中医发展，抵当汤的主治范围进一步扩大。

一、明代

王肯堂《证治准绳·太阳病》：太阳病六七日，表证仍在，脉微而沉，反不结胸，其人发狂者，以热在下焦，少腹当硬满，小便自利者，下血乃愈，所以然者，以太阳随经，瘀血在里，故抵当汤主之。太阳病，身黄，脉沉结，少腹硬，小便不利者，为无血也。小便自利，其人如狂者，血证谛也，亦抵当汤主之。

王肯堂《证治准绳·胃实不大便》：阳明证，其人喜忘者，必有蓄血，所以然者，本有久瘀血，故令喜忘。屎虽硬，大便反易，其色必黑，宜抵当汤主之。无表里证，下后脉数不解，消谷易饥，六七日不大便者，有瘀血，宜抵当汤。

王肯堂《证治准绳·阳明病》：太阳病不解，热结膀胱，其人如狂，血自下者，愈其外。不解者，尚未可攻，当先解外，外解已，但少腹急结者，乃可攻之，宜桃仁承气汤。下焦蓄血，中汗未得其宜，或当汗不汗，或汗迟，或脉盛汗微，或覆盖不周而不汗，其太阳之邪无从而出，故随经入腑结于膀胱。今小腹硬满，若小便不利者，血不蓄。若小便利者，乃蓄血证也。血或不蓄，为热迫之，血则自下，血下则热随血出而愈。若蓄血而不下，其处不解者，尚未可攻，当先解外，外已解，但少腹急结者，乃用桃仁承气汤攻之。此如狂者之所处也，其发狂者则不然，表证虽在，脉已沉微，邪气传里，其可已乎下之则愈，故以抵当汤主之。

王肯堂《证治准绳·黄》：上身黄，小便自利，小腹硬而狂，大便黑者，为蓄血，则宜抵当汤下之。

王肯堂《证治准绳·少腹满》：身黄，脉沉结，少腹硬，小便不利者，胃热发黄也，可与茵陈汤。身黄，脉沉结，少腹硬，小便自利，其人如狂者，非胃中瘀热，为热结下焦而为蓄血也，予抵当汤以下蓄血。

王肯堂《证治准绳·蓄血》：伤寒有热，少腹满，是蓄血于下焦。若热蓄津液不通则小便不利，其热不蓄津液，而蓄血不行，小便自利者，乃为蓄血，当与桃仁承气汤、抵当汤下之。

王肯堂《证治准绳·少腹满》：昼夜谵语，喜忘，少腹满，小便不利，男子为瘀血，妇人为热入血室，抵当汤。

王肯堂《证治准绳·舌苔》：舌见黄而涩，有隔瓣者，热已入胃，邪毒深矣。心火烦渴，急以大承气汤下之。若身发黄者，用茵陈汤，下血用抵当汤。

王肯堂《证治准绳·小便自利》：膀胱潴水下焦，不摄则亦遗溺，经云邪中下焦，阴气为栗，足膝逆冷，便溺妄出，合用四逆汤。下焦蓄血，小腹结急，小便自利不禁，轻者桃仁承气汤，重者抵当汤。

王肯堂《证治准绳·蓄血》：病人无表里证，发热七八日，脉虽浮数，可下之。假令已下，脉数不解，胃热则消谷善饥，至六七日不大便者，此有瘀血，抵当汤主之。

王肯堂《证治准绳·蓄血》：若不大便六七日，则血不得出泄，蓄在下焦，为瘀血，须抵当汤下之。

王肯堂《证治准绳·吐血》：人之所有者，气与血也。气为阳气，留而不行者，则易散，以阳病易治故也。血为阴，血蓄而不行者，则难散，阴病难治故也。血蓄于下，非大毒駃剂则不能抵当，故治蓄血曰抵当汤。

王肯堂《证治准绳·蓄血》：蓄血下焦，其人发狂，小腹满硬，小便自利，大便反黑，及脐下疼者，抵当汤、丸主之。

王肯堂《证治准绳·蓄血》：伤寒失汗，热蓄在里，热化为血，其人善忘而如狂，血上逆则善忘，血下蓄则内急甚者，抵当汤、丸。桃仁承气汤、犀角地黄汤，取尽黑物为效。又云：若用抵当汤、丸更宜，详慎审其有无表证，若有蓄血而外不解，亦未可便用，宜先用桂枝汤以解外，缘热客膀胱太阳经也。

王肯堂《证治准绳·蓄血》：太阳病不解，热结膀胱，其人如狂，血自下，下者愈。其外不解者，尚未可攻，当先解外。外解已，但少腹急结者，乃可攻之，宜桃核承气汤。犀角地黄汤以治上血，如吐血衄血为上血也。桃仁承气汤治中血，如蓄血中焦、下利脓血之类为中血也。抵当汤、丸治下焦血，如血证、如狂之类是下血也。

王肯堂《伤寒证治准绳·狂乱》：下焦蓄血，中汗未得其宜，或当汗不汗，或汗迟，或脉盛汗微，或覆盖不周而不汗，其太阳之邪无从而出，故随经入腑，结于膀胱，今小腹硬满，若小便不利者，血不蓄，若小便利者，乃蓄血证也。血或不蓄，为热迫之，血则自下，血下则热随血出而愈。若蓄血而不下，其处不解者，尚未可攻，当先解外，外已解，但少腹急结者，乃用桃仁承气汤攻之。此如狂者之所处也，其发狂者则不然，表证虽在，脉已沉微，邪气传里，其可已乎下之则愈，故以抵当汤主之。

王肯堂《伤寒证治准绳·呕》：厥阴伤寒，热少厥微，指头寒，默默不欲食，烦躁数日，小便利，色白者，此热除也，欲得食，其病为愈。若厥而呕，胸胁烦满者，其后必便血，黄芩芍药汤、抵当汤。

王肯堂《伤寒证治准绳·吐血》：伤寒吐血，诸阳受邪，初热在表，应发汗，热毒入经，结于五脏内，有瘀积，故吐血也，瘀血甚者，抵当汤。

楼英《医学纲目·诊五邪相干》：假令肺病实邪，燥寒相合，毛耸皮凉，溲多而清，其脉短涩而沉……贼邪燥热相合。鼻室鼽衄，血溢血泄，其脉涩而浮大，甚者，桃仁承气汤；微者，犀角地黄汤。极者，抵当汤；微者，抵当丸。

楼英《医学纲目·扑伤损》：心腹胸中停积郁血不散……上部，易老犀角地黄汤；中部，桃仁承气汤；下部，抵当汤之类下之，亦有以小便酒同煎治之。

楼英《医学纲目·续伤寒通论》：病患无表里症，发热七八日，脉虽浮数，可用大柴胡下之，假令已下，脉数不解，至六七日不大便者，有瘀血也，属抵当汤。

楼英《医学纲目·表里发热》：发热脉数，消谷，不大便者，有瘀血，宜抵当汤。

楼英《医学纲目·狂乱》：小腹满，发狂，或身黄者，宜抵当汤。

楼英《医学纲目·渴》：五苓散……不当服而服之，是为犯本，小便强利，津液重亡而成血症，轻则桃仁承气汤，重则抵当汤主之。

楼英《医学纲目·蓄血》：阳明症，胃家实，喜忘，大便黑色，虽硬反易者，有蓄血，宜抵当汤……假令已下，脉不解，胃热则消谷善饥，至六七日不大便者，有瘀血，宜抵当汤……若不大便六七日，则血不得出泄，必蓄在下焦为瘀血，故须以抵当汤下之。

楼英《医学纲目·衄血唾血蓄血续法》：蓄血下焦其人发狂，小腹满硬，小便自利，大便反黑，及脐下疼者，抵当汤丸主之。

楼英《医学纲目·衄血唾血蓄血续法》：抵当汤丸，药味同剂，如何是二法？盖喜忘发狂，身黄屎黑者，疾之甚也；但小腹满硬，小便利者，轻也，故有汤丸之别。

楼英《医学纲目·衄血唾血蓄血续法》：血证谛……大抵伤寒当汗不汗，里热蓄化为血，其人喜忘而如狂，血上逆则喜忘，血下蓄则如狂，轻者犀角地黄汤、桃仁承气汤，甚者抵当汤丸，须取尽黑物为效。

李中梓《删补颐生微论·果部》：桃仁之甘，缓肝散血，故抵当汤用之，伤寒八九日内有蓄血，发热如狂，少腹满痛，小便自利。

李中梓《删补颐生微论·煎方六十三首》：抵当汤，主身黄如狂，屎黑喜忘，皆有蓄血证也。

李中梓《删补颐生微论·煎方六十三首》：成氏曰：血蓄于下，非大毒驶剂，不能抵当，故曰抵当汤。

李中梓《删补颐生微论·身痛》：一身尽痛，发热面黄，热结瘀血也，抵当汤。

李中梓《删补颐生微论·漱水不欲咽》：阳明身热，头痛脉微……外证无寒热，漱水不欲咽，必发狂，此蓄血也，桃仁承气汤，甚者抵当汤。

李中梓《删补颐生微论·发狂》：血上逆则喜忘，血下蓄则如狂，轻者犀角地黄汤，重者抵当汤。

李中梓《删补颐生微论·谵语》：谵语，小便利，大便实，小腹满，手不可近，为瘀血，抵当汤。

徐春甫《古今医统大全·一身尽痛》：一身尽痛，发热面黄，七八日后热结在里，有瘀血也，宜下之，桃仁承气汤、抵当汤。

徐春甫《古今医统大全·漱水不欲咽》：外证无寒热，漱水不欲咽，必发狂，此瘀血停留也，桃仁承气汤；甚者，抵当汤，下尽黑物为度。

徐春甫《古今医统大全·谵语》：谵语，小便利，大便实，小腹满，手不可近，为瘀血，抵当汤。

徐春甫《古今医统大全·热入血室》：冲脉为血海，即血室也。男女皆有此血气，亦有此冲脉，非独妇人。男子由阳明而伤，女子则随经而入；男子则下血谵语，妇人则月水适来。皆以经气所虚，宫室不辟，邪得乘虚而入，血自下即愈。（下）大实满，桃仁承气汤。少腹满，小便和，抵当汤。

徐春甫《古今医统大全·下血》：冲脉为血之海，所谓血室是也。男女各有此血气，亦各有此冲脉也，冲脉得热，血必妄行。男子则为下血谵语，妇人则为寒热似疟，皆为热入血室，迫血下行，则为血协热下利也。有谓下焦虚寒，肠胃不固，清浊不分而便下脓血。是则湿热为病，亦可通谓寒也……下后无表里证，脉数不解，消谷易饥，大便秘，此为瘀血，桃仁承气汤、抵当汤，或小柴胡汤加桃仁、大黄，效。下焦蓄血，其人狂，小腹急，便利，抵当汤。

徐春甫《古今医统大全·小便自利》：太阳身黄，小便当不利，今反自利，其人如狂，为下焦蓄血，抵当汤。

王肯堂《证治准绳·杂病》：故愚谓病人果有积水瘀血，其实者，可用小胃丸行水，抵当汤行血。

王肯堂《证治准绳·杂病》：瘀蓄死血而胀，腹皮上见青紫筋，小水反利，脉芤涩，妇人多有此疾，先以桃仁承气汤，势重者抵当汤，如虚人不可下者，且以当归活血散调治。

李时珍《本草纲目·桃》：桃仁之甘以缓肝散血，故张仲景抵当汤用之,以治伤寒八九日,内有蓄血,发热如狂,小腹满痛,小便自利者。

汪机《医学原理·治黄疸大法》:黄疸之症,如夹瘀血发黄,宜抵当汤。实壮者,桃仁承气汤亦可用。

汪机《医学原理·治腹痛大法》:如但小腹硬满而痛,小便利者,是蓄血证,宜抵当汤。若小便不利,乃溺涩之症,宜利小便。

汪机《医学原理·治血方》:抵当汤,治下部蓄血等症。

缪希雍《神农本草经疏·水蛭》:入抵当汤,治伤寒蓄血下焦,因而发狂。

许宏《金镜内台方议·抵当汤证》:所以然者,以太阳随经,瘀热在里故也,抵当汤主之。

许宏《金镜内台方议·抵当汤证》:太阳病,身黄,脉沉结,小腹硬,小便不利者,为无血也;小便自利,其人如狂者,血证谛也,抵当汤主之。

许宏《金镜内台方议·抵当汤证》:伤寒有热,小腹硬满,应小便不利,今反利者,为有血也,当下之,不可余药,宜抵当汤。

许宏《金镜内台方议·抵当汤证》:所以然者,本有久瘀血,故令喜忘,屎虽硬,大便反易,其色必黑者,宜抵当汤下之。

许宏《金镜内台方议·抵当汤证》:病人无表里证,发热六七日,脉虽浮数,可下之;假令已下,脉数不解,胃热则消谷易饥,不大便者,有瘀血也,宜抵当汤主之。

许宏《金镜内台方议·抵当丸方议》:抵当汤治证之急者用之,抵当丸乃治证之缓者用之。

武之望《济阳纲目·治内伤虚中有热方》:从热病中变而作也,非伤寒厥阴之证,乃下焦血结膀胱也,仲景以抵当汤并丸主之。

武之望《济阳纲目·治时气发黄方》:抵当汤,治伤寒热郁，瘀血内结，身黄，脉沉细，狂言谵语，小腹满，小便自利，大便黑。

薛己《内科摘要·脾胃亏损暑湿所伤等症》：太守朱阳山弟，下部蓄血发狂，用抵当汤而愈。

薛己《内科摘要·各症方药》：抵当汤，治下部蓄血，腹内作痛，手不可近，或发狂，少腹满硬，小便自利，大便反黑，如狂者在中，发狂者在下也。

万表《万氏家抄济世良方·伤寒》：下血用抵当汤。

万表《万氏家抄济世良方·伤寒证治总略》：去血还须抵当汤，噫气不绝旋覆辈。

李梴《医学入门·释方》：抵当汤，蓄血住于下焦，用药挤去，邪不能抵当也。

李梴《医学入门·伤寒杂证》：有瘀血证，小腹硬满，其人如狂者，抵当汤。

张介宾《景岳全书·发狂》：小便自利者，下其血乃愈，抵当汤主之。

张介宾《景岳全书·蓄血》：血瘀于下者，血去则愈，其在仲景之法，则以抵当汤、抵当丸主之。

王肯堂《女科证治准绳·腹痛》：腹痛，医将治之以抵当汤，谓其有瘀血也。

杜文燮《药鉴·犀角》：下焦蓄血，抵当汤主之。

刘纯《杂病治例·吐衄血》：小腹硬满，小便自利，大便反黑，脐下手不可近，为下部蓄血，宜抵当汤。

倪朱谟《本草汇言·水蛭》：入抵当汤丸，而治伤寒小腹硬满，小便自利，发狂，而属蓄血证者。

陶华《伤寒六书·发黄》：血证发黄，如狂，小便多，大便黑，犀角地黄汤、桃仁承气汤、抵当汤选用之。

薛己《本草约言·水蛭》：苦走血，咸胜血，虻虫、水蛭之苦咸以除蓄血，加麝香酒调下，蓄血立行，故抵当汤中用水蛭、虻虫，以咸苦泄蓄血也。

陈士铎《本草新编·水蛭》：仲景夫子用之为抵当汤丸，治伤寒之瘀血发黄也。

虞抟《苍生司命·疸方》：抵当汤，治蓄血在下焦发黄。

孙一奎《赤水玄珠·伤寒里证治法宜次第》：蓄血黄，此由脾胃热甚，失于汗下以致之，宜抵当汤、桃仁承气选用。

万全《保命歌括·伤寒》：太阳经病……小便不利者，五苓散；蓄血如狂者，抵当汤，皆里药也，以桃仁承气汤代之。

王绍隆《医灯续焰·外附胎产验过方》：妇人产当寒月，寒气入产门，脐满，手不得犯，此寒疝也，医将治之以抵当汤，谓其有瘀血耳。

张太素《订正太素脉秘诀·用药式样》：抵当汤散心包余，水蛭虻虫治血宜，多用大黄须辨正，桃仁四味引青皮。

张太素《订正太素脉秘诀·诊十二部脉用药节法》：心包络脉微数，曰平，数多胃气少，曰病，脉数大而实有余，更带沉涩，用抵当汤主之。

朱橚《普济方·七表脉主治》：尺部……沉芤相合，积血在下，抵当丸、抵当汤主之。

朱橚《普济方·五邪相干》：贼邪燥热相合，鼻窒衄衄，血溢血泄，其脉涩而浮大，甚者，桃仁承气汤，微者，犀角地黄汤，极者，抵当汤。

朱橚《普济方·发热》：太阳证，汗后不恶寒但恶热者实也……假令已下，脉数不解，身热消谷善饥，至六七日不大便者，有瘀血也，抵当汤主之。

朱橚《普济方·小便自利》：又有病在太阳，遍身发黄，其脉沉结，小腹虽坚而小便不利，此则非血，若或小便自利，其人如狂，血证谛矣，下之抵当汤丸。

朱橚《普济方·遗溺》：小腹结急，小便自利不禁，轻者桃仁承气汤，重则抵当汤丸。

朱橚《普济方·漱水不咽下》：阳明病，头疼身热，口燥，但漱水不欲入咽者必衄也。若病人无表证，不发寒热，胸腹满，唇口燥，但欲漱水不欲咽者，此为有瘀血，必发狂也，轻者犀角地黄汤，甚者抵当汤。

朱橚《普济方·伤寒鼻衄》：阳明身热头疼……无表证，不寒热，胸腹满，唇燥口干，漱水不欲咽，小便少，此为瘀血在里，其人必发狂，轻者犀角地黄汤，或桃仁承气汤，甚者抵当汤。

朱橚《普济方·辨阳明脉证并治第八》：阳明证，其人喜忘者……屎虽硬，大便反易，其色必黑，宜抵当汤下之（《内经》曰：血并于下，乱而喜忘，此下本有久瘀血，所以喜忘也，津液少，大便硬，以蓄血在内，屎虽硬，大便反易，其色黑也，与抵当汤以下瘀血）。

朱橚《普济方·辨阳明脉证并治第八》：病人无表里证，发热七八日……合热则消谷喜饥……有瘀血，宜抵当汤（七八日，邪入腑之时。病人无表里证，但发热，虽脉浮数，亦可与大承气汤下之。浮为热客于气，数为热客于血，下之，邪热去而浮数之脉相当解。若下后，数脉去而脉但浮则是营血间热，并于卫气间也，当为邪气独留心中，则饥，邪热不杀谷，潮热发渴之证。此下之后，浮脉去而数不解，则是卫气间热，合于营血间也，热气合并，迫血下行，胃虚协热，消谷喜饥，血至下焦，若大便利者，下血乃愈。若六七日不大便，则血不得行，蓄积于下，为瘀血，与抵当汤）。

朱橚《普济方·伤寒吐血》：诸阳受热邪，不发表……妇人伤寒尤多见之，以其得病于经水来去之期。或受病中间，经水适至耳……用于血结，其抵当汤丸主之。

朱橚《普济方·伤寒发黄》：身黄，脉沉结，少腹硬而小便自利，其人如狂者，又为蓄血在下焦使之黄，必须抵当汤下之而愈。

朱橚《普济方·伤寒下脓血痢》：抵当汤丸之类，是特为妇人设耳……下焦蓄血，小便必自利，血结之处。

朱橚《普济方·便痈》：大便痈者谬名也，乃男子血疝也，难素所不载，然而足厥阴肝之经络，是血流行之道路也。冲任督脉，亦属肝经之旁络也。《难经》曰：男子七疝，血疝乃之一也，治以导水丸、桃仁承气汤、抵当汤投之。

朱橚《普济方·伤寒》：妇人伤寒，经水适断……此为热入血室……水常养于木，水木相生则养荣血室，血室不虚，则脾无蕴积，脾无蕴积则刚燥不生。刚燥既生，若犯胃气，则昼夜谵语喜忘，小腹满，小便赤利，属抵当汤证。

朱橚《普济方·伤寒》：至如伤寒发热，经水适来，昼醒暮谵，如见怪状，是则里无留邪，热随血散，所谓不治自愈者此也，前于吐血下血，两条并以犀角地黄汤、桃仁承气汤、抵当汤丸之类。

万全《伤寒摘锦·太阳经脉证治法》：抵当汤下焦药也，乃蓄血在足太阳膀胱，表入里，里证独急故耳。

万全《伤寒摘锦·少阴传经欲解可治不可治脉证》：少阴病，八九日，一身手足尽热者，以热在膀胱，必便血也。此少阴之邪复传太阳也。膀胱，太阳也。少阴太阳为表里传，下血乃愈；血不下，小腹硬痛者，宜抵当汤主之。

刘纯《伤寒治例·吐血》：当汗不汗，热毒蕴结而成吐血。下，三黄泻心汤、抵当汤、大黄散。

二、清代

魏之琇《续名医类案·黄疸》：应天王治中，遍身发黄，妄言如狂，苦于胸痛，手不可近。此中焦蓄血为患，用桃仁承气汤，一剂下瘀血而愈。又太守朱阳山弟，下部蓄血发狂，用抵当汤而愈。

魏之琇《续名医类案·热病》：张意田治甬江焦姓人，七月间，患壮热舌赤，少腹满闷，小便自利，目赤发狂，已三十余日。初服解散，继则攻下，俱得微汗，而病终不解。诊之，脉至沉微，重按疾急。夫表症仍在，脉反沉微者，邪陷入于阴也。重按急疾者，阴不胜其阳，则脉流转疾，并乃狂矣。此随经瘀血，结于少阴也，宜服抵当汤。乃自为制虻虫、水蛭，加桃仁、大黄煎服。服后下血无算，随用熟地一味，捣烂煎汁，时时饮之，以救阴液。候其通畅，用人参、附子、炙草，渐渐服之，以固真元。共服熟地二斤余，人参半斤，附子四两，渐得平复。

魏之琇《续名医类案·伤寒》：此蓄血证也……若大便六七日不行，血不得泄，必蓄在下焦而为瘀，须以抵当汤下之，此前贤之成案也。

吴谦《订正仲景全书伤寒论注·辨太阳病脉证并治中篇》：太阳病，身黄，脉沉结，少腹硬满，小便不利者，为无血也；小便自利，其人如狂者，血证谛，属抵当汤。

吴谦《订正仲景全书伤寒论注·辨太阳病脉证并治中篇》：今身黄，脉沉结，少腹硬，小便自利，其人如狂者，则是血证，非湿热也，故宜抵当汤以攻其血。

吴谦《订正仲景全书伤寒论注·辨太阳病脉证并治中篇》：伤寒有热，少腹满……若小便不利，则为病在卫分，有停水也；今小便反利，则为病在荣分，有瘀血也，法当下之，宜以抵当汤。小其制为丸，缓缓下之，不可过用抵当汤也。

吴谦《订正仲景全书伤寒论注·辨阳明病脉证并治全篇》：阳明证，其人善忘者，必有蓄血……屎虽硬，大便反易，其色必黑者，宜抵当汤下之。

吴谦《订正仲景全书伤寒论注·辨阳明病脉证并治全篇》：太阳热结膀胱证……如狂者血自下，故用桃仁承气汤，因势而利导之；发狂者血不下，须用抵当汤。此条喜忘差减于狂，乃用发狂之重剂，何也？盖太阳经少血，阳明经多血，所以宜用抵当汤峻攻。

吴谦《订正仲景全书伤寒论注·辨阳明病脉证并治全篇》：病人无表里证，发热七八日，虽脉浮数者，可下之。假令已下，脉数不解，合热则消谷善饥，至六七日不大便者，有瘀血，宜抵当汤。

吴谦《订正仲景全书伤寒论注·辨合病并病脉证并治篇》：伤寒有六经之证，若非合病……五苓散、抵当汤分主太阳之里。

吴谦《订正仲景全书伤寒论注·辨合病并病脉证并治篇》：伤寒荣病，有热不已，伏于荣中，其血不随经妄行致衄，则必随经下蓄膀胱。少腹者，膀胱之室也，故少腹满。若小便不利，则为病在卫分，有停水也；今小便反利，则为病在荣分，有瘀血也，法当下之，宜以抵当汤。小其制为丸，缓缓下之，不可过用抵当汤也。

吴谦《订正仲景全书金匮要略注·惊悸吐衄下血胸满瘀血病脉证并治第十二》：病者如热状，烦满，口干燥而渴，其脉反无热，此为阴伏，是瘀血也……心烦胸满，口干燥渴之热证也，其人当得数大之阳脉，今反见沉伏之阴脉，是为热伏于阴，乃瘀血也。血瘀者当下之，宜桃核承气、抵当汤丸之类也。

周岩《本草思辨录·桃仁》：桃……惟其为肝药，故桃核承气汤、抵当汤、抵当丸治在少腹……至表证未罢，如桃核承气汤、抵当汤、抵当丸，则以表证虽未罢，而伤寒至热结膀胱，则不当解表惟当攻里，其方岂半治里半治表哉。

周岩《本草思辨录·水蛭》：而仲圣抵当汤、抵当丸，必二味并用；桃核承气汤、下瘀血汤，又二味并不用。

周岩《本草思辨录·水蛭》：而抵当汤所佐之大黄、桃仁，亦非泛而不切。抵当丸之证，与抵当汤尽同，惟少腹满，则尚不至于硬矣。此与抵当汤丸之用虻蛭，顾可以同年语乎。

周岩《本草思辨录·水蛭》：桃核承气汤之治，愚既辨之详矣，惟此条热结膀胱四字，前人多看作太阳传本之公共语，谓热邪随经入于膀胱，有水结，有血结，五苓散所以治水结，桃核承气汤、抵当汤丸所以治血结。

秦之桢《伤寒大白·发狂》：故仲景立诸承气汤以下燥粪，抵当汤、桃仁汤以下瘀血。小腹硬满，小便自利，尺脉见抏者，血蓄下焦也，桃仁承气汤；甚者抵当汤。

秦之桢《伤寒大白·蓄血》：若小便自利，兼有身黄目黄，如狂喜忘，漱水不得下咽等症，即是蓄血，急以桃仁承气汤、抵当汤下之……小腹硬痛，小便自利，瘀其血于下焦，抵当汤主之。抵当汤虽主下焦，兼治中焦。按仲景原文，其用抵当汤五条，用桃仁承气者一，言有瘀血当下者三，至犀角地黄汤，乃后人补入者。若蓄聚瘀结，犀角地黄凝滞，当用桃仁承气、抵当汤，散结逐瘀为当矣。若小腹硬而不狂，小便不利，此热结膀胱之水，当用五苓散；若小腹硬，小便自利，如狂者，此热结下焦之血，故用抵当汤。屎虽硬，大便反易，其色必黑，抵当汤下之。

秦之桢《伤寒大白·宜攻下论》：血瘀于内则喜忘，且大便硬，反润滑易出，验其色又黑，确是蓄血，故用抵当汤。

张锡纯《医学衷中参西录·理冲丸》：仲景抵当汤、大黄䗪虫丸、百劳丸，皆用水蛭，而后世畏其性猛，鲜有用者，是未知水蛭之性也。

张锡纯《医学衷中参西录·论胃病噎膈（即胃癌）治法及反胃治法》：古下瘀血之方，若抵当汤、抵当丸、下瘀血汤、大黄䗪虫丸诸方，可谓能胜病矣。

张锡纯《医学衷中参西录·答徐××读＜伤寒论＞质疑四则》：后则因消谷善饥，久不大便而复以抵当汤下之……且即消谷善饥，不大便，何以见其必有瘀血，而轻投以抵当汤乎？继则又言若脉数仍不解而下不止云云，是因一下再下而其人已下脱也。

俊笃士雅《眼科锦囊·汤液之部》：抵当汤，治腹中包块，或妇人眼疾，因血行不利者，及打扑损伤眼。

俊笃士雅《眼科锦囊·痛如神祟》：痛如针刺，此证眼目不变其常……兆于妇人子宫病者，苦薏煎加大黄、桃核承气汤、抵当汤、通经丸、如神丸，兼用小建中汤、助汤和血汤之类。

萧壎《女科经纶·产后腹痛属冷气乘虚入产门》：妇人产当寒月，寒气入产门，脐下胀满，手不得犯，此寒疝也，医将治以抵当汤，谓有瘀血也。

萧壎《女科经纶·妇人经闭属污血凝滞胞门》：妇人经闭，有污血凝滞胞门……仲景抵当汤，亦主妇人经水不利。

唐容川《血证论·瘀血》：攻血质宜抵当汤。

唐容川《血证论·蓄血》：蓄血者……仲景抵当汤治之。

唐容川《血证论·经闭》：实证闭经者……小腹结痛，大便色黑，小便不利，明知血欲行而不肯利下，宜抵当汤主之。

叶天士《叶氏医效秘传·血症》：凡治血症，上焦，犀角地黄汤；中焦，承气汤；下焦，抵当汤。

叶天士《叶氏医效秘传·吐血》：热结膀胱，其人如狂，此蓄血证也，治以抵当汤或桃仁承气汤。太阳症，下焦有热，小腹必满，应小便不利，今反利者，血症谛也，抵当汤主之。

叶天士《叶氏医效秘传·蓄血》：若少腹急满，小便当不利，今反利而大便黑者，血症谛也，宜用咸寒苦泄胜血之剂，或抵当汤之类。

汪昂《医方集解·犀角地黄汤》：犀角地黄汤治上血，如吐衄之类；桃仁承气治中血，如血蓄中焦、下痢脓血之类；抵当汤丸治下血，如蓄血如狂之类。

汪昂《医方集解·抵当汤》：缘热结膀胱，与瘀热在里，邪有浅深，故桃仁承气与抵当汤攻有缓急。咸寒有毒，乃食血之虫，能通肝经聚血，最难死，虽炙为末，得水便活，若入腹中，生子为患，田泥和水饮下之；虻虫即蚊虫，因其食血，故用以治血，二药险峻，世人罕用，故更制代抵当汤。

汪昂《本草备要·桃仁》：治热入血室（冲脉），血燥血痞，损伤积血。血痢经闭，咳逆上气，皮肤血热，燥痒蓄血，发热如狂（……抵当汤，用桃仁、大黄、虻虫、水蛭。水蛭，即蚂蟥，蛭食血之虫，能通肝经聚血，性最难死，虽炙为末，得水即活，若入腹中，生子为患，田泥和水饮下之。虻虫即蚊虫，因其食血，故用以治血）。

张璐《伤寒绪论·漱水》：若无表证，腹满按之虽痛而濡，其人善忘如狂，小便自利，大便色黑，口燥但欲漱水不欲咽者，为有瘀血结于下焦，轻则桃核承气（当换肉桂），重则抵当汤（如无虻蛭以干漆灰代之），下尽黑物乃愈。

张璐《伤寒绪论·蓄血》：已下脉数不解，消谷善饥，六七日不大便者，此有瘀血，抵当汤。

张璐《本经逢原·桃仁》：观《本经》主治可知仲景桃核承气、抵当汤，皆取破血之用。

张璐《伤寒缵论·太阳中篇》：此条之证较前条更重。且六七日表证仍在，曷为不先解其外耶。又曷为攻里药中，不兼加桂枝耶。以脉微而沉，反不结胸，知邪不在上焦而在下焦也。若小肠硬满，小便自利，则其人之发狂者，为血蓄下焦无疑，故下其血自愈。盖邪结于胸，则用陷胸以涤余邪。结小腹，则用抵当汤以逐血。设非此法，则小腹所结之血，既不附气而行，更有何药可破其坚垒哉。

黄元御《伤寒说意·太阳风寒抵当汤证》：其血海结燥，桃核承气不胜其任，非抵当汤不能开。宜抵当汤、丸，相其缓急治之，少腹石硬者，用汤，满而不硬者，当用丸药缓攻也。

黄元御《伤寒说意·瘀血》：此宜抵当汤，下其瘀血。以热不在中焦气分，而在下焦血分，故脉数不为下变也，宜抵当汤下之。

黄元御《伤寒悬解·太阳本病》：伤寒之病在于卫气，气郁则生寒中风之病，在乎营血，血郁则生热，热结血分是中风之证……至于阳盛之人，伤寒而有此则抵当用丸，以其下热不如中风之甚也。

黄元御《伤寒悬解·大陷胸证二》：伤寒六七日后，结胸而膈热内实，心下满痛，按之如石之硬者，是真大陷胸证也，结胸之脉，寸浮而关沉，后章寸脉浮，关脉沉，名曰结胸是也，脉沉而紧，指关上言，抵当汤证。

黄元御《伤寒悬解·阳明瘀血抵当证一》：魂知来魄藏往，以肺主魄而生水，肾水蛰藏，阳神下秘，故往事藏蓄而不忘。燥热伤血，瘀结不流，阻格阳神下蛰之路，阳泄神飞，水精失藏，是以喜忘，此必有瘀血在下，伤其冬藏之气，热在血室，不及大肠，是以便易（血海热结，不归于下，故不及肠）。黑者，水气之郁，肾水下郁，故粪见黑色。宜抵当汤，下其蓄血也。

黄元御《伤寒悬解·抵当证二》：病人无表证之恶寒，无里证之满痛，乃发热，至七八日之久，是必有里热。虽脉见浮数者，亦可下之。盖浮数，虽是表脉而外无表证，则不得作表脉论也。假令已下，而脉数不解，表里合热，消谷善饥，至六七日不大便者，此非胃热，必有瘀血也，缘脉数系有里热，下之而脉数不解，里热不清，是里热不在中焦气分，而在下焦血分，宜抵当汤下其瘀血。

程国彭《医学心悟·论下法》：又太阳传本，热结膀胱，其人如狂，少腹硬满而痛，小便自利者，此为蓄血下焦，宜抵当汤、丸。血结膀胱，病势最急，则用抵当汤，稍轻者，抵当丸。

程国彭《医学心悟·蓄血》：若表邪已尽，里热既深，乃蓄血之重者，则用抵当汤攻之。

陈修园《女科要旨·杂病》：妇人经水（久闭不至者，有虚实寒热之可也。又有行而不畅者，如一月再见之可征也。若少腹结痛，大便黑，小便利，明知血欲行而）不（肯）利下，（不得以寻常行血导气、调和营卫、补养冲任之法，迂阔不效，径以）抵当汤主之。此为经水不利之属实者，出其方治也。

陈修园《长沙方歌括·抵当汤》：治太阳病热在下焦，小腹硬满，下血乃愈，所以然者，以太阳随经，瘀热在里故也，抵当汤主之。

陈修园《长沙方歌括·抵当丸》：治伤寒有热，小腹满，应小便不利，今反利者，为有血也，当下之。

冯兆张《冯氏锦囊秘录·桃仁承气汤》：按：犀角地黄汤，治上焦之血，抵当汤，治下焦之血，此治中焦之血。

冯兆张《冯氏锦囊秘录·方脉鼻衄齿衄舌衄肌衄合参》：犀角地黄汤，治上血，如吐衄之类；桃仁承气汤，治中血，如血蓄中焦、下痢脓血之类；抵当汤丸，治下血，如蓄血如狂之类，此治有余血症之大概也。

莫文泉《研经言·古汤液丸散同方异法说》：而于病后喜唾，用理中丸；胸痹，用人参汤；于小腹硬满，小便利，如狂者，用抵当汤；于但小腹满，小便利者，用抵当丸。

莫文泉《研经言·承气汤类诸方总论》：其从桃核承气来者，则大黄䗪虫丸、桂枝茯苓丸、抵当汤及丸，皆主桃核也。

蔡贻绩《内伤集要·内伤虚损失血症》：治衄血者，血蓄上焦，犀角地黄汤；心下手不可近者，血蓄中焦，桃核承气汤；脐腹下肿，大便黑者，血蓄下焦，抵当汤丸、下瘀血汤、代抵当汤。

蔡贻绩《内伤集要·内伤虚损方法》：抵当汤，是方破无情之血结，诚为至当不易之方，毋怪乎药之险也。

陈士铎《辨证奇闻·大便闭结》：大便不通，手按痛甚欲死，心烦燥，坐卧不宁，似有火，然小水又清长，人谓有硬屎留肠中，谁知蓄血不敢乎。蓄血，伤寒症多有之，今不感风寒，何以有蓄血证？不知气血宜流通一身，一有抑塞，遂遏皮肤而为痛，留肠胃而成痛，抟结成块，阻住传化，隔断糟粕，大肠因而不通。法宜通大肠，佐之逐秽。用抵当汤治之。

陈士铎《辨证奇闻·五瘅》：倘用抵当汤峻攻瘀血，或矾石散荡涤微阴，必立亡。

张志聪、高世栻《本草崇原·䗪虫》：䗪乃吮血之虫，性又飞动，故主逐瘀血积血，通利血脉、九窍。《伤寒论》：太阳病，表不解，随经瘀热在里，抵当汤主之。

张志聪、高世栻《本草崇原·水蛭》：水蛭乃水中动物，气味咸苦，阴中之阳也。咸苦走血，故主逐恶血瘀血，通月闭。咸软坚，苦下泄，故破血癥积聚及经闭无子。感水中生动之气，故利水道。仲祖《伤寒论》治太阳随经瘀热在里，有抵当汤，内用水蛭，下瘀血也。

姚球《伤寒经解·厥阴经全篇》：假令已下，脉数不解，合热则消谷善饥，至六七日不大便者，有瘀血也，宜抵当汤。

姚球《伤寒经解·厥阴经全篇》：一者，为厥阴藏血之经，阳邪不解，而合肝经之火，致肝血内瘀，血瘀则阴不胜阳，阳火消谷善饥，血瘀不润，至六七日不大便，则宜抵当汤，以祛瘀血。

沈金鳌《杂病源流犀烛·诸血源流》：血凝下焦，又属下部，苟蓄于此，其症必兼发狂粪黑，小腹硬痛，须尽下黑物为效（宜抵当汤、抵当丸）。

闵钺《本草详节·桃核仁》：桃仁甘，故缓肝散血，仲景抵当汤，治伤寒八九日，内有蓄血，发热如狂，小腹满痛，小便自利者。

罗美《古今名医方论·抵当汤并丸》：此皆瘀血之征兆，非至峻之剂，不足以抵其巢穴而当此重任，故立抵当汤。

张秉成《成方便读·代抵当丸》：以太阳随经，瘀热在里，必有蓄血，用此以代仲景抵当汤丸峻攻之一法。

林之翰《四诊抉微·黄苔舌》：如蓄血在上焦，犀角地黄汤；中焦，桃仁承气汤；下焦，代抵当汤；凡血证见血则愈，切不可与冷水，饮之必死。

喻嘉言《尚论篇·阳明经上篇》：所以然者，本有久瘀血，故令喜忘，屎虽硬，大便反易，其色必黑，宜抵当汤下之……发狂者血不下，须用抵当汤亟下其血乃愈。

喻嘉言《尚论篇·阳明经上篇》：阳明喜忘之症，本差减于如狂，乃用药反循发狂之例者，何耶？盖太阳少血，阳明多血，阳明之血一结，则较太阳更为难动，所以宜用抵当汤峻攻之法耳。

　　喻嘉言《尚论篇·阳明经上篇》：假令已下，脉数不解，合热则消谷善饥，至六七日不大便者，有瘀血也，宜抵当汤。

　　喻嘉言《尚论篇·阳明经上篇》：然谷食既多，则大便必多，乃至六七日竟不大便，其症非气结，而为血结明矣，所以亦宜于抵当汤也。

　　喻嘉言《尚论篇·阳明经上篇》：若数不解，而下利不止，注谓用抵当汤下之，数仍不解，大谬。然要知阳明尚兼太阳，则不但胃中热炽，而膀胱随经之热，亦未尽解，此所以宜于抵当汤乎。

　　唐容川《伤寒论浅注补正·辨阳明病脉证》：若不为中消，而为下后亡津液，至六七日不大便者，其热必结于膏油血液之间而又瘀血，盖下焦膏油中，血液注润大肠，则大便调。今瘀血在膏油，而不注大肠，宜抵当汤逐其瘀血也。

　　唐容川《伤寒论浅注补正·辨阳明病脉证》：假令已下，其脉浮已解，而数不解，是络热不因下而除，反乘下后内虚而合于胃而为热，胃热则消谷善饥。至六七日，再值阳明主气之期，若不大便者，热得燥气而横，血因燥热而凝，知其有瘀血也，宜抵当汤。夫抵当汤为攻瘀血方，兹不直断之曰"主之"，而仅商之曰"宜"者，盖欲临证者，审其有身黄、小便自利、善忘如狂等证，而后用此剂而得宜也。

　　何廉臣《感症宝筏·蓄血》：其人发狂、少腹硬满、小便自利者（此条着眼小便自利一症），以太阳随经，瘀血而蓄于里也，抵当汤下之则愈。是舍抵当逐血一法，更有何药破其坚垒哉。然此蓄血之重证，故用抵当汤直攻其血，而不顾表证。若小便自利、其人如狂，乃热与血蓄于下焦，为有血而无水，抵当汤证也。俱宜抵当汤下之。当用抵当汤入血破结之剂，下其瘀血。

　　黄宫绣《本草求真·桃仁》：故张仲景抵当汤用之以治伤寒八九日。

　　杨时泰《本草述钩元·桃》：入抵当汤。自有抵当汤丸治伤寒蓄血。

黄庭镜《目经大成·瘀血灌睛十八》：不退即开导，或抵当汤、通幽丸以攻之。

吴谦《正骨心法要旨·伤损内证》：瘀在上部者，宜犀角地黄汤；瘀在中部者，宜桃仁承气汤；瘀在下部者，宜抵当汤之类。

钱秀昌《伤科补要·跌打损伤内治证》：故临症时，须察脉之虚实，审症轻重，药配君臣佐使，治分老幼强弱，即从上、中、下三焦分别部位：若瘀在上而吐血者，宜犀角地黄汤；在中者，桃仁承气汤；在下者，抵当汤。

叶其蓁《女科指掌·调经门》：妇人经水不利，下，抵当汤。

俞震《古今医案按·腹痛》：腹痛，医欲治之以抵当汤。

章穆《调疾饮食辩·桃》：仲景治伤寒蓄血如狂，抵当汤，妇人伤寒热入血室，桃仁承气汤，皆用之。

江涵暾《奉时旨要·伤寒兼症》：蓄血者，瘀蓄下焦。仲景云：太阳症不解，热结膀胱，其人如狂，血自下者愈。表邪不解者宜表，表后而腹急结者，乃可攻之，桃核承气汤，此瘀始积，其轻者也，若表尽而里热深，乃其重者，抵当汤攻之。凡伤寒少腹胀满不痛，小便不利者，溺涩也；按之绕脐硬痛，小便短涩，大便不通，燥屎也。惟按之小腹硬痛，小便自利，或大便黑色，喜怒如狂者，蓄血也。

陆以湉《冷庐医话·脉》：脉缓时一止为结，结主寒，然亦有因于热者，如太阳病，身黄，脉沉结，少腹硬，小便利，其人如狂者，血证谛也，抵当汤主之。

何廉臣《全国名医验案类编·热结膀胱案》：所谓急结，即兼有抵当汤证之硬满在内。

罗美《古今名医汇粹·心胸胃脘腹痛诸证》：胁痛，左痛多留血，代抵当汤；右痛多痰气，痰，二陈汤，气，推气散。

尤怡《医学读书记·伤寒杂论》：利水、逐血，为热入膀胱两大法门。利水分清、温，五苓、猪苓是也；逐血辨微、甚，桃仁承气、抵当汤丸是也。

张志聪《侣山堂类辩·风伤卫寒伤荣辩》：太阳之气，主于皮毛之间，寒伤太阳，是以六气相传，七日来复，若入于经荣，则为桃仁承气、抵当汤之血证，不复再传阳明矣。

张志聪《黄帝内经素问集注·调经论篇第六十二》：张云，血并于下，在阴气不升，气并于上，则阳气不降，阴阳离散，故神乱而善忘。志云，《灵枢经》曰，清浊之气相干，乱于胸中，是为大悗，《伤寒论》曰，其人善忘者，必有蓄血，宜抵当汤下之。

石寿棠《医原·卷下》：论张仲景《伤寒论》，又有太阳病不解（经邪不解，势必传腑），热结膀胱，以致蓄血，其人如狂（热甚血凝，上干心包），血自下，下者愈（亦有血下而脱者，不可不知）。其少腹急结者，宜桃仁承气汤（桃仁、大黄、芒硝、甘草、桂枝）；重者，少腹硬满，其人喜忘（血凝则心气结），甚则发狂，小便自利（蓄血在血分，不在气分），屎虽硬，大便反利（血性滑利），其色必黑（内有瘀血），或漱水不欲咽，皆蓄血见证，抵当汤下之（水蛭、虻虫，熬一次，大黄、桃仁）。

黄凯钧《证治摘要·经闭》：抵当汤，治瘀血者。

吴澄《不居集·屡散例方》：若伤寒厥阴之症也，用仲景抵当汤丸主之，血结下焦膀胱也。

陈士铎《辨证录·五瘅门》：倘用抵当汤水蛭之类，以峻攻其瘀血，或用矾石散硝石之品，以荡涤其微阴，则促之立亡矣。

何梦瑶《医碥·肿胀》：蓄血作胀，腹皮上见青紫筋，脉芤涩，妇人多有此，先以桃仁承气汤，势重者抵当汤下之，或代抵当丸。

张登《伤寒舌鉴·黄苔舌总论》：蓄血……下焦，代抵当汤。

张登《伤寒舌鉴·黄苔舌总论》：舌黄干涩而有隔瓣者，乃邪热入胃，毒结已深，烦躁而渴者，大承气汤。发黄者，茵陈蒿汤。少腹痛者，有瘀血也，抵当汤。

汪讱庵《本草易读·大黄百二十八》：抵当汤，治胁下痛，发热，脉弦紧。

蒋介繁《本草择要纲目·桃仁》：热入血室，泄腹中滞血，除皮肤血热燥痒，行皮肤凝聚之血，伤寒八九日，内有蓄血，发热如狂，小腹满，小便自利者，又有当汗失汗，热毒深入，吐血及血结胸，烦躁谵语者，仲景俱以抵当汤主之。

董蟪《资生集》：小柴胡加地黄汤治妇人中风，发热恶寒……用小柴胡解表里……不愈……抵当汤者。

钱潢《伤寒溯源集·阳明蓄血》：屎虽硬，大便反易，以气分无热，所以不燥，况血乃濡润之物，故滑而易出也，屎皆瘀血所成，故验其色必黑，宜抵当汤下之。

钱潢《伤寒溯源集·阳明蓄血》：病人无表里证，发热七八日，虽脉浮数者，可下之，假令已下，脉数不解，合热则消谷善饥，至六七日不大便者，有瘀血也，宜抵当汤。

钱潢《伤寒溯源集·阳明蓄血》：《灵枢·百病始生篇》云，阴络伤则血内溢，内溢则后血者是也，自此而又六七日不大便，则离经之血，瘀蓄不行，故宜抵当汤下之。

高学山《高注金匮要略·腹满寒疝宿食病脉证治第十》：如醉状，倦怠不宁之貌，盖将飞者翼伏，阳气缩而欲伸之象，得吐中病者，吐能提气，亦大气一转，其病乃散，阳胜而阴自化之理也，名之曰抵当者，与伤寒之抵当汤丸同义。

俞根初《增订通俗伤寒论·伤寒夹证》：产后伤寒身热，恶露为热搏不下，烦闷胀喘狂言者，抵当汤及桃仁承气汤主之。

陈修园《伤寒医诀串解·太阳篇》：太阳之气，上行而至于头，下行而归于腹，不能上而病于下，从胸而下瘀于胞室，则为抵当汤证。

吴谦《伤寒心法要诀·神昏狂乱蓄血发狂》：阳明血蓄如狂，则喜忘，大便黑，若大便不黑，是热极也，非血蓄也。蓄血轻者，桃仁承气汤，重者抵当汤，择而用之可也。

陆懋修《伤寒论阳明病释·阳明腑病集释》：太阳经少血，阳明经多血，所以阳明蓄血宜用抵当汤峻攻之。

沈麟《重订温热经解·客气温病治法》：妇女温病，经水适断，发热有时者，有瘀血也，抵当汤主之。

陆廷珍《六因条辨·伏暑条辨第十》：至热邪传入三阴，则少阴心主血，太阴……邪既入血，则热与血凝，势难清化，必致舌绛神昏，昼明夜剧……甚则腹痛便黑，仲景用抵当汤，以攻热破瘀，庶几可以两解矣。

刘鸿恩《医门八法·论下法》：又太阳传来，热结膀胱，其人如狂，小腹硬满而痛，小便自利者，此为蓄血下焦，宜抵当汤丸。血结膀胱，病势最急，则用抵当汤；稍轻者，抵当丸。

佚名《医学摘粹·太阳经提纲》：表未解而里湿，以五苓散、茯苓甘草汤主之，表退而热结血分，以桃核承气汤、抵当汤丸主之。

佚名《医学摘粹·阳明经提纲》：里实而血瘀，以抵当汤主之。

佚名《医学摘粹·神昏狂乱蓄血发狂》：蓄血证轻者，桃仁承气汤，重者抵当汤，择而用之可也。

第五节 近代

曹颖甫《经方实验录·抵当丸证（颖师讲授佐景笔记）》：痰饮证之有十枣汤，蓄血证之有抵当汤丸，皆能斩关夺隘，起死回生。近时岐黄家往往畏其猛峻而不敢用，即偶有用之者，亦必力为阻止，不知其是何居心也。

曹颖甫《经方实验录·第九五案产后阳明病（颖师讲授佐景笔记）》：似此病症，若仍以产后多虚，妄用十全、八珍或生化汤加减，岂不促其命期耶？按本证初起，似属桃核承气汤证，或竟抵当汤证。更进抵当汤，下白物更多。而竟以此奏效，其亦"有故无殒，亦无殒也"之义乎？佐景按余前表桃核承气汤为阳明攻下之方矣，若抵当汤比前汤更进一步，自亦为阳明之方。所以然者，以太阳随经，瘀热在里故也，抵当汤主之。此即桃核承气汤及抵当汤二条之提纲也。何其明澈允当也！由是观之，仲圣假桃核承气汤及抵当汤二条，示人以太阳、阳明经权之治，同时引出阳明之方，实无疑义。

曹颖甫《经方实验录·第七〇案抵当汤证（其二颖师讲授佐景笔记）》：时门人章次公在侧，曰：与抵当丸何如？余曰：考其证，非轻剂可瘳，乃决以抵当汤下之。

曹颖甫《经方实验录·第六六案桃核承气汤证（其一颖师医案）》：今试先问蓄血证之小便如何？按桃核承气汤条未言，但抵当汤丸三条则已三复言之，曰：以热在下焦，少腹当硬满，小便自利者，下血乃愈。

曹颖甫《经方实验录·第三〇案大承气汤证（其二颖师医案）》：考之抵当汤证有发狂之象，桃核承气汤证有如狂之状，此皆血热影响于脑神经之明证。

汪莲石《伤寒论汇注精华·辨太阳病脉证篇（中）》：舒氏曰：友人李宣本，问太阳蓄血，乃为热结膀胱，其去路自应趋前阴而出，曷为方中用大黄、芒硝，反夺其大肠，何谓？予曰：斯言确乎有理，原文得之当时读者之口授，恐不尽得其真，以理揆之，桃仁承气汤、抵当汤，为大肠蓄血者宜之，于膀胱蓄血果不合也。

汪莲石《伤寒论汇注精华·辨太阳病脉证篇（中）》：太阳病，身黄，脉沉结，少腹鞕，小便不利者，为无血也，小便自利，其人如狂者，血证谛也，抵当汤主之。

汪莲石《伤寒论汇注精华·辨阳明病脉证篇》：阳明病，其人喜忘者，必有蓄血，所以然者，本有久瘀之血，故令喜忘，屎虽鞕，大便反易，其色必黑，宜抵当汤主之。

汪莲石《伤寒论汇注精华·辨阳明病脉证篇》：太阳经，热结膀胱之证，轻者如狂，血自下，但用桃仁、桂枝加入承气汤；重者发狂，血不下，须抵当汤。但太阳云，抵当汤主之，则确乎不易；此云宜抵当汤，则有含蓄意，在于临时之酌量矣。假令已下，脉数不解，合热则消谷善饥，至六七日不大便者，有瘀血，宜抵当汤。今于已下，脉数不解，合热消谷善饥，不大便者，谓之有瘀血，何以辨之？并无证验，不当妄投抵当汤，仲景必无此法。

曹炳章《辨舌指南·伤寒辨舌秘法二》：然须辨水与血之分，下水用十枣汤，下血用抵当汤。

曹炳章《辨舌指南·第二节攻里之剂》：抵当汤治脉微而沉，反不结胸，其人如狂者。水蛭（三十个，猪脂熬黑），虻虫（三十只，去头、足、翅），桃仁（二十枚，去头尖，研），大黄（四两）。

曹炳章《辨舌指南·第二节攻里之剂》：桃仁抵当汤治热在下焦，小腹硬满，瘀血在里，小便自利，屎硬，如狂，善忘等症。

萧琢如《遁园医案·卷下》：热结膀胱，即热入血室之变文，以血室与膀胱相连也；其曰"其人如狂"者，即包括小柴胡症谵语见鬼在内；又曰"外解已，但少腹急结者，桃核承气汤主之"，所谓急结，即兼有抵当汤症之硬满在内。

第六节 现代

一、心脑血管病变

（一）梗死后心绞痛

梗死后心绞痛属中医胸痹、卒心痛范畴，病变在血脉，血流阻滞致瘀，瘀的形成可因气血不畅，气为血帅，气虚或气滞，血行受阻，而致血瘀；阳虚寒凝，温煦不利，血流凝滞，亦可致血瘀。王海波认为冠状动脉粥样硬化非常广泛，不仅仅局限于单支血管病变。而植入支架也不可避免地对血管内皮产生不同程度的损伤，损伤内皮重新生长，可再次形成血栓。因此中医药治疗对于心血管疾病非常关键，可以有效地控制心血管疾病的危险因素，预防其他血管堵塞，有效地减少心血管事件的发生率。方名"抵当"者，言其瘀血凝滞，坚固难解，非此类尖锐攻伐之品不能抵当之。方中水蛭、虻虫直入血络，破血逐瘀；桃仁活血化瘀；大黄荡涤瘀热，因势利导，使瘀血从下而出。其主要治疗瘀血阻滞的实证，此非一般活血化瘀方药所及。

（二）无痛性急性非 ST 段抬高型心肌梗死

无痛性急性非 ST 段抬高型心肌梗死属中医胸痹、心痹范畴，除有唇舌色黯、舌下静脉迂曲等血瘀征象外，多伴有胸闷憋气、烦躁不安、大便秘结、舌苔黄腻或黄燥、脉弦数或滑数等内热之象。李雨等认为不论虚证、实证，瘀血都是该病的重要病理因素，血瘀日久，化热蕴毒，瘀热壅塞，因此活血化瘀是缺血性心脏病的重要治法。《伤寒论》之抵当汤，方由水蛭、虻虫、桃仁、大黄组成，其破血逐瘀之功非同一般。《神农本草经》载水蛭"性平，主逐恶血、瘀血"，虻虫"性平，主逐瘀血，破下血积，通利血脉"，桃仁"性平，主瘀血、血闭"，大黄"性寒，主下瘀血，血闭寒热"，所用 4 味药物活血破血而药性平、寒，正合瘀血、瘀热之病机。

（三）急性脑出血

急性脑出血属中医中风范畴。刘军莹等认为抵当汤合五苓散具有利水消肿、活血化瘀的功效，能广泛参与机体中脂肪、电解质、水、蛋白质及糖的代谢，使渗透压的调定点升高，具有明显的利尿功能，从而能促进患者脑水肿的消退。

二、神经系统疾病

（一）认知障碍

认知障碍患者发病早期实多虚少，属痰浊痹阻证，病久伤阳，气血生化不足，诸脏亏虚，气血失衡，痰结血瘀，则成为本虚标实之证。若想要标本兼治就要调脏腑、补气血、解瘀滞，王永立应用抵当汤加减治疗中风后轻度认知障碍，疗效确切。其方中虻虫逐瘀通络；水蛭逐瘀通脉、破血消癥；大黄消痈解毒、利胆除湿；远志、石菖蒲醒神开窍、息风豁痰；郁金清心解郁、行气祛瘀；陈皮和胃降逆；桃仁润燥滑肠、活血解毒；半夏降燥解瘀、开窍宁神；甘草补中益气。诸药互相配伍，达到活血化瘀、益智安神的效果，从而改善患者的认知功能。

（二）老年性痴呆

老年性痴呆属中医呆证、善忘等范畴，病位在脑，属本虚标实，其发病与心、肝、脾、肾等脏腑虚衰及痰浊瘀血阻窍密切相关。《伤寒论》第237条曰："阳明证，其人喜忘者，必有蓄血，所以然者，本有久瘀血，故令喜忘，屎虽硬，大便反易，其色必黑者，宜抵当汤下之。"抵当汤证的主要临床表现为发狂、喜忘、少腹硬满、消谷善饥、身黄、大便干结、脉沉结或数等。刘江采用抵当汤加减方治疗老年性痴呆取得了满意的效果。方中水蛭、虻虫活血化瘀通窍，桃仁、大黄破血泄热，适于老年性痴呆瘀热在里、上扰心神者。全方攻逐瘀血、祛瘀生新而能使脑络恢复通畅，能够迅速缓解患者的健忘症状。

（三）顽固性失眠

失眠属中医不寐范畴，以夜间入睡困难为主要症状，可伴见情绪变化、头痛头晕、健忘乏力、食欲不振、性功能减退等，严重者影响日常工作。中医学对本病的论述最早见于

《黄帝内经》。《灵枢·邪客》云："阳气满则阳盛，不得入于阴，则阴气虚，故目不瞑。"张习东等认为张仲景《金匮要略》中"五劳虚极羸瘦，腹满不能食，食伤、忧伤、饮伤、房室伤、饥伤、劳伤、经络营卫气伤，内有干血，肌肤甲错，两目黯黑"之论述，与顽固性失眠的伴随症状异常吻合。他认为本病久病必伤正气，血脉凝聚，干血积于体内，故营卫不和，目不能瞑，予抵当汤加味破血逐瘀、养阴安神，确有显著疗效。

三、肾系疾病

（一）心肾综合征

心肾综合征属中医水气病、心悸、喘促等范畴。中医学认为心肾同属少阴，为热气治之。心主血，为五脏六腑之大主，主一身之阳气，为阳中之阳；肾主水，受五脏六腑之精而藏之，主一身之阴液。少阴阳衰，温煦无力，蒸腾气化不利，水停为饮；阳虚不能推动血脉运行，血行迟缓形成瘀血；少阴阳衰可致水饮内停，瘀血阻络。心肾综合征多见于糖尿病、冠心病、高血压患者，一般发病年龄在55岁以上，女性多见。杨晓媛等认为其病机为脏腑虚衰，日久导致少阴阳衰，兼有瘀血、水气、痰饮，水邪随气机升降，可泛溢肌肤，内停胸腹，凌心射肺，"血不利则为水"；治疗宜温阳化饮，消瘀通络；临床观察发现采用抵当汤合真武汤化裁可提高左室射血分数，改善肾灌注，提高内生肌酐清除率，从而改善心肾功能。

（二）肾小球硬化和慢性肾衰竭

根据肾小球硬化和慢性肾衰竭的临床表现和发病特点，类似于中医"水肿""癃闭""关格""肾劳""虚劳""溺毒""腰痛""尿血"等病症，患者常常因久治不愈，精气被夺，正气亏虚，复加以瘀、痰、湿等相互结聚在体内，化生毒邪，毒损肾络，肾络瘀结，肾体劳衰，浊毒内停。先形成"微型癥瘕"，逐步使肾元不足，肾之体用俱伤。《金匮要略》提出"血不利为水"，唐容川《血证论》指出"瘀血在经络脏腑之间，则结为癥瘕……癥之为病，总是气与血胶结而成，须破血行气，以推除之，元恶大憝，万无姑容。攻血质宜抵当汤、下瘀血汤、代抵当丸"。抵当汤为《伤寒论》《金匮要略》所载方，有明确的防治肾小球硬化的临床和实验疗效，其原方由水蛭、大黄、桃仁、虻虫组成。结合中医"久病入络致瘀"的理论，柴可夫等认为肾小球硬化属肾脏微癥积范畴，取抵当汤破瘀攻坚，临床也用于治疗高脂血症。方中大黄苦寒，酒制后其性发散，活血化瘀之力加强，桃仁苦甘平，是常用的活血化瘀药，两者有明确的防治肾小球硬化的作用；水蛭咸苦平，有强烈的破血作用；虻虫苦寒，也是一味峻猛破血药，并兼有泻下作用，虫类走窜，善于逐瘀血、破恶血、消坚积。

四、糖尿病

（一）改善血糖水平

糖尿病属中医消渴范畴，肺脾肾三脏虚损、气阴亏耗是本病的基本病机，气亏无力推动血液运行则血停，阴虚滋润血液失职则血滞，瘀血停滞贯穿于本病始终。中医学认为糖尿病的发生与过度进食肥甘厚腻以致脾胃损伤，健运失职，从而导致津液分布失常而出现痰湿阻滞等相关。脾胃为气血之海，痰湿停聚，必然导致气血运化障碍，而致气滞血瘀，痰浊瘀血是脾胃损伤之病理产物，易入里入络，阻碍气机，损耗气阴而成为糖尿病的致病因素。《医门法律》言："营气自内所生诸病，为血为气，为痰饮，为积聚，种种有形，势不能出于络外，故经盛入络，络盛返经，留恋不已。"所以痰瘀为糖尿病的主要病邪之一。段公等据此自拟加减抵当汤治疗糖尿病，方剂由水蛭、桃仁、熟大黄、法半夏、生白术、茯苓、陈皮组成，具有祛瘀活血通络、健脾化痰利湿之功效。陈于翠等认为糖尿病是一组以高血糖为特征的代谢性疾病，该病在病机上多属虚，分型多为气阴两虚、阴虚燥热、脾肾两虚等。消渴为津液运化失常所致，痰与瘀均源于津液，又作为致病因素而加重津液运化失常，痰瘀又易化热，耗伤阴津。陈于翠等应用加减抵当汤治疗糖尿病，其方剂组成有水蛭、桃仁、白术、茯苓、法半夏、熟大黄、陈皮。方中水蛭、桃仁活血通络，桃仁破血行瘀、润燥通便，共为君药；白术、茯苓益气健脾利湿，法半夏温化痰饮，又有和胃泄痞功用，熟大黄活血解毒、祛瘀生新，共为臣药；陈皮理气健脾、调中化痰，为佐使药。全方共奏祛瘀活血通络、健脾化痰利湿之功。加减抵当汤配合胰岛素能够改善 2 型糖尿病患者证候，减少胰岛素用量，降低空腹血糖。郭鹏云等认为糖尿病胰岛素抵抗为中医痰瘀证候，对于痰瘀型糖尿病患者采用加减抵当汤治疗，其方剂组成有桃仁、熟大黄、生白术、法半夏、茯苓、陈皮等，具有活血通络祛瘀、健脾化痰利湿之功。郭鹏云等还认为加减抵当汤对痰瘀型糖尿病患者胰岛素抵抗的疗效显著，可有效改善患者胰岛 β 细胞功能和胰岛素抵抗，降低血糖水平，无严重并发症，安全有效，值得推广。涂颖廷等认为，肺脾肾三脏虚损、气阴亏耗是"消渴病"的基本病机，自拟加减抵当汤治疗糖尿病，方药组成为桃仁、水蛭、赤芍、黄芪、党参、川芎、葛根、生地黄。方中桃仁、水蛭、赤芍活血化瘀；黄芪、党参健脾益气，川芎行气，生地黄滋阴生津润燥，四药合用使瘀滞之血得气之推动及阴津之滋润而通达调畅，从而加强活血化瘀之功；葛根具有明显的降血糖作用，其中所含的黄酮类化合物可以有效地降低血清胆固醇和甘油三酯的作用，在 2 型糖尿病的治疗中效果显著。将以上几味中药联合用药可以有效地改善 2 型糖尿病患者瘀血内滞、气阴两虚的情况，减轻患者的患病负担。

（二）糖尿病大血管病变

血瘀贯穿糖尿病大血管病变病机始终，中医学认为因消渴日久，气阴两虚，以致气虚行血无力，阴虚脉道失濡而滞涩，终致瘀血阻滞脉道而成本病。因此，气阴两虚、瘀血阻滞是糖尿病血管病变发生、发展的基本病机。西医学认为炎症过程的中心环节是血管反应。常柏等认为低度的血管炎症会导致瘀血内停。低度炎症过程中，血管内和血管外多种有形成分聚集，如血小板黏附、聚集及血栓形成，单核细胞转化为泡沫细胞继而在内皮下沉积，结缔组织形成，纤维斑块，平滑肌细胞增生，免疫功能调节失常等均是血瘀的具体表现。抵当汤主要由水蛭、虻虫、桃仁、大黄4味中药组成，是治疗蓄血实证的经典破血逐瘀名方。水蛭有破血、逐瘀通络的功能，《神农本草经》谓水蛭"味咸平，主逐恶血、瘀血"，为抵当汤主要药物；虻虫破血逐瘀之力更峻；大黄荡涤邪热，导瘀下行；桃仁破血行血。周胜男等结合《素问》"正气存内，邪不可干"理论分析，糖尿病早期应用抵当汤干预血管内皮细胞，使其细胞凋亡减少，保护了血管内皮细胞的结构及功能，遵循了中医"治未病"理论，在疾病早期增强机体的"正气"，预防"邪气入侵"，即通过改善受损的靶器官功能，使机体免受致病因素损伤，预防和减缓糖尿病大血管病变的发生发展。

（三）糖尿病视网膜病变

糖尿病视网膜病变多发生于糖尿病的中、后期，消渴日久，目窍失养，瘀血内停，久病入络，瘀血阻络是本病的基本病机。

现代药理研究表明，水蛭中的水蛭素对血栓形成有显著的抑制作用；虻虫含有多糖物质，能降低凝血因子的活性，防止血栓的形成和发展；大黄有止血及免疫调节等作用；桃仁的醇提取物有抗凝血作用和弱的溶血作用。李春深等发现抵当汤早期给药干预可改善和延缓糖尿病大鼠视网膜病变。

（四）糖尿病肾病

俞仲贤等运用《兰室秘藏》圣愈汤合抵当汤治疗糖尿病肾病气虚血瘀证，以圣愈汤补气为主，抵当汤祛瘀为辅。方中重用生黄芪，辅以炒党参，补气健脾、益卫固表，共为君药；

当归养血活血而不伤血,与黄芪为伍则气血双生,气旺则血行,生白芍养血敛阴以制补气药之温燥,调和气血阴阳,共为臣药;川芎、桃仁、红花为佐药,以活血化瘀行气,避免气血壅滞;水蛭取其走窜善行之性,破血逐瘀,制大黄清热通腑泻浊,积雪草清热利湿,共为使药,引导诸药直达病所。两方合用补而不滞,通而不伤,治疗糖尿病肾病气虚血瘀证可获得满意疗效。

五、慢性前列腺炎

慢性前列腺炎是男性群体的常见病,该病虽不直接影响患者生命和重要器官功能,但严重影响其生活质量。该病属中医白淫、淋证等范畴,多由房劳过度、交媾不洁、忍精不泄、酒色劳倦所致,如《素问·痿论篇》所谓:"思虑过度,所愿不得,意淫于外,入房太过,宗筋弛纵,发为筋痿,及为白淫。"目前中医主要从湿热蕴结、气滞血瘀、阴虚火旺、肾阳虚损等几个方面进行论治。刘健美等认为足厥阴肝经绕阴器,在精室外围,热入厥阴,扰乱足厥阴肝经,从足厥阴肝经着手可透达精室之邪热,又因肝胆互为表里,所以治厥阴必治少阳,从少阳治厥阴之邪热,一方面提透下陷之邪,清解内陷之热,清透兼施,另一方面也要照顾正气,使之能够鼓邪外出,自拟方柴胡抵当汤,退热补虚,活血通络,使精室功能得复。陈成博等认为本病病机乃为湿、热、瘀、滞、虚贯穿在慢性前列腺炎不同阶段,以气滞血瘀为主,夹有湿热下注为特点,治疗以活血祛瘀为主,佐以清热利湿,方选用《伤寒论》抵当汤合《金匮要略》薏苡附子败酱散加味组成。抵当汤为治疗太阳蓄血证的方剂,具有活血逐瘀之功效,薏苡附子败酱散具有排脓消肿的作用。方中制大黄、桃仁、王不留行、白花蛇舌草、败酱草清泄瘀热、活血解毒;水蛭、土鳖虫逐瘀通络、搜剔驱邪;薏苡仁顾护脾胃、化湿行气;炮附子温肾助阳,辛热散结,相反相成,为反佐药;川牛膝引药下行;合欢皮安神解郁、活血消肿；车前子利尿通淋。诸药合用，共奏清湿热、逐瘀浊之效，取得良好的疗效。

六、静脉血栓形成

(一) 血栓性浅静脉炎

血栓性浅静脉炎为常见的周围血管性疾病，属中医血痹、黄鳅痈等范畴。王魁亮等认为血栓性浅静脉炎的主要病机为湿阻血瘀，将抵当汤与二妙散合用，自拟二妙抵当汤，既可祛瘀，又可化湿，尤宜于下焦湿阻血瘀，较单纯用活血化瘀法效果明显。

(二) 深静脉血栓形成

妇人产后由于寒滞阴络，恶露不下，气血壅滞血脉，郁久化热，至湿热邪瘀阻脉络则有肢体发热肿胀、疼痛难忍等症，而发为深静脉血栓形成，患者脉道被瘀血所阻，此种瘀血均属死血，非一般活血药所能散。施跃芬等认为不可拘泥于"产后多虚宜补"的常法，而是以清热活血、化瘀通络为主，抓住郁热、死血阻络这一主要矛盾，以抵当汤加减治疗产后深静脉血栓形成，方药组成为水蛭、虻虫、川大黄、桃仁、银花藤、连翘、延胡索、赤芍、生石膏、木通、萆薢、牡丹皮。方中水蛭和虻虫活血破瘀蚀死血，桃仁活血化瘀，大黄苦寒入血分，清解血分毒热，赤芍、牡丹皮清热凉血，通络破血，石膏、连翘清热解毒而散结，银花藤不但能清热解毒，且有通血活络的作用，延胡索活血止痛。全方既清热解毒，又活血通脉，且以清为主，只清不通则热毒不能泄，只通不清则瘀血与热毒交阻不能行，所以既清又通，使湿毒热邪得以清泄，瘀血得以活散，故疗效佳。

七、妇科疾病

(一) 子宫肌瘤

子宫肌瘤属中医癥瘕、石瘕等病证范畴。《灵枢·水胀》谓："石瘕生于胞中，寒气客于子门，子门闭塞，气不得通，恶血当泻不泻，衃以留止，日益以大，状如怀子，月事不以时下，皆生于女子，可导而下。"历来均以寒凝血滞为说，治疗中常是温经散寒有余，而活血化瘀不足。刘兴明通过多年的临床观察，认为子宫肌瘤多因情志内伤、肝气不舒，脏腑功能失调，冲任不调，气血不和，以致气滞血瘀，新血与旧血凝聚成块结于胞宫，日益长大而成，故治疗当以行气活血、破瘀导下为主。而抵当汤的主要成分是水蛭，水蛭含水蛭素、肝素、抗血栓素及组胺，具有抗凝血和扩张血管而促进血液循环的作用。方中水蛭、虻虫破血逐瘀，辅以桃仁、大黄活血软坚导下，临床上再配以红花、川楝子、延胡索，以增强活血行气止痛之效。诸药合用，共奏行气活血、破血逐瘀导下之功。刘兴明结合20多年临床辨证施治于子宫肌瘤的经验，认为本方确有较可靠的疗效，它既保留了妇女的子宫，又经济实效，其应用价值值得进一步探讨。

(二) 子宫内膜异位症

子宫内膜异位症据其临床症状、体征，属于中医痛经、癥瘕、不孕症等范畴，中医辨证多属于血瘀证。董连荣等认为根据该病临床表现特点，小腹硬满而痛，或精神烦躁，属于抵当汤治疗范围。子宫内膜异位症多是顽固痛经的重要原因。王珍等认为瘀血阻滞胞宫、冲任是其基本病机，不通则痛，常表现为痛经症状；瘀血阻滞胞宫、冲任，瘀积日久，又能影响脏腑、气血功能而致气滞、痰湿内生，呈现瘀血、气滞、痰湿交织，渐成癥瘕的病理改变。血瘀是子宫内膜异位症的主要病理因素，故治宜活血化瘀、消癥止痛。非经期活血化瘀治其本，以抵当汤为主方；经期行气活血止痛治其标，加用益母草、当归、川芎、桃仁等补血活血，行气通经止痛，标本兼治，可缓解疼痛。抵当汤系仲景《伤寒论》破血逐瘀名方，方中水蛭咸苦性平，入肝、膀胱二经，专攻峻逐恶血瘀血，破血癥积聚；虻虫破血逐瘀之力更峻；大黄荡涤邪热，导瘀下行；桃仁破血行血。现代药理研究表明，水蛭和水蛭素对各种血栓和血栓形成均有显著的抑制作用；虻虫含有多糖物质，能显著延长凝血时间，并能降低内外凝血因子的活性，增加纤溶系统的活力，进而防止血栓的形成和发展；大黄含有多种成分，有泻下、退热、止血作用及抗病原微生物等免疫调节作用；桃仁的醇提取物有抗凝血作用和弱的溶血作用，所含的三油酸甘油酯具有抗凝活性。诸药合用，能改善血液环境和血液流变，促进包块吸收和粘连的松解，消除异位症症状或使异位内膜组织萎缩；抑制炎性反应和组织异常增生，达到镇痛及免疫调节作用。

（三）功能失调性子宫出血

功能失调性子宫出血属于中医崩漏范畴，为月经严重失常病证，其病因不离虚、热、瘀三端，又以瘀为首。冯丽等认为针对瘀血内阻型崩漏出血期，从瘀论治，活用抵当汤加减，通因通用，化瘀以止血，可取得较好疗效。

八、烟雾病

烟雾病又称自发性 Willis 环闭塞或颅底异常血管网病，是一种原因不明的进行性脑血管闭塞性疾病，属中医中风、中经络、薄厥之范畴。其病位在脑髓，病机为瘀热蕴痰、髓海不足。王浩艺等谨守瘀热之病机，承古拓今，以抵当汤下其瘀热，配合化痰通络之药，治疗中老年烟雾病，痰瘀同治，泄热清脑。方中大黄气味重浊，为泄热逐瘀之良药，主下瘀血，攻坚破积，直降下行，通利血脉；水蛭善入血分，破瘀通经，标本兼治，可取得满意的临床疗效。

第七节 海外研究

丹波元坚《杂病广要·胀满》：瘀蓄死血而胀，腹皮上见青紫筋，小水反利，脉芤涩，妇人多有此疾，先以桃仁承气汤；势重者，抵当汤；如虚人不可下者，且以当归活血散调治……血乃有形之物，必得有形相制之物，始能入其中而散其结，方用抵当汤治之，一剂而大便通，顿失痛楚矣。

大塚敬节《中国内科医鉴·小便自利》：抵当汤治瘀血之蓄积而现小便自利者……桃核承气汤、抵当汤，均为驱瘀血之剂。余先以抵当汤与之。可知发狂者用抵当汤……瓜蒂散、桃核承气汤、抵当汤、鹧鸪菜汤，治蛔虫之剂……抵当汤治消渴亦有效。

大塚敬节《中国儿科医鉴·第十一章夜尿症》：患夜尿症者，大别为阳证与阴证。阳证用白虎汤、桂枝加龙骨牡蛎汤。阴证用苓姜术甘汤、八味丸。属血证者，用当归芍药散、桃核承气汤、抵当汤。

丹波元简《伤寒论辑义·辨太阳病脉证并治上》：吴氏《瘟疫论》曰，案伤寒太阳病不解，从经传腑，热结膀胱，其人如狂，血自下者愈，血结不行者，宜抵当汤。今温疫起无表证，而惟胃实，故肠胃蓄血多，膀胱蓄血少。然抵当汤行瘀逐蓄之最者，无分前后二便，并可取用。然蓄血结甚者，在桃仁力所不及，宜抵当汤。

参考文献

[1] 汉·张仲景. 伤寒论 [M]. 北京：中国医药科技出版社，2016.

[2] 西晋·王叔和. 脉经 [M]. 郑州：河南科学技术出版社，2017.

[3] 宋·朱肱. 类证活人书 [M]. 天津：天津科学技术出版

社，2003.

　[4] 宋·陈自明. 校注妇人良方 [M]. 上海：上海卫生出版社，1958.

　[5] 宋·赵佶. 圣济总录 [M]. 北京：人民卫生出版社，2013.

　[6] 宋·王怀隐. 太平圣惠方 [M]. 北京：人民卫生出版社，1958.

　[7] 宋·郭雍. 仲景伤寒补亡论 [M]. 上海：上海科学技术出版社，1959.

　[8] 金·成无己. 注解伤寒论 [M]. 北京：中国医药科技出版社，2011.

　[9] 金·刘完素. 伤寒标本心法类萃 [M]. 北京：中华书局，1985.

　[10] 金·刘完素. 伤寒直格 [M]. 上海：上海科学技术出版社，2000.

　[11] 金·刘完素. 黄帝素问宣明论方 [M]. 北京：中国中医药出版社，2007.

　[12] 金·刘完素. 素问病机气宜保命集 [M]. 北京：中国中医药出版社，2007.

　[13] 金·张从正. 儒门事亲 [M]. 上海：第二军医大学出版社，2008.

　[14] 金·李东垣. 脾胃论 [M]. 北京：中国中医药出版社，2007.

　[15] 元·朱丹溪. 脉因证治 [M]. 天津：天津科学技术出版社，2000.

　[16] 元·程杏轩. 医述 [M]. 合肥：安徽科学技术出版社，1990.

　[17] 元·王好古. 汤液本草 [M]. 北京：中国中医药出版社，2013.

　[18] 元·危亦林. 世医得效方 [M]. 北京：中国中医药出版社，2009.

　[19] 元·朱丹溪. 丹溪手镜 [M]. 北京：人民出版社，1982.

　[20] 元·杜清碧. 史氏重订敖氏伤寒金镜录 [M]. 上海：上海科学技术出版社，1959.

[21] 明·王肯堂. 证治准绳 [M]. 北京：中国中医药出版社，1997.

[22] 明·楼英. 医学纲目 [M]. 上海：上海科学技术出版社，2000.

[23] 明·李中梓. 删补颐生微论 [M]. 北京：中国中医药出版社，1998.

[24] 明·徐春甫. 古今医统大全 [M]. 合肥：安徽科学技术出版社，1995.

[25] 明·李时珍. 本草纲目 [M]. 武汉：崇文书局，2017.

[26] 明·汪机. 医学原理 [M]. 北京：中国中医药出版社，2009.

[27] 明·缪希雍. 神农本草经疏 [M]. 太原：山西科学技术出版社，2013.

[28] 明·许宏. 金镜内台方议 [M]. 上海：上海科学技术出版社，1959.

[29] 明·薛己. 内科摘要 [M]. 北京：中国医药科技出版社，2012.

[30] 明·万表. 万氏济世良方 [M]. 北京：中医古籍出版社，1991.

[31] 明·张介宾. 景岳全书 [M]. 北京：中国中医药出版社，1994.

[32] 明·王肯堂. 中医女科十大名著女科证治准绳大字本 [M]. 太原：山西科学技术出版社，2012.

[33] 明·杜文燮. 药鉴 [M]. 北京：中国中医药出版社，2016.

[34] 明·刘纯. 杂病治例 [M]. 北京：中医古籍出版社，2013.

[35] 明·倪朱谟. 本草汇言 [M]. 上海：上海科学技术出版社，2005.

[36] 明·陶华. 伤寒六书 [M]. 北京：人民卫生出版社，1990.

[37] 明·薛己. 中国古医籍整理丛书 本草约言 [M]. 北京：中国中医药出版社，2015.

[38] 明·虞抟. 苍生司命 [M]. 北京：中国中医药出版社，2004.

[39] 明·孙一奎. 赤水玄珠 [M]. 北京：中国中医药出版

社，1996.

［40］明·万全. 保命歌括［M］. 上海：上海科学技术出版社，2000.

［41］明·王绍隆. 医灯续焰［M］. 北京：中国中医药出版社，2017.

［42］裘庆元. 珍本医书集成［M］. 上海：上海科学技术出版社，1985.

［43］明·万全. 万氏家传伤寒摘锦［M］. 武汉：湖北科学技术出版社，1984.

［44］明·刘纯. 刘纯医学全书［M］. 北京：中国中医药出版社，1999.

［45］清·魏之琇. 续名医类案［M］. 北京：人民卫生出版社，1997.

［46］清·吴谦. 医宗金鉴［M］. 北京：人民卫生出版社，1963.

［47］清·吴谦. 订正仲景全书金匮要略注［M］. 北京：人民卫生出版社，1980.

［48］清·周岩. 本草思辨录［M］. 北京：人民军医出版社，2015.

［49］清·秦之桢. 伤寒大白［M］. 北京：中国中医药出版社，2015.

［50］清·张锡纯. 医学衷中参西录［M］. 石家庄：河北人民出版社，1957.

［51］陈存仁. 皇汉医学丛书［M］. 上海：上海中医学院出版社，1993.

［52］清·萧壎. 女科经纶［M］. 北京：人民军医出版社，2010.

［53］清·唐容川. 血证论［M］. 北京：中国中医药出版社，1996.

［54］清·叶天士. 医效秘传［M］. 上海：上海科学技术出版社，1963.

［55］清·汪昂. 医方集解［M］. 郑州：河南科学技术出版社，2017.

［56］清·汪昂. 本草备要［M］. 北京：人民军医出版社，2007.

［57］清·张璐. 伤寒绪论［M］. 北京：中国中医药出版

社，2015.

　　［58］清・黄元御．伤寒说意白话解［M］．北京：人民军医出版社，2015.

　　［59］清・黄元御．伤寒悬解白话解［M］．北京：人民军医出版社，2014.

　　［60］清・程国彭．医学心悟［M］．上海：第二军医大学出版社，2005.

　　［61］清・陈修园．女科要旨［M］．北京：人民卫生出版社，1982.

　　［62］清・冯兆张．冯氏锦囊秘录［M］．北京：人民卫生出版社，1998.

　　［63］清・莫枚士．研经言［M］．北京：人民卫生出版社，1990.

　　［64］清・陈士铎．辨证奇闻［M］．北京：中国中医药出版社，1995.

　　［65］清・张璐．本经逢原［M］．北京：中国中医药出版社，2007.

　　［66］清・张璐．伤寒缵论［M］．北京：中国中医药出版社，2015.

　　［67］清・姚球．伤寒经解［M］．上海：上海科学技术出版社，2004.

　　［68］清・沈金鳌．杂病源流犀烛［M］．北京：中国中医药出版社，1994.

　　［69］清・闵钺．本草详节［M］．北京：中国中医药出版社，2015.

　　［70］清・罗美．古今名医方论［M］．北京：人民军医出版社，2007.

　　［71］清・张秉成．成方便读［M］．北京：中国中医药出版社，2002.

　　［72］清・林之翰．四诊抉微［M］．天津：天津科学技术出版社，2012.

　　［73］清・喻昌．尚论篇［M］．上海：上海古籍出版社，1991.

　　［74］清・唐容川．伤寒论浅注补正［M］．太原：山西科学技术出版社，2013.

［75］清·何廉臣．感症宝筏［M］．太原：山西科学技术出版社，2011．

［76］清·黄宫绣．本草求真［M］．太原：山西科学技术出版社，2012．

［77］清·杨时泰．本草述钩元释义［M］．太原：山西科学技术出版社，2009．

［78］清·黄庭镜．目经大成［M］．北京：中医古籍出版社，1987．

［79］清·钱秀昌．伤科补要［M］．上海：千顷堂书局，1955．

［80］清·叶其蓁．女科指掌［M］．北京：中国中医药出版社，2016．

［81］清·俞震．古今医案按［M］．郑州：河南科学技术出版社，2017．

［82］清·章穆．调疾饮食辩［M］．北京：中医古籍出版社，1987．

［83］清·江涵暾．奉时旨要［M］．北京：中国中医药出版社，2007．

［84］清·陆以湉．冷庐医话［M］．北京：人民军医出版社，2010．

［85］清·何廉臣．全国名医验案类编［M］．太原：山西科学技术出版社，2011．

［86］清·罗美．珍本医籍丛刊 古今名医汇粹［M］．北京：中医古籍出版社，1999．

［87］清·尤怡．医学读书记［M］．北京：人民军医出版社，2012．

［88］清·张志聪，高世栻．侣山堂类辩医学真传［M］．北京：人民卫生出版社，1983．

［89］清·张志聪．黄帝内经素问集注［M］．北京：中国医药科技出版社，2014．

［90］清·石芾南．医原［M］．上海：上海浦江教育出版社，2011．

［91］清·黄凯钧，刑玉瑞．友渔斋医话［M］．上海：上海中医药大学出版社，2011．

［92］清·吴澄．不居集［M］．北京：人民卫生出版社，1998．

［93］清·陈士铎.辨证录［M］.北京：中国中医药出版社，2007.

［94］清·何梦瑶.医碥［M］.北京：中国中医药出版社，2009.

［95］清·张登.伤寒舌鉴［M］.上海：上海卫生出版社，1958.

［96］清·汪讱庵.本草易读［M］.北京：人民卫生出版社，1987.

［97］清·董蟠.资生集［M］.上海：上海科学技术出版社，2004.

［98］清·钱潢.伤寒溯源集10卷［M］.上海：上海卫生出版社，1957.

［99］清·高学山.高注金匮要略［M］.北京：中国中医药出版社，2015.

［100］清·俞根初.增订通俗伤寒论［M］.北京：中国中医药出版社，2011.

［101］清·陈修园.伤寒医诀串解［M］.上海：上海科学技术出版社，1958.

［102］清·庆云阁.医学摘粹［M］.上海：上海科学技术出版社，1983.

［103］曹颖甫.经方实验录［M］.北京：学苑出版社，2014.

［104］汪莲石.伤寒汇注精华［M］.北京：学苑出版社，2011.

［105］曹炳章.辨舌指南［M］.福州：福建科学技术出版社，2006.

［106］萧伯章.遁园医案［M］.北京：学苑出版社，2012.

［107］王海波.抵当汤合方治疗梗死后心绞痛1例［J］.中国医药指南，2015（30）：198.

［108］李雨，黄瑞音，钟巍，等.四妙勇安汤合抵当汤加减治疗老年无痛性急性非ST段抬高型心肌梗死临床研究［J］.河北中医，2019，41（1）：31－35.

［109］刘军莹，宫洪涛.抵当汤合五苓散加味联合西药常规处理对急性脑出血的临床疗效研究［J］.内蒙古中医药，2017，36（10）：83.

［110］王永立.抵当汤治疗中风后轻度认知障碍的临床效果［J］.中国疗养医学，2019，28（2）：179－181.

［111］刘江.抵当汤加减治疗老年性痴呆30例临床研究［J］.山

东中医杂志, 2014, 33 (10): 816 - 817.

　[112] 张习东, 薛国新, 常虹. 抵当汤加味治疗顽固性失眠症 30 例 [J]. 浙江中医杂志, 2013, 48 (8): 555.

　[113] 杨晓媛, 曲黎, 曹广顺. 温阳化饮通络法治疗心肾综合征 31 例 [J]. 陕西中医, 2007, 28 (6): 659 - 660.

　[114] 柴则夫, 张曾亮, 黄晓玲. 加减抵当对肾小球硬化大鼠 TIMP - 1 及 PAI - 1mRNA 表达的影响 [J]. 中华中医药杂志, 2009, 24 (1): 93 - 95.

　[115] 段公, 石彩云, 陈于翠, 等. 加减抵当汤对痰瘀型糖尿病患者胰岛素抵抗的影响 [J]. 中国医药指南, 2015 (23): 189 - 190.

　[116] 陈于翠, 陈志颜, 段公, 等. 加减抵当汤联合西医常规治疗 2 型糖尿病 53 例疗效观察 [J]. 河北中医, 2016, 38 (4): 571 - 572.

　[117] 郭鹏云, 郭俊杰. 加减抵当汤对痰瘀型糖尿病患者胰岛素抵抗的影响分析 [J]. 光明中医, 2017, 32 (16): 2358 - 2360.

　[118] 涂颖廷, 罗艳霞, 王长青. 加减抵当汤联合西医常规治疗 2 型糖尿病的临床疗效初探 [J]. 当代医学, 2018, 24 (19): 107 - 109.

　[119] 常柏, 李巧芬, 常宝成, 等. 抵当汤早期干预对 2 型糖尿病大鼠大血管巨噬细胞调控作用的影响 [J]. 中国实验方剂学杂志, 2012, 18 (16): 195 - 199.

　[120] 常柏, 潘从清, 孟东, 等. 抵当汤对 2 型糖尿病患者血管内皮功能影响的临床研究 [J]. 天津中医药, 2011, 28 (6): 457 - 458.

　[121] 周胜男, 常柏, 吴晓明, 等. 抵当汤早期干预对 2 型糖尿病大鼠血管内皮细胞凋亡的影响 [J]. 中华中医药杂志, 2017, 32 (9): 3985 - 3988.

　[122] 李春深, 常柏, 苗戎, 等. 抵当汤早期干预对糖尿病大鼠视网膜 VEGF 和 PKC 基因表达的影响 [J]. 北京中医药大学学报, 2012, 35 (8): 543 - 548.

　[123] 俞仲贤, 张文军, 周丽娜, 等. 中西医结合治疗糖尿病肾病 Ⅲ 期气虚血瘀证 32 例临床研究 [J]. 江苏中医药, 2019, 51 (3): 30 - 32.

　[124] 刘健美, 薛良. 从 "热入精室" 论治慢性前列腺炎 60 例 [J]. 西部中医药, 2011, 24 (9): 64 - 66.

　[125] 陈成博, 陈舒, 张胜. 抵当汤加味治疗慢性前列腺炎 45 例

临床观察 [J]. 浙江中医杂志, 2013, 48 (7): 505.

[126] 王魁亮, 王新莉. 二妙抵当汤治疗血栓性静脉炎 41 例 [J]. 新疆中医药, 1992 (1): 17 - 18.

[127] 施跃芬, 罗开美. 抵当汤加减治疗产后血栓性静脉炎 12 例 [J]. 云南中医中药杂志, 2011, 32 (2): 89 - 90

[128] 刘兴明. 抵当汤加味治疗子宫肌瘤 28 例 [J]. 现代医药卫生, 2005, 21 (9): 1118 - 1119.

[129] 王珍, 罗爱鄂. 抵当汤加味治疗子宫内膜异位症 80 例 [J]. 广西中医药, 2009, 32 (1): 19 - 20.

[130] 陈坚, 何义华. 虫类药临床应用举隅 [J]. 辽宁中医药大学学报, 2010, 12 (8): 185 - 186.

[131] 冯丽, 阳纯平, 李禹, 等. 抵当汤加减治疗瘀血内阻型崩漏出血期的临床应用 [J]. 广州中医药大学学报, 2019, 36 (1): 28 - 131.

[132] 王浩艺, 王松龄. 经方抵当汤加味治疗烟雾病验案一则 [J]. 中医临床研究, 2017, 9 (34): 65 - 66.

[133] 日·丹波元坚. 杂病广要 [M]. 北京: 人民卫生出版社, 1958.

[134] 日·大塚敬节. 中国内科医鉴 [M]. 北京: 人民卫生出版社, 1955.

[135] 日·大塚敬节. 中国儿科医鉴 [M]. 北京: 人民卫生出版社, 1955.

[136] 日·丹波元简. 伤寒论辑义 [M]. 北京: 人民卫生出版社, 1983.

第五章 抵当汤类方衍变

第一节 主治病证的衍变

一、阳明蓄血证

宋·赵佶《圣济总录·伤寒瘀血》：治伤寒阳明证，其人喜忘者，必有蓄血，所以然者，本有瘀血，故令喜忘，大便虽硬反易，其色必黑，宜抵当汤方。水蛭（三十枚，熬），虻虫（三十枚，去翅足，炒），桃仁（二十一枚，去皮尖，麸炒），大黄（一两，酒洗锉炒），上四味，锉如麻豆大，以水五盏，煮取三盏，去滓温服一盏，不下更服。

明·王肯堂《证治准绳·蓄血》：阳明病，有蓄血而喜忘者，证之甚也，宜抵当汤。

二、太阳瘀血在里

宋·朱肱《类证活人书·卷十五抵当汤》：小便自利者，下血乃愈，所以然者，以太阳随经，瘀热在里故也，抵当汤主之。

元·程杏轩《医述·方论》：以太阳随经，瘀热在里故也，抵当汤主之……刘完素曰：小承气，奇之小者也；大承气、抵当汤，奇之大者也。抵当汤，为太阳瘀血在里设，阳明之蓄血亦宜之。

清·王子接《绛雪园古方选注·＜绛雪园古方选注＞条

目》：陷胸汤、承气汤、抵当汤，泄可去闭也。抵当汤，主治太阳瘀血在里，亦可治阳明蓄血。

清·柯韵伯《伤寒论翼·制方大法第七》：抵当汤为太阳瘀血在里设，阳明之蓄血亦用之。

清·吴谦《订正仲景全书伤寒论注·辨太阳病脉证并治中篇》：所以然者，以太阳随经，瘀热在里故也，宜下之，以抵当汤。下血乃愈者，言不自下者，须当下之，非抵当汤不足以逐血下瘀，乃至当不易之法也。

三、吐血、血结胸证

宋·杨士瀛《仁斋直指方论（附补遗）·产妇伤寒方论》：或问妇人伤寒可得闻乎？曰：伤寒三百九十七条，一百一十三方，此张氏截然之笔削也。于某证则有某药，何尝以男女为别哉？要之，月事去来，产前产后男子所无，请发明其蕴，以解世俗之惑。盖妇人以血为主。发热恶寒，经水适来，经曰：热除而胸满谵语者，是则邪气结于胸胁，当刺期门，随其实而取之……至如伤寒发热，经水适来，昼醒暮谵，如见怪状，是则里无留邪，热随血散，所谓不治自愈者此也。前乎吐血下血，两条并以犀角地黄汤、桃仁承气汤、抵当汤丸之类，言之详矣。

明·李中梓《医宗必读·结胸》：血结胸者，小腹满，小便不利，抵当汤。

明·李中梓《医宗必读·吐血》：当汗不当汗，热毒深入，故吐血，内有瘀积，桃仁承气汤、抵当汤。

明·李中梓《医宗必读·伤寒诸剂》：抵当汤治血结胸，谵语，小腹满，漱水不可咽。

明·徐春甫《古今医统大全·诸方目》：抵当汤，治血结胸谵语，瘀血狂言，小腹满，漱水不欲咽。

明·王肯堂《证治准绳·吐血》：伤寒吐血，诸阳受邪，初热在表，应发汗。热毒入经，结于五脏，内有瘀积，故吐血也，瘀血甚者抵当汤。

明·陶华《伤寒六书·口干》：阳明病，口燥欲漱水不咽者，必衄，黄芩芍药汤；漱水不咽，发狂，轻者犀角地黄汤，甚者抵当汤。

清·杨时泰《本草述钩元·桃》：……故仲景抵当汤同虻蛭大黄用主之，治蓄血、吐血及血结胸等证。

清·李潆《身经通考·伤寒门》：抵当汤，治血结胸，谵语，瘀血狂言，小腹满，漱水不欲咽。

四、邪入膀胱

金·李杲《内外伤辨惑论·四时用药加减法》：遍阅《内经》中悉言小腹痛皆寒，非伤寒厥阴之证也，乃下焦血结膀胱，仲景以抵当汤并抵当丸主之。

明·王肯堂《证治准绳·伤劳倦》：非伤寒厥阴之证，乃下焦血结膀胱也，仲景以抵当汤并丸主之。

明·楼英《医学纲目·治发热》：从热病中变而作也，非伤寒厥阴之症也，仲景用抵当汤并丸主之，乃血结下焦膀胱也。

明·汪机《医学原理·治伤寒方》：抵当汤，治伤寒发狂，小腹硬满，小便自利，乃邪热蓄血于膀胱。经云：热结膀胱，其人如狂是也。治宜下去蓄血，散去邪热可也。经云：苦走血，寒胜热。故用大黄之寒以下热，佐以桃仁、水蛭、虻虫之苦，破蓄血。

明·薛己《薛案辨疏·脾胃亏损暑湿所伤等症》：如患伤寒邪热，自太阳经不解，传入膀胱之里，与血相搏，或下血痢，产后恶露不尽，结在小腹，经水阻滞，而小腹痛兼现以上诸症者，下焦蓄血也，当用抵当汤，轻者桃仁承气汤。要知血既瘀滞，脾胃虽虚不得不先下之也。

清·吴仪洛《成方切用·抵当汤》：缘热结膀胱，与瘀热在里，邪有浅深，故桃仁承气与抵当汤，攻有缓急。

清·莫枚士《经方例释·经方例释下》：阳经邪入膀胱之故，亦二风伤卫而延及膀胱者，主五苓散，膀胱有停津也，卫主气，气帅液故也；其寒伤营而延及膀胱者，主桃仁承气汤、抵当汤，膀胱有瘀血也，营主血故也，皆不离乎？桂枝一味，凡邪留于太阳，从经入腑之，次则病狂，故抵当症如狂。

五、经水不利

西晋·王叔和《脉经·经闭》：妇人经水不利，抵当汤主之。

元·程杏轩《医述·月经》：妇人经水不利下，抵当汤主之。

明·楼英《医学纲目·闭经》：妇人经水不利，抵当汤主之。

明·王肯堂《女科证治准绳·闭经》：妇人经水不利，抵当汤主之。

清·董蟐《资生集·闭经》：仲景抵当汤（大黄、桃仁、虻虫、水蛭）、千金桃仁煎（大黄、桃仁、朴、硝、虻虫）治血积月水不行，若寒结污血而不行。

六、产后病

宋·陈自明《校注妇人良方·附治验》：产后腹胀，满闷呕吐者，因败血散于脾胃，不能运化而致，宜用抵圣汤治之。一产妇患前症，或用抵当汤，败血已下，前症益甚，小腹重坠，似欲去后。余谓此脾气虚而下陷，用补中益气汤加炮姜，温补脾气，重坠如失，又用六君子汤而安。

明·王肯堂《女科证治准绳·治法通论》：如产后热入血室者，用桃仁承气、抵当汤等药，胃坚燥者，大承气不可以泄药言之。

明·朱橚《普济方·月水不利》：抵当汤治月经不利，腹中满时自减，并男子膀胱满急。虎杖、大黄各二两，桃仁三十枚，水蛭二十枚，上以水三升，煮取一升，尽服之。当下恶血为度。

明·薛己《薛案辨疏·脾胃亏损暑湿所伤等症》：如患伤寒邪热，自太阳经不解，传入膀胱之里，与血相搏，或下血痢，产后恶露不尽，结在小腹，经水阻滞，而小腹痛兼现以上诸症者，下焦蓄血也，当用抵当汤，轻者桃仁承气汤。要知血既瘀滞，脾胃虽虚不得不先下之也。

明·楼英《医学纲目·妇人治法通论》：如产后热入血室者，用桃仁承气、抵当汤等药。

清·董蘏《资生集·产后腹痛属冷气乘虚入产门》：妇人产当寒月……此寒疝也。医将治以抵当汤，谓有瘀血也。

清·魏之琇《续名医类案·瘀滞》：一产妇腹痛，或用抵当汤，败血已下，前症益甚，小腹重坠，似欲去后，此脾气虚而下陷。

清·何廉臣《增订通俗伤寒论·伤寒夹证》：产后伤寒身热，恶露为热搏不下，烦闷胀喘狂言者，抵当汤及桃仁承气汤主之。

七、中风蓄血

清·喻嘉言《尚论篇·太阳经上篇》：中风病不解，热瘀下焦蓄血，明辨脉证，用抵当汤二法。

八、胃中蓄血

明·徐春甫《古今医统大全·伤寒门（上）》：有胃中蓄血，其人善忘，粪硬及易而色黑者，抵当汤下之。

九、胁痛

明·虞抟《苍生司命·胁痛证》：抵当汤，治肝血胁痛。

十、跌仆损伤

明·虞抟《医学正传·腹痛》：如因跌仆损伤而作痛者，此瘀血证，宜桃仁承气汤、抵当汤之类，逐去其血即愈。

明·汪机《医学原理·丹溪治腹痛活套》：如因跌仆而作痛者，宜以桃仁承气汤及抵当汤之类，逐去恶血即止。

明·王肯堂《证治准绳·杂病》：若登高坠下，重物撞打，箭镞刃伤，心腹胸中停积郁血不散，以上中下三焦部分分之，以易老犀角地黄汤、桃仁承气汤、抵当汤丸之类下之。

十一、癥瘕

清·吴谦《删补名医方论·卷七》：抵当汤并丸……并治癥瘕，追虫攻毒甚佳。

十二、瘀血肿胀

明·汪机《医学原理·肿胀门·附方》：抵当汤，治瘀血肿胀。

十三、蓄血腹痛

明·汪机《医学原理·肚腹门·附方》：抵当汤，治蓄血腹痛。

十四、补阴

清·周学海《脉义简摩·产后杂病脉证》：产后恶血未尽，因感风邪，与热血相搏，壮热头痛，面赤如醉，眼涩急，昏闷不醒，身如在空虚，见食即吐，食不住腹，脉气结而不匀，逐位间绝，然各有骨力而微，此用药亦难。前证温下后，恐别见虚热之证，更须以他药平补之，此乃抵当汤丸、下瘀血汤之的证。

十五、邪毒入胃下血

元·杜清碧《敖氏伤寒金镜录·纯黄隔瓣舌》：舌见黄而涩，有隔瓣者，热已入胃，邪毒深矣，急以大承气汤下之，若身发黄者用茵陈汤，下血，用抵当汤。

十六、心包

明·张太素《订正太素脉秘诀·用药式样》：抵当汤散心包余，水蛭虻虫治血宜，多用大黄须辨正，桃仁四味引青皮。

明·张太素《订正太素脉秘诀·诊十二部脉用药节法》：心包络脉微数，曰平，数多胃气少，曰病，脉数大而实有余，更带沉涩，用抵当汤主之。

十七、男子血疝

明·朱橚《普济方·便痈》：大便痈者谬名也，乃男子血疝，难素所不载，然而足厥阴肝之经络，是血流行之道路也，冲脉、任脉、督脉亦属肝经之旁络也。《难经》曰：男子七疝，血疝乃七疝之一也，治以导水丸、桃仁承气汤，或抵当汤投之。

十八、热入血室

清·汪昂《本草备要·桃仁》：治热入血室（冲脉），血燥血痞，损伤积血。血痢经闭，咳逆上气（血和则气降），皮肤血热，燥痒蓄血，发热如狂（……抵当汤，用桃仁、大黄、虻虫、水蛭。水蛭，即蚂蟥，蛭食血之虫，能通肝经聚血，性最难死，虽炙为末，得水即活，若入腹中，生子为患，田泥和水饮下之。虻虫即蚊虫，因其食血，故用以治血）。

十九、热邪入三阴

清·陆廷珍《六因条辨·伏暑条辨第十》：至热邪传入三阴，则少阴心主血，太阴……邪既入血，则热与血凝，势难清化，必致舌绛神昏，昼明夜剧……甚则腹痛便黑，仲景用抵当汤，以攻热破瘀，庶几可以两解矣。

第二节　抵当汤药味加减

一、宋金时期

宋·王怀隐《太平圣惠方·伤寒三阴三阳应用汤散诸方》：水蛭半两微炒，虻虫半两微炒，桃仁半两汤浸去皮尖双仁麸炒微黄，川大黄一两锉碎微炒。

宋·赵佶《圣济总录·伤寒发黄》：水蛭三十枚炒，虻虫三十枚炒，桃仁去皮尖双仁炒一十枚，大黄三两。上四味，哎咀如麻豆大，每服三钱匕，水一盏半，煎至七分，去滓温服。

宋·赵佶《圣济总录·伤寒发狂》：水蛭十枚熬，虻虫十枚去翅足熬，大黄酒洗炒一两，桃仁七枚去皮尖双仁者，上四味，锉如麻豆，每服五钱匕，以水一盏半，煎取八分，去滓温服，晬时当下血，不下再服之。

金·刘完素《伤寒标本心法类萃·抵当汤》：水蛭炒，虻虫各七个去足翅炒，杏仁七枚，大黄二钱半。上作二帖，水煎，再服。

二、明清时期

明·徐用诚《玉机微义·攻下之剂量》：抵当汤治太阳伤寒头痛，身热，法当汗解，反利小便，热瘀在内，则身黄，脉沉，少腹硬，小便自利，其人如狂者，下焦有血，也宜此汤主之。水蛭、虻虫各十个，大黄一两，桃仁十二个。上锉作一服，水煎，食前服。

明·李梴《医学入门·伤寒用药赋》：抵当汤，虻虫、水蛭、桃仁各十枚，大黄三钱，病甚人壮者五钱。

明·楼英《医学纲目·蓄血》：水蛭十个，熬去子，杵；

虻虫十枚，去翅足，熬；大黄一两，汤浸，去皮；桃仁七枚，去皮，捶碎。上吹咀，作一服，水一盏，煎七分，去渣温服。

明·吴有性《温疫论·蓄血》：大黄五钱；虻虫二十枚，炙干研末；桃仁五钱，研加酒；水蛭炙干为末，五分。

清·张璐《医通祖方·抵当汤》：抵当汤，治蓄血，少腹硬满，小便自利。水蛭熬黑，如无，以陵鲤甲生漆涂炙代之；大黄酒浸，一两；桃仁去皮、尖，三十粒；虻虫去翅、足，熬，各三十枚。上四味水煎，去滓，取三升，温服一升，不下再服。

清·怀远《古今医彻·蓄血》：抵当汤，水蛭、虻虫、桃仁各十枚，大黄八钱。

清·沈麟《重订温热经解·客气温病治法》：妇女温病，经水适断，发热有时者，有瘀血也，抵当汤主之。水蛭五个，虻虫五个，桃仁五枚，大黄五钱。

清·马宗元《温病辨症·下焦诸方》：水蛭十个，熬，虻虫十个，去翅足，熬，桃仁十个，去皮尖，大黄二钱，去皮，酒浸，挫为麻豆，以水五杯，去渣，温服。

清·喻嘉言《医门法律·黄瘅门方》：治太阳伤寒头疼身热，法当汗解，反利小便，热瘀膀胱，则身黄脉沉，少腹硬，小便自利，其人如狂者，下焦有血也，宜……水蛭、虻虫各十个，大黄一两，桃仁十二粒。

清·佚名《医学摘粹·里实证》：虻虫十二个，水蛭十二个，熬，大黄三钱，桃仁七个，熬制照方，水一杯半，煎七分，温服，不下再服。

第三节　抵当汤衍生方

一、抵当丸

汉·张仲景《伤寒论·辨可下病脉证并治》：伤寒有热，少腹满，应小便不利，今反利者，为有血也，当下之，不可余药，宜抵挡丸。

元·朱丹溪《丹溪手镜·破除结硬而下血》：抵当汤丸破下焦蓄血。

明·王肯堂《证治准绳·少腹满》：伤寒有热，少腹满，应小便不利，今反利者，为有血也，当下之，不可余药，宜抵当丸。

明·倪朱谟《本草汇言·蛀虫》：又伤寒蓄血发狂，仲景用抵当汤丸，及干血劳证，用大黄蟅虫丸，二方中咸入之，以其散脏腑宿血结积，有神效也。

清·喻嘉言《尚论篇·太阳经中篇》：伤寒蓄血较中风蓄血更为凝滞，故变上篇之抵当汤为丸，煮而连滓服之，与结胸项强似柔痉用大陷胸丸同意。盖汤者荡也，阳邪入阴，一荡涤之即散。丸者缓也，阳邪入阴，恐荡涤之而不尽，故缓而攻之，所以求功于必胜之也。其曰不可余药者，即本汤不变为丸，不可得矣。

清·吴谦《订正仲景全书伤寒论注·辨阳明病脉证并治全篇》：抵当丸方，水蛭熬，二十个，虻虫熬，去翅足，二十个，桃核去皮尖，二十五个，大黄三两。上四味，捣筛为四丸，以水一升，煮一丸，取七合，服之。此皆瘀血之征，非至峻之剂，不足以抵其巢穴而当此重任，故立抵当汤。

清·喻嘉言《尚论后篇·太阳经寒伤营方》：抵当汤、丸，药味同剂，如何是二法？盖喜忘、发狂、身黄、屎黑者，疾之甚也；但小腹满硬、小便利者，轻也，故有汤、丸之别。《活人》云：若抵当汤、丸，更宜详慎审其有无表症，若有蓄血而外不解，亦未可便用，宜先用桂枝汤以解外，缘热客膀胱太阳经也，必竟蓄血极而邻于死，须抵当汤、丸，则安得不用？止是减剂从轻可也。

二、代抵当汤

明·李中梓《医宗必读·医案》：代抵当汤行瘀血。生地黄、当归尾、穿山甲各三钱；降香一钱五分；肉桂去皮，一钱；桃仁去皮尖，炒，二钱；大黄去皮，三钱；芒硝八钱。

明·万全《保命歌括·治伤寒诸方》：桃仁承气汤：表症已罢，小腹急，大便黑，小便不利，为瘀血症，此药主之，以代抵当汤。

清·唐容川《血证论·卷八》：代抵当汤，大黄一钱酒炒，莪术一钱，山甲珠三片，红花一钱，桃仁三钱，牡丹皮三钱，当归三钱，牛膝二钱，夜明砂三钱。

清·张璐《伤寒绪论·总论》：有食不妨用温中消导，如调中散、正气散皆可，若但恚怒伤气，只用小柴胡去参、苓加橘皮、枳壳，若胁下痛为郁怒伤肝，当归活血汤，少腹急痛，为有瘀血结聚，桃核承气或代抵当汤。

清·张璐《伤寒绪论·小腹满痛》：尺中迟弦，少腹濡满，痛不可按，小便反利，亦有艰涩者，为蓄血，代抵当汤。

清·张璐《伤寒绪论·呃逆》：蓄血腹大青筋发呃者，不必治呃，代抵当汤。

清·朱时进《一见能医·夹气辨》：少腹急痛，为有瘀血结聚，桃仁承气或代抵当汤。

清·林珮琴《类证治裁·吐血论治》：不内外因者，坠跌血瘀上泛，先须导下，复元活血汤，代抵当汤。

清·林珮琴《类证治裁·蓄血论治》：少腹硬满，大便黑，属下部，必发狂善忘，抵当汤、代抵当汤。

清·林珮琴《类证治裁·闭癃遗溺论治》：或血瘀下焦，小便闭涩，代抵当汤。

清·沈金鳌《杂病源流犀烛·肿胀源流痞满》：有因蓄血而成者，必青紫筋见，小便仍利宜代抵当汤。有瘀血阻滞者宜代抵当汤作丸，如芥子大，每三钱，去枕仰卧，细咽之。经水先断，后病水胀，因而血结胞门，病发于下者，属血分，宜代抵当汤。血肿一症，尤为奇害，其为状，四肢浮肿，皮肉间必有红痕赤缕，皆由血溢离经，留滞于中，与水湿相化，因变为水也，宜调荣饮，或酌用代抵当汤。代抵当汤，桃仁、蓬术、大黄、芒硝、当归、生地黄。

清·沈金鳌《杂病源流犀烛·心病源流伏梁心痛心痈》：心痛……曰血，脉必涩，壮盛人宜下，宜代抵当汤。

清·齐有堂《齐氏医案·六经定法》：太阳邪传膀胱，口渴而小便不利，此为太阳腑证，法主五苓散，以去太阳腑邪。按：小便不利，气化不行，病在气分，不可用血分之药，当以桔梗易之。太阳腑证，有蓄尿、蓄热二端，膀胱有尿，热邪入而搏之，则少腹满为蓄尿；若无尿，热邪入，无所搏，则小腹不满为蓄热。蓄尿者倍肉桂，蓄热者易滑石。有为蓄尿过多，膀胱胀满，胀翻出窍，尿不得出。醉胀异常者，名为癃闭，不可用五苓。愈从下利，其胀愈加而窍愈塞，尿愈不得出，法宜白蔻宣畅胸膈，砂仁、半夏醒脾开胃，肉桂化气，桔梗开提，生姜升散，如壶盖吃紧，揭起则热气自出之意。使上焦得通，中枢得运，而后膀胱之气方能转运，斯窍既顺而尿得出。若少腹硬满，小便自利者，为膀胱蓄血，方用桃仁承气汤，或代抵当汤。

清·齐有堂《齐氏医案·血病》：有伤寒病五六日，但头汗出，身无汗，际颈而还，小便自利，渴饮水浆，此瘀血证也，宜犀角地黄汤、桃仁承气汤，看上下虚实，用犀角地黄汤治上，桃仁承气汤治中，代抵当汤治下，斟酌用之可也。

近代·曹炳章《辨舌指南·黄苔总论二》：至蓄血发黄，在上焦，犀角地黄汤；中焦，桃仁承气汤；下焦，代抵当汤。

清·何廉臣《增订通俗伤寒论·第十九节发狂伤寒》：蓄血如狂，轻则犀角地黄汤加味，方载伤寒变证蓄血条，重则代抵当汤加减，酒浸生川军四钱，光桃仁十粒，风化硝、酒炒莪术、归尾各一钱，鲜生地黄一两炒，穿甲八分，官桂三分，青糖一钱拌炒虫五只，搜逐瘀积以消之。

清·何廉臣《增订通俗伤寒论·第五节伤寒》：怒复若瘀血结聚，少腹急痛者，代抵当汤，酒炒锦纹二钱，桃仁钱半，炒穿甲一钱，醋炒莪术、归尾、玄明粉各一钱，细生地黄三钱，官桂三分，加杜牛膝主。

三、代抵当汤丸

清·张璐《医通祖方·抵当汤》：代抵当汤丸，治虚人蓄血，宜此缓攻。抵当汤去水蛭、虻虫，本方大黄用四两酒浸，桃仁用二十枚，加芒硝、蓬术、穿山甲、归尾、生地黄各一两，肉桂三钱，为末，蜜丸。

清·杨璿《伤寒瘟疫条辨·舌白苔黄苔黑苔》：在伤寒，桃仁承气汤、代抵当汤丸；在温病，解毒承气汤加夜明砂、桃仁、牡丹皮、穿山甲。温病多蓄血阳明，以黄连解毒汤送下，代抵当汤丸去桂加牛膝、牡丹皮。上焦胸胁手不可近，在伤寒犀角地黄汤加大黄，在温病再合黄连解毒汤；中脘脐间手不可近，在伤寒桃仁承气汤加牡丹皮、枳壳，在温病去肉桂，再合黄连解毒汤；脐下小腹手不可近，在伤寒代抵当汤丸，在温病以黄连解毒汤送下此丸，去肉桂，加牡丹皮、牛膝……按：代抵当汤丸，方出《准绳》。此皆蓄血之征兆，非至峻之剂不足以抵其巢穴，而当此重任，故仲景制抵当汤以攻之。

四、桃仁抵当汤

近代·曹炳章《辨舌指南·黄苔证治图说》：少腹痛，小便利者，有瘀血也，抵当汤；结胸头汗，大陷胸汤；水在两胁作痛，十枣汤。如下焦蓄血者，宜桃仁抵当汤；热在下焦，少腹硬，瘀血在里，小便自利，屎硬，如狂善忘诸症，宜通瘀汤。

五、桃核承气代抵当汤

清·张璐《伤寒绪论·劫法》：服桃核承气代抵当汤，瘀血未尽，腹痛不止，炒黑山楂、炒焦黑糖，同伏龙肝煎服，久蓄之瘀，一时不能即尽，桃核承气加桂附，温以散之。

清·张璐《伤寒绪论·蓄血》：若小便自利，大便黑亮，其人如狂者，为蓄血，桃核承气代抵当汤选用。

六、大承气抵当汤

金·刘完素《素问病机气宜保命集·本草论第九》：大承气抵当汤，为奇之大方也。大小承气、陷胸、抵当汤，三花神佑藏用之类是也。

七、大黄抵当汤

清·聂云台《伤寒解毒疗法·试用聂氏肠热症良药临床实录》：据颜君云，曾用大黄抵当汤，治愈伤寒三人，皆经西医验血证明为正伤寒者，皆于短期间速愈，其余治愈者尚有多例，无一贻误者。

八、千金桃仁煎

日本·丹波元简《金匮玉函要略辑义·妇人杂病脉证并治第二十二》：治带下月经闭不通。抵当汤去蛭，加朴硝五两。

九、千金翼抵当汤

日本·丹波元简《金匮玉函要略辑义·妇人杂病脉证并治第二十二》：治妇人月水不利，腹中满，时自减，并男子膀胱急方。抵当汤，去虻虫，加虎杖二两，一云虎掌。

十、杏仁汤

日本·丹波元简《金匮玉函要略辑义·妇人杂病脉证并治第二十二》：治妇人月水不调，或一月再来，或两月三月不来，或月前，或月后，及闭塞不通。抵当汤加杏仁三十枚。

参考文献

［1］宋·赵佶.圣济总录［M］.上海：上海科学技术出版社，2016.

［2］清·王子接.绛雪园古方选注［M］.北京：中国中医药出版社，2007.

［3］清·柯琴.伤寒论翼［M］.上海：上海卫生出版社，1956.

［4］宋·杨士瀛.仁斋直指方论（附补遗）［M］.福州：福建科学技术出版社，1989.

［5］明·李中梓.医宗必读［M］.北京：中国中医药出版社，1998.

［6］清·李潆.身经通考［M］.北京：中医古籍出版社，2004.

［7］金·李杲.内外伤辨惑论［M］.南京：江苏科学技术出版社，1982.

［8］明·薛己.薛案辨疏［M］.北京：中国中医药出版社，1999.

［9］清·吴仪洛.成方切用［M］.北京：科学技术文献出版社，1996.

［10］清·莫枚士.经方例释［M］.北京：中国中医药出版社，1996.

［11］明·虞抟.医学正传［M］.北京：中医古籍出版社，2002.

［12］清·吴谦.医宗金鉴［M］.北京：人民卫生出版社，1963.

［13］清·周学海.脉义简摩［M］.北京：中国中医药出版社，2016.

［14］明·徐用诚.玉机微义［M］.上海：上海古籍出版社，1991.

［15］明·李梴.医学入门［M］.北京：中国中医药出版社，1995.

［16］明·吴有性.瘟疫论广翼［M］.福州：福建科学技术出版社，2010.

［17］清·张璐.医通祖方［M］.上海：上海科学技术出版社，2004.

［18］清·怀远.古今医彻［M］.上海：上海科学技术出版社，1985.

［19］清·何廉臣．增订通俗伤寒论［M］．福州：福建科学技术出版社，2004.

［20］清·喻嘉言．医门法律［M］．北京：中国中医药出版社，2002.

［21］清·唐宗海．血证论［M］．天津：天津科学技术出版社，2003.

［22］清·朱时进．一见能医［M］．上海：上海科学技术出版社，2004.

［23］清·林珮琴．类证治裁［M］．北京：人民卫生出版社，1988.

［24］清·齐有堂．齐氏医案［M］．北京：中国中医药出版社，2008.

［25］清·杨璿．伤寒瘟疫条辨［M］．北京：人民卫生出版社，1986.

［26］清·聂云台．伤寒解毒疗法［M］．上海：上海中华书局，1949.

［27］日·丹波元简．金匮玉函要略辑义［M］．北京：人民卫生出版社，1955.

第六章　抵当汤的临床应用

第一节　心脑血管疾病

一、急性冠脉综合征

（一）概述

急性冠脉综合征（acute coronary syndromes，ACS）是指冠状动脉内不稳定的粥样硬化斑块破裂或糜烂，继发新鲜血栓形成所导致的心脏急性缺血综合征，涵盖了 ST 段抬高型心肌梗死、非 ST 段抬高型心肌梗死和不稳定型心绞痛。本病属于中医胸痹心痛、真心痛的范畴。《灵枢·五邪》指出："邪在心，则病心痛。"《灵枢·厥病》谓："真心痛，手足青至节，心痛甚，旦发夕死，夕发旦死。"

（二）病因病机

中医学认为本病的发生多与寒邪内侵、饮食失节、情志失调、劳倦内伤、年迈体虚等因素有关。其病机有虚实两方面，实为寒凝、血瘀、气滞、痰浊，痹阻胸阳，阻滞心脉；虚为气虚、阴伤、阳衰，肺、脾、肝、肾亏虚，心脉失养。在本病证的形成和发展过程中，大多因实致虚，亦有因虚致实者。心主血脉，肺主治节，两者相互协调，气血运行自畅。心病不能推动血脉，肺气治节失司，则血行瘀滞；肝病疏泄失职，气血瘀滞；脾失健运，气血乏源，聚生痰浊；肾阴亏损，心血失荣，肾阳虚衰，君火失用，均可致心脉痹阻而发胸痹。其临床表现主要为本虚标实，虚实夹杂。

西医学认为心肌梗死（acute miocardial infarction，AMI）是由于冠状动脉粥样硬化，管腔内血栓形成、粥样斑块破溃、粥样斑块内或其下发生出血、血管持久痉挛，致使冠状动脉一支或多支血管发生严重狭窄、闭塞。当血供急剧减少或中断，而侧支循环尚未完全充分建立，使心肌严重而持久缺血（＞20 分钟），即可发生 AMI。重体力活动、情绪过分激动、饱餐、进食过量高脂饮食、血压急剧升高（心肌需氧量猛增）、休克、脱水、出血、外科手术或严重心律失常（冠状动脉灌注量锐减）等常是 AMI 发生的诱因。

心绞痛的发病机制是当心脏负荷突然增加，需血量增多，超过了冠状动脉供血的代偿能力；或需血量虽不多，但冠脉痉挛，减少了供血量，或上述因素同时存在，都可能引起心肌急剧、短暂缺血缺氧而发生心绞痛。

（三）诊断依据

1. ST 段抬高型心肌梗死

剧烈胸痛持续时间 ＞30 分钟，心电图有 ST 段弓背向上抬高，心肌损伤标志物肌酸激酶同工酶（creatine kinase isoenzyme，CK－MB）升高超过参考值上限 2 倍以上，心肌肌钙蛋白 I／T 阳性。

2. 非 ST 段抬高型心肌梗死

持续胸痛，心电图无 ST 段抬高，表现为一过性或新发的 ST 段压低或 T 波低平、倒置，CK－MB 升高超过参考值上限 2 倍以上，心肌肌钙蛋白 I／T 阳性。

3. 不稳定型心绞痛

胸痛，心电图无 ST 段抬高，表现为 ST 段压低或 T 波低平、倒置，CK－MB 可升高，但不超过参考值上限的 2 倍，心肌肌钙蛋白 I／T 阴性。

（四）治疗原则

1. 中医治疗原则

基于本病病机为本虚标实，虚实夹杂，发作期以标实为主，缓解期以本虚为主的特点，其治疗原则应先治其标，后治其本，先从祛邪入手，然后再予以扶正，必要时可根据虚实标本的主次，兼顾同治。

2. 西医治疗原则

①常规处理：ACS 一般性常规处理包括多功能心电监护、吸氧（有低氧血症时）、开放静脉通道及必要的镇痛（如使用吗啡）等。

②基本治疗：ACS 的抗血小板、抗凝、抗缺血治疗等是基本治疗。

（五）临床报道

李雨等将 60 例无痛性急性非 ST 段抬高型心肌梗死患者按照随机数字表法分为两组，对照组 30 例予西医常规治疗，治疗组 30 例在对照组基础上加用四妙勇安汤合抵当汤（当归 40g，玄参 40g，金银花 40g，生甘草 10g，桃仁 10g，酒大黄 5g，水蛭 3g，虻虫 3g。痰浊闭阻证加瓜蒌 20g，薤白 10g，半夏 10g；寒凝心脉证加桂枝 10g，细辛 3g，薤白 10g；气阴两虚证加党参 20g，麦冬 10g，五味子 5g）治疗，2 周后观察疗效及血液学指标。结果显示两组总疗效相当（93.33% vs76.67%，$P > 0.05$）。治疗组肌钙蛋白 I 最大值及恢复正常时间均低于对照组（0.76 ± 0.62vs1.39 ± 1.13，6.05 ± 2.13vs7.60 ± 2.78，$P < 0.05$）。治疗后两组 B 型脑钠肽、C 反应蛋白均降低，且治疗组均较对照组降低明显（97.1 ± 34.65vs146.35 ± 67.19，$P < 0.01$；5.68 ± 2.68vs7.86 ± 3.68，$P < 0.05$）。四妙勇安汤合抵当汤加减治疗老年无痛性急性非 ST 段抬高型心肌梗死疗效确切，在改善心肌缺血损伤程度、控制急性炎性反应、改善心功能等方面有明显优势。

刘国辉等将 32 例不稳定型心绞痛患者分为两组，对照组 16 例采用扩冠、抗凝治疗 2 天，然后按比例递减硝酸酯类药物及肝素治疗，治疗组在对照组基础上加入抵当汤（桃仁 15g，水蛭 15g，虻虫 10g，大黄 10g）治疗。结果治疗组总有效率高于对照组（93.8% vs75%）。半年后回访患者 25 例，其中治疗组 12 例中，8 例基本恢复正常运动（66.7%），3 例能从事一般活动（25%），1 例再发心绞痛（8.3%）；对照组 13 例中，恢复正常活动者 5 例（39%），一般活动者 4 例（31%），再发心绞痛 2 例、心肌梗死 2 例（占 31%）。抵当汤是由破血下瘀的桃仁、水蛭、虻虫和荡涤肠胃、胸中瘀热的大黄组成，服药后胸腹之间的瘀热涤除，故可以减慢心率，延长心脏的舒张时间，有利于心肌的血液灌注，从而起到改善心肌的氧供给，达到标本兼治的目的。

（六）病案举例

王海波应用抵当汤治疗 1 例重症梗死后心绞痛患者，收效显著。

某患者，男性，72 岁，入院时症见：精神萎靡不振，烦躁不安，表情痛苦，胸中憋闷，心悸，气短，头晕，腹胀，胃纳不佳，大便干燥，小便频数。舌体胖大，边齿痕，色淡紫，有瘀斑，苔薄白，脉结代。心电图：窦性心律，完全右束支传导阻滞，陈旧下壁心肌梗死，V1～V6 导联 ST 段下移大致 0.3mV，T 波倒置。频发室性期前收缩。既往有心肌梗死病史。在西药治疗基础上，中医辨证为心血瘀阻，心阳不振，兼心气不足，气机不利。方用抵当汤合血府逐瘀汤合生脉饮加减（水蛭 6g，虻虫 3g，大黄 9g，桃仁 6g，红花 9g，当归 20g，熟地黄 20g，赤芍 15g，川牛膝 15g，制附子 3g，桂枝 9g，檀香 9g，小茴香 9g，枳实 9g，桔梗 9g，柴胡 12g，黄芪 30g，麦冬 15g，炙甘草 6g）。水煎服，日一剂。患者自诉服药 5 剂后，心前区疼痛明显减轻，腹胀减轻，大便通畅。舌体胖大减轻，舌质紫暗，两侧瘀斑。此乃心阳不振好转，仍有瘀血及气机不利,故上方去熟地黄、附子,加生地黄 20g,苦参 15g。服药半个月后患者精神状况好转,无胸痛,偶有胸闷。上方去大黄、赤芍、小茴香、桔梗、枳实,加川芎 9g。半个月后患者无明显不适出院。梗死后心绞痛属于中医胸痹、卒心痛范畴,病变在血脉,血流阻滞致瘀。而"抵当"者,言其瘀血凝滞,坚固难解,非此类尖锐攻伐之品不能抵当之。故水蛭、虻虫直入血络,破血逐瘀;桃仁活血化瘀;大黄荡涤瘀热,因势利导,使瘀血从下而出。此非一般活血化瘀药所及。

二、脑出血

(一) 概述

脑出血是指原发性非外伤性脑实质内出血,占全部脑卒中的 10%～30%。高血压是脑出血最常见的病因,其他病因包括脑动脉粥样硬化、血管淀粉样变性、动静脉畸形、血液病、梗死后出血、抗凝或溶栓治疗后等。临床表现为突发头痛、呕吐、意识障碍伴局灶性神经功能障碍。脑出血的发病率为每年(60～80)/10 万人,急性期病死率为 30%～40%,是病死率最高的卒中类型。本病归属于中医出血性中风、血瘀、蓄血的范畴。

(二) 病因病机

中医学认为本病多由肝肾不足、内伤积损,脏腑气机升降逆乱,气火上冲犯脑,络破血溢所致,即所谓"血与气,并走于上,则为大厥"。瘀阻脑络、血蓄于脑是其病理基础,血溢脉外是其发病的关键。

西医学认为高血压和动脉硬化是脑出血的主要因素,还可由先天性脑动脉瘤、脑血管瘤、脑瘤、血液病(如再生障碍性贫血、白血病、血小板减少性紫癜及血友病等)、感染、药物(如抗凝及溶栓治疗等)、脑血管淀粉样变性、脑动脉炎等所致。

（三）诊断依据

50 岁以上中老年患者，有长期高血压病史，在情绪激动或体力活动时突然发病，出现头痛、呕吐、意识障碍等症状，发病后血压明显增高，有偏瘫、失语等局灶性神经功能缺损的症状和体征，应高度怀疑脑出血，头颅 CT 扫描见脑内高密度影可确诊。

（四）治疗原则

1. 中医治疗原则

中经络以平肝息风、化痰祛瘀通络为主。中脏腑闭证，治当息风清火，豁痰开窍，通腑泄热；脱证急宜救阴回阳固脱；对内闭外脱之证，则须醒神开窍与扶正固脱兼用。恢复期及后遗症期，多为虚实兼夹，当扶正祛邪、平肝息风、化痰祛瘀与滋养肝肾、益气养血并用。

2. 西医治疗原则

脱水降颅内压，减轻脑水肿；调整血压；防止继续出血；保护神经功能，促进恢复；加强护理，防止并发症。

（五）临床报道

郭世岳等将 120 例脑出血患者随机分为对照组和治疗组，各 60 例。对照组单纯采用脱水、降压、预防并发症及对症治疗等西医常规处理，治疗组在西医常规处理基础上给予加减抵当汤（水蛭 30g，大黄 20g，川芎 20g，葛根 30g）治疗。两组疗效有显著性差异（83.33%vs60%，$P<0.01$）；治疗后治疗组昏迷的分值较对照组提高（27.87±7.26vs20.49±8.38，$P<0.01$），治疗组的出血量比对照组明显减少（8.55±1.55vs1.34±0.15，$P<0.01$）。脑出血与《伤寒论》中具有神志症状的蓄血证的临床表现和机理相近，而经过临床验证抵当汤是治疗脑出血急性期的有效方剂，该方不仅可促进血肿吸收，还可引亢火下行，急下存阴，防止脱证发生。

张海等将 196 例高血压脑出血患者随机分为治疗组 100 例

和对照组 96 例,并根据中医辨证分型分为风痰瘀阻、肝阳暴亢、痰热腑实、气虚血瘀四型。所有病例均采用基础疗法(卧床休息,低流量吸氧,维持水电解质平衡、酸碱平衡,以及一般支持疗法),其中治疗组在基础疗法上加抵当汤(水蛭15g,大黄 15g,桃仁 10g,虻虫 2g,每日 1 剂,分 2 次服)治疗。15 天后观察两组治疗前、后肿瘤坏死因子 α(TNF – α)、白细胞介素 – 6(IL – 6)、白细胞介素 – 8(IL – 8)和白细胞介素 – 10(IL – 10)的变化,结果显示,治疗组风痰瘀阻型、肝阳暴亢型、痰热腑实型患者血清中 TNF – α、IL – 6、IL – 8 水平较治疗前均明显降低(P < 0.01),IL – 10 水平明显升高(P < 0.01),与对照组比较也有统计学意义(P < 0.01)。故认为抵当汤可降低高血压脑出血患者的炎性细胞因子水平,同时可显著提高抗炎性因子水平,从而减少炎症反应的发生。

三、脑梗死

(一)概述

脑梗死指脑动脉血管硬化,粥样斑块形成,或血管内膜损伤,血栓形成,动脉管腔狭窄闭塞,导致急性脑供血障碍引起脑组织坏死,致偏瘫、失语、意识障碍等,短时发生局灶性神经功能缺失。本病属于中医缺血性中风范畴。

(二)病因病机

中医学认为本病多是在内伤积损的基础上,复因劳逸失度、情志不遂、饮酒饱食或外邪侵袭等触发,引起脏腑阴阳失调,血随气逆,肝阳暴涨,内风旋动,夹痰夹火,横窜经脉,蒙蔽神窍,从而发生猝然昏仆、半身不遂诸症。基本病机总属阴阳失调,气血逆乱。根据病位深浅、病情轻重的不同,有中经络和中脏腑之别。

西医学认为本病最常见的病因为动脉粥样硬化。在脑动脉粥样硬化性斑块导致管腔狭窄的基础上,斑块内新生血管破裂形成血肿，斑块迅速增大导致管腔闭塞；或动脉粥样硬化性斑块破裂或形成溃疡，血小板、血液中其他有形成分及纤维黏附于受损的粗糙的内膜上，形成附壁血栓，粥样斑块或附壁血栓脱落，引起远端动脉管腔狭窄闭塞；或在血压下降、血流缓慢、血流量减少、血液黏度增加和血管痉挛等情况影响下，血栓逐渐增大，最后导致动脉完全闭塞。糖尿病、高脂血症和高血压等可加速脑动脉粥样硬化的发展。

（三）诊断依据

中老年人既往有高血压、糖尿病、心脏病等病史，多在安静状态下发病，出现神经系统定位体征，如偏瘫、失语等局灶性神经功能障碍，并能用某一动脉供血区功能损伤解释，一般无明显的意识障碍，应考虑脑梗死的可能，需及时做脑 CT 扫描或脑 MRI 检查，有助于确诊。

（四）治疗原则

1. 中医治疗原则

中经络治以平肝息风、化痰祛瘀通络为主。中脏腑闭证，治当息风清火，豁痰开窍，通腑泄热；脱证急宜救阴回阳固脱；对内闭外脱之证，则须醒神开窍与扶正固脱兼用。恢复期及后遗症期，多为虚实兼夹，当扶正祛邪、平肝息风、化痰祛瘀与滋养肝肾、益气养血并用。

2. 西医治疗原则

（1）尽早改善和恢复缺血区的血液供应。

（2）综合治疗及个体化治疗：在疾病发展的不同时期，针对不同病情、病因采取有效、针对性的综合治疗和个体化治疗措施。

（3）加强护理和防治并发症，消除致病因素，预防再发生。

（五）临床报道

王宝玉等将 210 例缺血性中风患者分为治疗组 134 例和对

照组 76 例，治疗组以加味抵当汤（由水蛭、虻虫、大黄、桃仁、黄芪、川芎等组成）煎汤，每日 2 次内服；对照组以脉通注射液 500mL 静脉滴注，每日 1 次。两组均配合针灸及"脑功能再健法"综合治疗 14~20 天，观察两组临床症状、肌张力、肌力、血液学指标等。结果显示，治疗组半身不遂、口眼㖞斜、偏身麻木、语言障碍及头痛头晕改善明显优于对照组（P < 0.05）。治疗组在治疗后血细胞比容、纤维蛋白原明显低于治疗前（47.26 ± 4.19vs44.88 ± 3.58，P < 0.01；0.30 ± 0.049vs0.27 ± 0.057，P < 0.01）。对照组治疗后血细胞比容和血小板黏附率明显低于治疗前（44.92 ± 4.70vs46.75 ± 4.52，P < 0.01；28.53 ± 3.62vs30.35 ± 3.76，P < 0.01）。治疗后，治疗组纤维蛋白原明显低于对照组（0.27 ± 0.06vs 0.30 ± 0.05，P < 0.01）。加味抵当汤能破血逐瘀，其治疗机制与降低纤维蛋白原有关。

董荣芬将 88 例缺血性中风急性期患者分为 2 组，其中治疗组 68 例给予加味抵当汤（水蛭、虻虫、大黄、桃仁、黄芪、川芎）煎剂 150mL 内服，对照组 20 例给予血栓心脉宁胶囊 4 粒内服，每日 3 次。经治疗 2 周后分别观察治疗前后临床症状及血液学指标，结果显示治疗组和对照组治愈率分别为 70% 和 20%（P < 0.05）。其中对半身不遂、口眼㖞斜、偏身麻木的改善，治疗组优于对照组。两组治疗后全血低切相对指数、血浆黏度、红细胞聚集指数较治疗前均有明显改善，其中血浆黏度、纤维蛋白原、甘油三酯的改善，治疗组更为明显。有破血逐瘀之功的抵当汤加入益气活血之品，可针对缺血性中风气虚血瘀的病机，能有效地促进脑组织缺血的改善，减轻脑水肿，使缺血的脑组织恢复灌注或建立有效的侧支循环，从而使脑细胞功能得到部分或全部恢复。

张歌心等将 41 例脑梗死患者作为治疗组，给予加味抵当汤口服液口服，32 例脑梗死患者作为对照组给予血栓心脉宁胶囊口服，其余对症处理措施相同。检测两组治疗前和治疗 4

周后的脑电图（electroencephalogram，EEG）、脑电地形图（brain electrical activity mapping，BEAM）。结果显示治疗组 EEG 与对照组比较好转明显（75.6% vs53.13%，P<0.05）；治疗组 BEAM 与对照组比较也有显著性差异（87.80% vs62.50%，P<0.05）。加味抵当汤能够破血逐瘀，扶正祛邪，能迅速祛除离经之血，改善脑卒中后血液黏、凝、滞的状态。

王松龄对 308 例急性脑梗死患者应用加味抵当汤口服液（水蛭、虻虫、桃仁、赤芍、三七、牡丹皮、大黄、全瓜蒌、胆南星、生赭石、生龙骨、生牡蛎等制成浓缩液，每 1mL 含生药 1g），每次 50mL，每日 3 次口服。治疗后发现，308 例患者中痊愈 142 例，显效 113 例，有效 41 例，无效 12 例，总有效率 96%，并且治疗后患者的胆固醇、β 脂蛋白、甘油三酯较前明显下降，治疗后血小板聚集、纤维蛋白原也明显下降（28.16±11.04vs21.69±10.12，P<0.05；561±68vs354±52，P<0.01）。脑梗死急性期风、火、痰、瘀等多种致病因素互结，病情发展快，需从整体考虑，针对邪热、痰浊血瘀、腑实、内风等诸多因素进行治疗。应用加味抵当汤破血祛痰，活血泄热，用瓜蒌承气汤通腑化痰，诸药相互配合，具有清热凉血、息风通络、逐瘀活血、化痰通腑之功。

第二节 神经及精神系统疾病

一、失眠

（一）概述

失眠是指患者对睡眠时间和（或）质量不满足并影响日间社会功能的一种主观体验，包括入睡困难、睡眠维持障碍和早醒。本病属于中医不寐的范畴。不寐是以经常不能获得正常睡眠为特征的一类病证，主要表现为睡眠时间、深度的不足，轻者入睡困难，或寐而不酣，时寐时醒，或醒后不能再寐，重者彻夜不寐，常影响人们的正常工作、生活、学习和健康。

（二）病因病机

中医学认为人之寤寐，由心神控制，而营卫阴阳的正常运作是保证心神调节寤寐的基础。每因饮食不节、情志失常、劳倦、思虑过度及病后、年迈体虚等因素，导致心神不安，神不守舍，不能由动转静而致不寐病证。

西医学认为失眠分为原发性失眠和继发性失眠。原发性失眠通常缺少明确病因，或在排除可能引起失眠的病因后仍遗留失眠症状，主要包括心理生理性失眠、特发性失眠和主观性失眠 3 种类型。继发性失眠包括由于躯体疾病、精神障碍、药物滥用等引起的失眠，以及与睡眠呼吸紊乱、睡眠运动障碍等相关的失眠。

（三）诊断依据

1. 轻者入寐困难或寐而易醒，醒后不寐，连续 3 周以上，重者彻夜难眠。

2. 常伴有头痛、头昏、心悸、健忘、神疲乏力、心神不宁、多梦等症。

3. 本病证常有饮食不节、情志失常、劳倦、思虑过度、病后、体虚等病史。

（四）治疗原则

1. 中医治疗原则

治疗当以补虚泻实、调整脏腑阴阳为原则。实证泻其有余，如疏泄肝火，清化痰热，消导和中；虚证补其不足，如益气养血，健脾补肝益肾。在此基础上安神定志，如养血安神，镇惊安神，清心安神。

2. 西医治疗原则

首先帮助患者建立健康的睡眠习惯。急性失眠应早期药物治疗；亚急性失眠应早期药物治疗联合认知 - 行为治疗；慢性失眠建议咨询相关专家。如以迅速缓解症状为目的，则只需临时或间断用药。

（五）临床报道

张习东等将 58 例顽固性失眠患者随机分为对照组 28 例及观察组 30 例，对照组给予天王补心丹治疗，观察组给予抵当汤加味（水蛭 5g，大黄 5g，炙甘草 5g，虻虫 3g，桃仁 10g，干地黄 10g，杏仁 10g，生龙骨 10g，生牡蛎 10g，白芍 20g）治疗，血虚者加阿胶、当归；阴虚者重用地黄，加玄参；肝郁气滞者加郁金、枳壳、柴胡；痰盛者加胆南星、半夏；阴虚火旺者加知母、酸枣仁等。4 周后观察两组的治疗效果。结果对照组 28 例临床痊愈 9 例，显效 9 例，有效 2 例，无效 8 例，总有效率为 71.4%；观察组 30 例临床痊愈 13 例，显效 11 例，有效 2 例，无效 4 例，总有效率为 86.7%，两组比较差异有统计学意义（P < 0.05）。顽固性失眠患者病程较长，久病必伤正气，血脉凝聚，干血积于体内，故营卫不和，目不能瞑。抵当汤加味具有破血逐瘀、养阴安神之功效，临床随症变化加减，可获良效。

二、老年性痴呆

（一）概述

老年性痴呆是一种常见的以脑萎缩、变性为主的脑部广泛性退行性病变，主要表现为记忆、计算、思维、定向力、情感障碍及人格改变，并出现社会活动能力和自身活动能力的减退，其主要临床类型包括阿尔茨海默病、血管性痴呆等。病因迄今未明。65 岁以前发病者，称早老性痴呆；65 岁以后发病者称老年性痴呆。本病属于中医喜忘、痴呆的范畴。张仲景在《伤寒论》第 237 条言："阳明证，其人喜忘者，必有蓄血。所以然者，本有久瘀血，故令喜忘。屎虽硬，大便反易，其色必黑者，宜抵当汤下之。"

（二）病因病机

中医学认为，本病的形成以内因为主，阳明邪热与宿有之瘀血互结，瘀热之邪循经上攻，扰及神明，令人"喜忘"。或由于年迈体虚、七情内伤、久病耗损等原因导致气血不足，肾精亏耗，脑髓失养，或气滞、痰阻、血瘀于脑而成。本病为一种全身性疾病，其基本病机为髓海不足，神机失用。病理性质多属本虚标实。

西医学认为老年性痴呆的发病机制尚不明确，目前普遍认为是一种与遗传、免疫、病毒、环境等多种因素相关的神经系统变异性疾病。

（三）诊断依据

1. 以记忆力减退，记忆近事及远事的能力减弱，判定认知人物、物品、时间、地点能力减退，计算力与识别空间位置结构的能力减退，理解别人语言和有条理地回答问题的能力障碍等为主症。伴性情孤僻，表情淡漠，语言重复，自私狭隘，顽固固执，或无理由欣快，易于激动或暴怒。其抽象思维能力下降，不能解释或区别词语的相同点和不同点，道德伦理缺乏，不知羞耻，性格特征改变。

2. 起病隐匿，发展缓慢，渐进加重，病程一般较长。但也有少数病例发病较急。患者可有中风、头晕、外伤等病史。

（四）治疗原则

1. **中医治疗原则**

治疗当以开郁逐痰、活血通窍、平肝泻火治其标，补虚扶正、冲髓养脑治其本。为加强滋补作用，常加血肉有情之品。治疗时宜在扶正补虚、填补肾精的同时，注意培补后天脾胃，以冀脑髓得充，化源得滋。同时，须注意补虚切记不可滋腻太过，以免滋腻损伤脾胃，酿生痰浊。在药物治疗的同时，移情易性，智力和功能训练亦不可轻视。

2. 西医治疗原则

老年性痴呆患者认知功能进行性减退，给予改善认知功能、控制精神症状等的药物，其他非药物治疗（职业训练、认知康复治疗、音乐治疗等）和护理能够减轻病情和延缓发展，并能防止压疮、肺部感染等并发症及摔伤、外出迷路等意外的发生。

（五）临床报道

李纪乐等将80例早期老年性痴呆患者随机均分为对照组和观察组各40例，对照组给予盐酸多奈哌齐片治疗，观察组在对照组治疗的基础上采用抵当汤（酒大黄12g，桃仁12g，水蛭9g，虻虫9g）治疗。16周后观察两组患者临床疗效及对简易精神状态量表（mini-mental state examination，MMSE）、日常生活活动能力量表（activity of daily living scale，ADL）、临床痴呆评定量表（clinical dementia rating，CDR）评分的影响。结果观察组的总有效率高于对照组（85.00% vs 75.00%，$P < 0.05$）；治疗后，观察组的MMSE评分高于对照组（27.92±5.59 vs 25.09±4.82，$P < 0.05$），观察组的ADL评分低于对照组（28.89±11.23 vs 31.10±10.05，$P < 0.05$）；两组CDR分值无显著差异（$P > 0.05$）。《伤寒论》中的抵当汤以"喜忘"为主治，"喜忘"即记忆力减退，是老年性痴呆患者最早出现的症状，也是判定该病的重要指征。仲景自注道："所以然者，本有久瘀血，故令喜忘。"可见"喜忘"之症是由瘀血造成的。阳明经络阻滞，脉气不通，脑髓失养，则颜面憔悴而喜忘，是机体早衰而痴呆之病机关键，治疗必涤除瘀邪，疏通络道。抵当汤的4味药恰合病机，为攻逐瘀血之峻剂，治疗老年性痴呆疗效显著，可改善患者认知功能和日常自理能力。

王康锋等将60例老年性痴呆患者随机均分为对照组和观察组各30例，对照组予多奈哌齐治疗，观察组给予抵当汤加减方（桃仁12g，大黄9g，水蛭6g，虻虫6g，党参12g，黄芪24g，茯苓18g，当归12g，炙甘草6g）治疗。8周后观察两组患者的治疗效果。结果对照组 30 例中临床控制 3 例，显效 8 例，有效 10 例，无效 9 例，总有效率为 70.00%；观察组 30 例中临床控制 7 例，显效 8 例，有效 9 例，无效 6 例，总有效率为 80.00%，两组有效率比较，有显著性差异（P < 0.01）。两组患者中医证候改善情况比较，对照组 30 例临床痊愈 0 例，显效 6 例，进步 3 例，无退步 12 例，无效 9 例；观察组 30 例临床痊愈 4 例，显效 12 例，进步 12 例，无退步 2 例，无效 0 例，两组比较差异有统计学意义（P < 0.05）。

（六）病案举例

贾孟辉等应用抵当汤治疗老年性痴呆患者，疗效显著。

患者刘某，男，58 岁，干部，以健忘 3 周为主诉前来就诊。症见：神思躁烦，喜忘多言，纳食健常，舌质瘀暗，舌苔微黄厚腻，六脉弦细。诊断为脑府蓄血，脑络瘀阻，脑神失养。拟抵当汤原方：酒大黄 9g，桃仁 12g，水蛭 9g，虻虫 9g。6 剂，水煎服，日 1 剂。药后深思如常，记性大增，言语无多，舌脉亦有起色。嘱其继进 6 剂后，改为蜜丸服用 3 个月而告愈。抵当汤对老年性痴呆的治疗有较大潜力，它能提高临床疗效，且毒、副作用小，易为人所接受。

三、精神分裂症

（一）概述

精神分裂症是一组病因未明的重性精神病，多在青壮年缓慢或亚急性起病，临床上往往表现为症状各异的综合征，涉及感知觉、思维、情感和行为等多方面的障碍及精神活动的不协调。患者一般意识清楚，智能基本正常，但部分患者在疾病过程中会出现认知功能的损害。病程一般迁延，呈反复发作、加重或恶化，部分患者最终出现智力衰退和精神残疾，但有的患者经过治疗后可保持痊愈或基本痊愈状态。本病属于中医癫证、狂证的范畴。

（二）病因病机

中医学认为癫狂的发生与七情内伤、饮食失节、禀赋不足相关，损及心、脾、肝、胆、肾，导致脏腑功能失调和阴阳失于平秘，进而产生气滞、痰结、郁火、瘀血等，蒙蔽心窍或心神被扰，神明逆乱，而引起神志异常。本病初起多属实证，久则虚实夹杂。癫证多由痰气郁结，蒙蔽心窍，久则心脾耗伤，气血不足。狂证多因痰火上扰，心神不安，久则火盛伤阴，心肾失调。

西医学目前对其病因的认识尚不很明确，但个体心理的易感素质和外部社会环境的不良因素对疾病的发生发展的作用已被大家所共识。无论是易感素质还是外部不良因素都可能通过内在生物学因素共同作用而导致疾病的发生，不同患者其发病的因素可能以某一方面较为重要。

（三）诊断依据

1. 神情抑郁，表情淡漠，静而少动，沉默痴呆，或喃喃自语，语无伦次；或突然狂奔，喧扰不宁，呼号打骂，不避亲疏。

2. 有癫狂的家族史，或脑外伤史。多发于青壮年女性，素日性格内向，近期情志不遂，或突遭变故，惊恐而心绪不宁。

3. 排除药物、中毒、热病原因所致。

4. 应与郁病、脏躁鉴别。

（四）治疗原则

1. **中医治疗原则**

本病初期多以邪实为主，治当理气解郁，畅达神机，降火豁痰，化瘀通窍；后期以正虚为主，治当补益心脾，滋阴养血，调整阴阳。

2. **西医治疗原则**

给予良好的休息环境，规律作息时间，并按疾病的病期不同及时给予疏导、安慰鼓励、解释、支持等心理治疗。可根据不同的病情及发病时期给予对应的抗精神病类药物治疗。必要时给予电抽搐治疗。

（五）病案举例

苏建华应用抵当汤治疗周期性月经期精神错乱，疗效显著。

权某，女，30岁，已婚未育，山东单县人。2006年11月28日初诊。患者周期性月经期精神错乱15年，伴周期性经期感冒。患者先前月经周期尚基本正常，后逐渐愆期，以至于近2年来每个月需注射5～10天大量黄体酮后月经方能如期而至，月经量多色黑多块，经期少腹微胀痛，头痛，神志错乱，沉默寡言或自言自语，独处自乐，无所事事，目光呆滞，行为怪癖，生活不能自理。上述精神神志症状随每次月经来潮而加重，经期过后可自然减轻（但无法复常），如此周而复始、循环往复10余年。面色黑瘦，纳呆神疲，肢倦乏力，二便尚调，白带一般。舌淡苔白略厚，脉沉弦弱。辨证：素有少腹瘀血，故可见气滞血瘀、气血凝结导致的月经色黑多块、腹胀痛等症；气血瘀阻、经脉郁闭，阻遏清气上升，脑窍不充，神明失养，故见头痛、神志错乱等症；失治误治日久，正气受损，故见颜面黑瘦、纳呆神疲、肢困乏力、舌淡苔白、脉沉弱等。从整体上看，应属中医癫狂（癫证）、月经失调范畴。药用：桃仁10g，酒制大黄10g，虻虫10g，水蛭5g，红花10g，三棱30g，莪术30g，丹参30g，王不留行10g，当归30g，赤芍30g，生山楂30g，刘寄奴15g，延胡索15g，香附15g，生牡蛎30g。7剂，每日1剂，水煎服。

2006年12月7日诊：本次月经12月4日至，经期轻度感冒，未曾服感冒药而自愈，月经量一般、色暗有块，曾便溏1天而愈，特别是尚未见神志异常，眼神较前灵活。继前治疗：月经既过，原方去水蛭，加茯苓30g，继服。

2006年12月21日诊：患者喜笑颜开，自诉微腹胀、便溏，余一切正常。诊见舌淡苔白厚滑腻。疑为大黄、生牡蛎等寒凉之品用药已久，脾胃受困、水湿停留，恐痰饮流注诸窍而生变证，调整处方，药用：桃仁 30g，红花 15g，三棱 30g，莪术 30g，丹参 30g，王不留行 15g，刘寄奴 15g，绿萼梅 10g，水蛭 10g，香附 12g，当归 30g，川芎 15g，赤芍 30g，薏苡仁 30g，佩兰 10g，石菖蒲 15g，化橘红 15g，胆南星 10g。14 剂，继服。

2006 年 12 月 28 日诊：腹胀已除，大便正常，自感一切良好，继服上方 7 剂。

2007 年 1 月 5 日诊：本次月经 2006 年 12 月 31 日至，2007 年 1 月 4 日止，经量不多，色仍暗但基本无块，无腹痛及头痛，自感无任何不适。处方：予上方加虻虫 10g，水蛭 10g，取 15 剂方量，研末蜜丸，等分后 2 个月服完。

2007 年 2 月 5 日回访：无任何不适。2007 年 4 月 16 日孕。

四、外伤性癫痫

（一）概述

外伤性癫痫是指继发于颅脑损伤后的局限性或全身性痉挛，可发生于伤后任何时间。其中伤后 24 小时内发作的癫痫为早期癫痫，约占外伤性癫痫的 30%，其可能与脑实质损伤、颅内出血、凹陷性骨折压迫或局部脑组织缺血、水肿及生化改变有关。伤后 24 小时至 4 周内发作的癫痫为中期癫痫，约占 13%，其多与脑组织挫裂伤、颅内出血、脑水肿及脑软化等病理改变有关，特别是大脑皮层额 – 顶中央区的损伤尤易引起；另外，颞叶内侧的损伤，包括海马、杏仁核等的损伤，可引起神经细胞的微化学改变、代谢紊乱和电生理变化而导致癫痫发作。晚期癫痫是指伤后 4 周至数年乃至十几年始出现的癫痫，约占 57%，其往往呈反复性习惯性发作。本病属于中医痫病的范畴，首见于《黄帝内经》，《素问·奇病论篇》云"此得之在母腹中时，其母有所大惊，气上而不下，精气并居，故令子发为癫疾也"。不仅提出"胎病""癫疾"的病名，而且指出发病与先天因素有关。

（二）病因病机

中医学认为本病病位在脑，"脑为元神之府"，头部外伤后脑窍受损，瘀血阻络，经脉不畅，加之脏腑失调，痰浊阻滞，神明闭塞，气血精髓不充致脑窍失养，痰浊内积致清窍闭阻，使神志逆乱，昏不知人，遂发痫病。

西医学认为外伤性癫痫的发病机制尚未完全清楚，有诸多学说和假说，目前普遍认为大脑损伤后，脑内形态结构发生变化，产生大脑血液循环改变，红细胞溶血，神经元轴突侧支抑制系统破坏，电生理生化改变及脑膜-脑瘢痕和胶质增生等一系列变化导致了癫痫灶的形成。

（三）诊断依据

1. 有明确的脑外伤史，特别是开放伤和火器伤。

2. 外伤前无癫痫史，无癫痫家族史、热性惊厥史。

3. 无引起癫痫的其他脑部和全身性疾病，如脑肿瘤、中枢神经系统感染。

4. 有典型的癫痫发作表现。

5. 癫痫发作类型与脑外伤部位和 EEG 所见一致。

6. 颅骨 X 射线平片可见凹陷骨折、骨折碎片、金属异物。

7. CT 和 MRI 示脑与硬膜粘连、脑萎缩、脑软化灶、脑穿通畸形等。

8. 脑电图（EEG）示典型棘波、棘慢波、阵发性慢波，儿童更多见的是尖波和尖慢波，但阳性率仅为40%。

（四）治疗原则

1. 中医治疗原则

中医治以活血化瘀、行气通络、豁痰开窍、镇静安神。

2. 西医治疗原则

对于外伤后早期一周以内的短暂抽搐，多无重要临床意义，此后也不再发作，故无须特殊治疗。对反复发作的早期或中期癫痫则应给予系统的抗癫痫药物治疗。传统药物有苯妥英钠、卡马西平、苯巴比妥和丙戊酸钠，新型药物有拉莫三嗪、托吡酯、加巴喷丁、左乙拉西坦等。对于药物难治性癫痫可采用手术治疗，针对治疗药物难治性发作和（或）不适合外科手术治疗的发作，刺激迷走神经是目前在多个国家获得许可的补充治疗手段。

（五）病案举例

印会河应用抵当汤加味治疗外伤性癫痫 1 例，收效显著。

张某，男，46 岁，在战斗中，被炮弹炸伤头部，寻即发现癫痫。10 余年来，先由每半个月发作一次，发展至一日发作数次，抽搐动风，日甚一日。经一般理伤续骨方如复元活血汤等治疗，效果不明显，乃改用抵当汤加蛰虫、地龙、僵蚕、全蝎、蜈蚣、花蕊石。初用时有两三天发作转甚，续而逐渐变轻。约服 30 剂后，即已不见复发，继续观察 4 个月，病情一直稳定，乃同意患者回原籍休养，以原方制成蜜丸，继续服用以巩固疗效。并嘱其回乡后如有变化，可再来信考虑改方，五载未见回信。

鲁兆麟应用抵当汤加味治疗外伤性癫痫 1 例，收效显著。

任某，男，在北京顺义工业局工作，近年来每两三个月即有不明原因之昏厥、抽搐，住区医院输液后即可好转，一直未能明确诊断。细询问之，患者偶有短暂之神志不清，瞬时即过。追问其是否有脑外伤史，患者回忆 3 年前因检查工作，乘汽车去山区，车翻后头部曾有撞伤，嘱其去宣武医院做脑电图检查，提示为癫痫。宗印会河教授抵当汤之法，用抵当汤方加全蝎、僵蚕、蜈蚣、地龙，药后即不发作，为巩固疗效，患者前后服用汤剂 60 余剂，改用丸药服用 3 个月。直至 1944 年患者又患脑血栓，鲁兆麟前去会诊，询问其癫痫 16 年未发作，临床痊愈。本病病机盖外伤之后，清阳之府被瘀血阻滞，久瘀不行，内风自生。古人云"治风先治血，血行风自灭"，即表明血瘀风自生之理。抵当汤一方，原为仲景治疗蓄血而设，用以治疗"大便色黑，小便反易，其人如狂者"。然其方中，水蛭、虻虫、桃仁、大黄诸品，均逐瘀破血，变通而用，治疗外伤性癫痫，使清阳之府瘀血得去，内风自息，此治本之法。再加入全蝎、僵蚕、蜈蚣、地龙诸品，解痉息风以治标，标本兼顾，故而临床取效。

第三节 消化系统疾病

一、溃疡性结肠炎

（一）概述

溃疡性结肠炎是一种病因尚不十分清楚的结肠和直肠慢性非特异性炎症性疾病，病变局限于大肠黏膜及黏膜下层。临床表现为腹泻、黏液脓血便、腹痛，病程迁延，轻重不等，常反复发作。本病可见于任何年龄，以青壮年多见，亦可见于儿童或老年人。古代典籍中并无此病名，但根据患者的临床症状特点，可将其归属于肠澼、泄泻、久痢等范畴。

（二）病因病机

中医学认为本病病因涉及外感时邪和饮食不节两个方面。病机主要为邪蕴肠腑，气血壅滞，传导失司，脂络受伤而致。

西医学认为本病的发病机制至今尚未完全明确，多数人认为与免疫因素、遗传因素、感染因素及精神神经因素有关。

（三）诊断依据

本病临床表现无特异性，许多疾病可引起类似肠道炎性改变，只有在排除其他相关疾病后方能做出诊断。主要诊断依据：慢性持续性腹泻、黏液脓血便、腹痛，有不同程度的全身症状，有反复发作的趋势；多次粪检无病原体发现；结肠镜及X射线钡灌肠检查显示结肠炎性病变。完整诊断应包括临床类型、严重程度、病变范围、病情分期及并发症。

（四）治疗原则

1. 中医治疗原则

痢疾的治疗，应根据其病证的寒热虚实确定治疗原则。热痢清之，寒痢温之，初痢实则通之，久痢虚则补之，寒热交错者清温并用，虚实夹杂者攻补兼施。

2. 西医治疗原则

活动期应注意充分休息，给予流质饮食；病情缓解后可改为易消化、少渣饮食，减少脂肪摄入，补充足够热量，避免生冷和刺激性食物；加强支持治疗，贫血者可输血，低蛋白血症者输入人血白蛋白；及时纠正水、电解质紊乱；急性暴发型或重型患者应禁食，给予全胃肠道外营养。腹痛和腹泻患者要慎用抗胆碱能药物或复方地芬诺酯或洛哌丁胺等可降低肠蠕动的药物，以免诱发中毒性巨结肠。

（五）临床报道

孙占有运用加味抵当汤（水蛭3g，制大黄6g，桃仁6g，虻虫3g，青黛6g，白及、苍术、炒白术各15g，海螵蛸18g，地榆30g）。腹泻肛周灼热，口苦口黏，舌质红、苔黄腻，脉滑数，兼有湿热蕴结者加黄芩15g，黄连6g，白头翁30g，秦皮18g；兼有少腹胀痛，上及两胁，纳差，症状随情绪波动明显加重，脉弦，属肝郁脾虚者，加柴胡6g，炒白芍15g，枳壳12g，香附9g；兼有腹痛绵绵，乏力纳差，消瘦，劳累后诸症加重，舌淡，脉弱，属脾胃虚弱者，加党参15g，莲子10g，黄芪15g；兼有腹泻清冷，甚者完谷不化，形消色晦，畏寒肢冷，舌淡，脉沉细弱，属脾肾阳虚者，加炮附子6g，干姜9g，吴茱萸12g。内服配合愈疡Ⅰ号灌肠方治疗127例溃疡性结肠炎患者。1个月后观察127例患者中痊愈85例，显效31例，有效 9 例，无效 2 例，总有效率 98.43%。溃疡性结肠炎起病缓慢，病程冗长，以抵当汤作为主方加减治疗本病，用之得当。纵览全方，具有活血祛瘀、祛腐生新、改善微循环、保护创面、促进愈合、止泻止痛的作用。

二、便秘

（一）概述

便秘是指排便次数减少，同时排便困难、粪便干结。正常人每日排便 1~2 次或 1~2 日排便 1 次，便秘患者每周排便少于 3 次，并且排便费力，粪质硬结、量少。中医便秘是指粪便在肠内滞留过久，秘结不通，排便周期延长，或周期不长，但粪质干结，排出艰难，或粪质不硬，虽有便意，但便而不畅的病证。

（二）病因病机

中医学认为便秘的基本病变属于大肠传导失常，同时与肺、脾、胃、肝、肾等脏腑的功能失调有关。如胃热过剩，津伤液耗，则肠失濡润；脾肺气虚，则大肠传送无力；肝气郁结，气机壅滞，或气郁化火伤津，则腑失通利；肾阴不足，则肠道失润；肾阳不足，则阴寒凝滞，津液不通，皆可影响大肠的传导，而发为本病。

西医学认为本病与年龄、不良生活习惯、精神心理因素、肠道病变、全身性病变及临床滥用药物等有关。

（三）诊断依据

1. 排便时间延长，2 天以上 1 次，粪便干燥坚硬。

2. 便秘者大便艰难，干燥如栗，可伴少腹胀急、神倦乏力、胃纳减退等症。

3. 排除肠道器质性疾病。

（四）治疗原则

1. 中医治疗原则

便秘的治疗应以通下为主，但绝不可单纯用泻下药，应针对不同的病因采取相应的治疗方法。

2. 西医治疗原则

针对病因治疗，避免滥用泻药；对完全性机械性肠梗阻引起的便秘，主要在于解除梗阻；对于习惯性便秘，重点在于建立正常的排便反射；老年便秘应避免滥用泻药。

（五）临床报道

郭群生等应用加味代抵当汤治疗外伤后便秘患者，药物组成：大黄12g（后下），芒硝9g（冲服），桃仁15g，当归15g，生地黄12g，桂枝3g，穿山甲5g，川芎15g，枳实12g，厚朴15g。气虚加黄芪、党参、山药；发热加玄参、麦冬；血虚加熟地黄、何首乌、黄芪。水煎分两次口服。结果163例患者经服用上方后全部治愈，并且在住院期间未再发生便秘。他认为胸、脊柱、骨盆等部位骨折后，由于瘀血蓄积腹中，血瘀气滞，经络不通，肠道运化功能失常而致便秘；严重的创伤骨折后，由于耗气失血，气虚血亏，脾胃运化无权，大肠传导失司，则发生便秘；津血同源，血虚津亏，大肠失润而燥则发生便秘；再者骨折患者均需卧床制动，胃肠蠕动减弱，亦加重便秘。因此，便秘是骨折后常见的并发症。本方中大黄、芒硝攻下逐瘀泄热；桃仁活血祛瘀润肠；桂枝温经通络，有助于祛瘀；穿山甲性善走窜，功专行散，增强大黄、芒硝软坚攻下之力；生地黄滋阴润燥；加川芎增活血祛瘀之力；厚朴、枳实行气散结，消痞除满。诸药合用，有攻下逐瘀、通经活络、涤荡肠腑之功，使腑通气顺，大肠传导功能趋于正常，便秘难以发生，故疗效满意。

何文绍应用抵当汤加甘草（水蛭10g，桃仁10g，虻虫6g，大黄12g，甘草5g）治疗外伤后便秘30例，结果显效（服药

1 剂大便即通，腹胀缓解）12 例，有效（服药 2 剂排便）17
例，无效（服药 3 剂后仍未排便，腹胀如故，改用其他方法治
疗）1 例，总有效率 96.7%。

（六）病案举例

何文绍应用抵当汤加甘草治疗外伤后便秘患者，疗效
满意。

杨某，男，42 岁，因车祸于 1999 年 3 月 6 日急诊入我院
骨伤科，经 X 射线摄片诊断为 L3～L5 压缩性骨折。经骨科常
规处理，外伤后 4 天未排便，伴腹痛、腹胀。检查：低热，体
温 37.8℃，汗出，口干，食欲减退，舌紫红、苔黄干，脉弦
细略数。证属外伤瘀阻，气滞化热，肺气不通，治以活血逐
瘀，清热通便，用抵当汤加甘草。处方：水蛭 10g，桃仁 10g，
虻虫 6g，大黄 12g，甘草 5g。加水 600mL，煎取 300mL，再加
水 300mL，煎取 150mL，2 次煎液和匀，每次服 150mL，每天
3 次。服药 3 小时后即排便，便质软，服第 2 次药后又排便 1
次，腹痛、腹胀消失，热退，体温 36.7℃，思食，舌淡红、
苔薄白，脉缓有力。遂停服上方，以沙参麦冬汤加丹参、当归
调理。他认为外伤后因瘀血内阻，加之卧床，致气机不畅。症
见腹部胀痛，无排便，腑气不行，瘀阻易化热，又可影响外伤
的修复。故用抵当汤攻下瘀热，加甘草缓和水蛭、虻虫、大黄
峻烈之性。诸药合用，瘀去便通，气血和调。

第四节　泌尿生殖系统疾病

一、慢性前列腺炎

（一）概述

慢性前列腺炎是由多种原因引起的前列腺组织的慢性炎
症，是一种常见的泌尿外科疾病。主要表现为不同程度的下尿

路症状，如尿频、尿急、尿痛、尿不尽感、尿道灼热，会阴部、外生殖器区、下腹部、耻骨区、腰骶及肛周坠胀疼痛不适，还可伴有排尿等待、排尿无力、尿线变细、尿分叉或中断及排尿时间延长等症状。好发于青壮年，以发病缓慢、反复发作为特点。本病属于中医精浊、淋证、白浊、肾虚腰痛、癃闭等范畴。《素问·痿论篇》指出："思虑过度，所愿不得，意淫于外，入房太过，宗筋弛纵，发为筋痿，及为白淫。"《素问·玉机真脏论篇》谓："少腹冤热而痛，出白。"

（二）病因病机

中医学认为本病的病因多在于外感湿热，饮食不节，情志失调，禀赋不足或劳伤久病。由于湿热导致病理变化的不同及累及脏腑器官的差异，临床可分为六淋：若湿热客于下焦，膀胱气化不利，小便灼热刺痛，则为热淋；若膀胱湿热，灼伤血络，迫血妄行，血随尿出，以至于小便涩痛有血，乃成血淋；若湿热久蕴，熬尿成石，遂致石淋；若湿热蕴久，阻滞经脉，脂液不循常道，小便浑浊不清，而为膏淋；若肝气失于疏泄，气火郁于膀胱，则为气淋；若久淋不愈，湿热留恋膀胱，由腑及脏，正虚邪弱，而成劳淋。淋证多见虚实夹杂之证，以肾虚为本，膀胱湿热为标，其基本病机为湿热蕴结下焦，肾与膀胱气化不利，病位可涉及膀胱、肾、肝、脾。

西医学认为本病病因学十分复杂，发病机制未清，临床表现不一，目前的研究多集中于病原体感染、免疫异常、组织病理学改变、尿液反流、神经内分泌异常、下尿路上皮功能障碍等方面。临床上可分为感染性因素与非感染性因素，感染性因素指多种致病菌，如大肠埃希菌、淋球菌等感染而致病。非感染性因素指各种原因引起的前列腺反复或不间断地充血、水肿，如饮酒过度、性生活过度等。

（三）诊断依据

1. 症状：尿频、尿不尽，会阴、下腹疼痛不适，腰背疼痛。

2. 前列腺触诊：正常或表面不平或不对称，可触及不规则的炎性硬结，并有压痛。

3. 前列腺液检查：WBC > 10/HP，或卵磷脂小体减少。

凡具备以上 1、2、3 项者，即可诊断为慢性（细菌性或非细菌性）前列腺炎。

（四）治疗原则

1. 中医治疗原则

实则清利，虚则补益。具体而言，实证以膀胱湿热为主者，治以清热利湿；以热灼血络为主者，治以凉血止血；以砂石结聚为主者，治以通淋排石；以气滞不利为主者，治以利气疏导。虚证以脾虚为主者，治以健脾益气；以肾虚为主者，治以补虚益肾。对虚实夹杂者，又当通补兼施，审其主次缓急，兼顾治疗。

2. 西医治疗原则

主要以控制感染、改善患者不适症状为目的。慢性前列腺炎分为两类，即炎症性和非炎症性。炎症性慢性前列腺炎患者推荐先口服氟喹诺酮类抗生素 2~4 周，然后根据疗效反馈决定是否继续用抗生素治疗，若临床症状缓解，建议继续应用抗生素治疗 4~6 周。对于存在沙眼衣原体、解脲支原体或人型支原体等病原体感染的患者，可以口服大环内酯类抗生素治疗。

（五）临床报道

陈成博等将 90 例慢性前列腺炎患者随机分为 2 组，治疗组 45 例患者采用抵当汤加味（制大黄、川牛膝、王不留行、车前子、土鳖虫、桃仁各 10g，薏苡仁 30g，败酱草、白花蛇舌草各 20g，水蛭、炮附子各 5g，合欢皮 15g）治疗，湿热下注较甚者，加萆薢、黄柏、龙胆草；会阴部疼痛甚者，加延胡索、泽兰；夜寐不安者，加酸枣仁、远志；大便溏泻者，加炒神曲、石榴皮，制大黄减量；腰膝怕冷者，加淫羊藿、巴戟天。对照组45例患者采用α-受体阻滞剂，可多华4mg，qd。结果治疗组的总有效率优于对照组（77.78% vs57.78%，P < 0.05）。他们认为本病的病机以气滞血瘀为主，夹有湿热下注的特点，故治则以活血祛瘀为主，佐以清热利湿，选用了《伤寒论》抵当汤和《金匮要略》薏苡附子败酱散加味组成抵当汤加味，共奏清湿热逐瘀浊之效。

二、前列腺增生

（一）概述

良性前列腺增生症简称前列腺增生，是老年男性的常见病，病理学表现为细胞增生。主要临床表现为尿频、排尿困难和尿潴留，严重者可发生肾衰竭。其发病率随年龄增长而逐渐递增，多见于50～70岁。本病属于中医癃闭、精癃等范畴。《素问·宣明五气篇》指出："膀胱不利为癃，不约为遗溺。"《景岳全书》谓："小水不通，是为癃闭。"

（二）病因病机

中医学认为其主要病因有外邪侵袭、饮食不节、情志内伤、瘀浊内停、体虚久病五种。癃闭虽病因多端，但其基本病机为膀胱气化功能失调，病位主要在膀胱。人体小便的通畅，有赖于三焦气化的正常，而三焦气化主要依靠肺的通畅、脾的转输、肾的气化来维持，又需要肝的疏泄来协调，故肺、脾、肝、肾的失调，也可致癃闭。由于癃闭的病因不同，故其病理性质有虚实之分。膀胱湿热，肺热气壅，肝郁气滞，尿路阻塞，以致膀胱气化不利者为实证。脾气不升，肾阳衰惫，导致膀胱气化无权者为虚证。各种原因引起的癃闭彼此夹杂，后期脾肾虚损日久，可致气虚无力运化而夹杂气滞血瘀，表现为虚实夹杂之证。

西医学中有关良性前列腺增生的发病机制研究颇多，但病因至今仍未能阐明。年龄老化与有功能的睾丸是公认的两个发病基础，随着年龄增长，前列腺间质细胞和上皮细胞增生与凋亡的平衡受到破坏，以及体内性激素水平紊乱，是前列腺增生的重要原因。

（三）诊断依据

1. 起病急骤或逐渐加重，主症为小便不利，点滴不畅，甚或小便闭塞，点滴全无，每日尿量明显减少。

2. 触叩小腹部可发现膀胱明显膨隆等水蓄膀胱证候，或查膀胱内无尿液，甚或伴有水肿、头晕、喘促等肾衰竭证候。

3. 多见于老年男性及腹部手术患者，或患有水肿、淋证、消渴等病，迁延日久不愈之患者。

（四）治疗原则

1. 中医治疗原则

以"腑以通为用"为原则，但通利之法，又因证候虚实之不同而异。实证者宜清邪热，利气机，散瘀结；虚证者宜补脾胃，助气化。

2. 西医治疗原则

目的在于改善排尿症状、缓解并发症、保护肾功能。若长期症状较轻，不影响生活和睡眠，一般无须治疗，可持续观察。药物治疗多采用5α还原酶抑制剂与α受体阻滞剂联合应用的方法，以增加临床疗效。若患者出现严重梗阻症状、残余尿量较多、存在并发症而药物治疗效果不好，身体状况能耐受手术者，应考虑手术治疗。

（五）临床报道

樊学中应用加味抵当汤（水蛭15g，西洋参10g，生大黄6g，穿山甲15g，桃仁12g，虻虫6g，萆薢15g，生牡蛎30g，鸡内金15g，生甘草3g）治疗前列腺增生患者185例。若湿热下注较重，影响膀胱气化功能者加黄柏、知母、车前子、木通、泽泻等；若兼有肝郁气滞，疏泄失职，水液排泄受阻，以致小便不通或点滴不爽者加柴胡、沉香、牛膝、陈皮、郁金、龙胆草、牡丹皮等；若兼肾阳亏虚，命门火衰，膀胱气化不利者加肉桂、巴戟天、附子、山茱萸、鹿茸、地黄等。结果显示：临床治愈 63 例，显效 96 例，有效 18 例，无效 8 例，总有效率为 95.7%。

（六）病案举例

俞勇应用加味抵当汤治疗 1 例前列腺增生患者，效果显著。

张某，72 岁，初诊时主诉为进行性排尿困难 7 年余，加重 4 个月。症见：急性痛苦面容，形神憔悴，少气懒言，少腹胀满，踝跗微肿。舌淡红有瘀点、苔白，脉沉细涩。直肠指诊：于直肠前壁扪及前列腺增大Ⅱ°，表面光滑，质中，中央沟变浅。B 超示前列腺约 4.8cm×4.2cm×3.3cm 大小，膀胱残余尿约 42mL。中医诊断为癃闭，证属年老体衰，肾气亏损，日久损及肾阳，导致瘀滞州都。治宜益气补肾、化瘀利尿通窍。用加味抵当汤（水蛭、桃仁、炮山甲、山萸肉、乌药各10g，虻虫、大黄各 6g，琥珀 3g 冲服，半枝莲 30g，菟丝子、怀牛膝各 15g，沉香 5g，党参、制附子各 10g，黄芪 20g）治疗。患者服药 3 剂后，尿量增多，24 小时尿量约 2000mL，呈微红色，精神转佳。前方去桃仁、黄芪、党参、附子，加知母、黄柏、茜草、白茅根各 10g，5 剂后能自行排尿，24 小时尿量达 1500mL，色黄不浊，仍有余沥不尽感。后上方服用 30余剂，症状全部消失，直肠指诊前列腺基本恢复正常，B 超示前列腺约 3.8cm×3.1cm×2.5cm 大小。随访 2 年，未复发。

三、慢性精囊炎性血精症

（一）概述

血精症是男科常见疾病，指精液中存在血液，轻者精液呈淡红色，严重者精液可见鲜红血丝，症状可有排精疼痛或精液量减等，精囊炎性血精症是血精症的一种，且是泌尿外科及男科领域常见疾病之一。本病属于中医血精、虚劳、赤白浊、遗精等范畴。

（二）病因病机

中医学认为血精的病位主要在精室，其基本病理变化为精室血络受损，血溢脉外，随精而出。其病机为热入精室，损伤血络；或瘀血内停，阻滞脉络，血不循经；或脾肾气虚，血失统摄，血溢脉外；或肾阴不足，相火亢盛，破血妄行，均可引起血精。

西医学认为其诱发病因多见于精囊炎，其他常见病因还有紫癜、白血病、维生素 C 缺乏病等血液病，前列腺炎、精囊及前列腺的损伤或肿瘤，精索静脉曲张，门静脉高压，长期挤压也可以导致血精症的发生。

（三）诊断依据

1. 射精时排出血精，可伴射精痛、性功能减退，或下腹会阴和两侧腹股沟胀痛不适，或尿急、尿频，或血尿，呈慢性经过，反复发作。

2. 肛门指诊前列腺上缘两侧有触痛，精囊肿大。

3. 实验室检查：精液中有大量红细胞及白细胞。

4. B 超检查：精囊肿大或囊壁毛糙，囊内透声差。

5. 精液病原体培养可找到细菌或微生物。

6. 排除精囊肿瘤、精囊结核及前列腺癌的血精。

具备 1、2 项和其他一项以上者即可确诊为慢性精囊炎性血精症。

（四）治疗原则

1. 中医治疗原则

实证以清泄为主，依其君火、相火、湿热的不同，或清或泄；虚证宜用补涩为要，针对脏腑阴阳不同，分别治以滋阴温肾，调补心脾，固涩精关为宜；虚实夹杂者，应虚实兼顾。久病入络夹瘀者，可佐以活血通络。

2. 西医治疗原则

若检查无异常发现者，可对症治疗、随访观察，注意调整生活方式及规律性生活。明确感染病因的患者可根据病原体和药敏结果合理选择抗生素，首次发作者抗生素使用至少2周，视病情不同可以延长至8周；对反复血精6个月以上、正规抗生素治疗4周以上未见好转，MRI等检查发现病灶者可以选择手术治疗。

（五）临床报道

王小龙将36例慢性精囊炎性血精症患者随机分为2组，治疗组18例采用补阳还五汤合抵当丸（桃仁15g，红花10g，川芎15g，当归20g，赤芍15g，黄芪30g，地龙10g，水蛭3g，虻虫15g，酒大黄10g）治疗，对照组18例口服加替沙星片治疗，观察对慢性精囊炎性血精症患者的治疗效果。结果显示治疗组的总有效率优于对照组（100% vs77.7%，$P < 0.05$）。他认为血精症的早期病机多为下焦湿热、阴虚火旺，故治疗多以清热利湿、滋阴清热为主；而血精症迁延不愈，出现气血亏虚，运化无力而生血瘀，所以将补阳还五汤、抵当丸合用，达到补虚破血、逐瘀生新之功。

四、慢性肾衰竭

（一）概述

慢性肾衰竭简称慢性肾衰，是由于原发性肾脏疾病或继发于其他疾病，引起的肾脏进行性损伤和肾功能逐渐恶化，当晚期肾单位严重破坏，肾实质损毁时，便会出现以代谢产物潴留，水、电解质、酸碱平衡失调和各系统损害为表现的一种严重临床综合征。本病属于中医关格、水肿、虚劳、溺毒等范畴。

（二）病因病机

中医学认为慢性肾衰竭的基本病机为本虚标实，并且"正虚邪实"贯穿病程始终，虚以脾肾气血阴阳虚损为本，实以湿、瘀、浊、毒等邪实为标，其发病多因素体脾肾虚损，兼夹湿浊，复感外邪，致脾肾虚损更甚，迁延不愈而发。常与猝感外邪，肺失治节，致三焦不利，或过度劳倦，饮食不节，损伤脾胃有关。

西医学认为慢性肾衰竭的病因以各种原发性及继发性肾小球肾炎占首位，其次为泌尿系统先天畸形、遗传性疾病，全身性系统疾病中以肾小动脉硬化、高血压、结缔组织病等多见。

（三）诊断依据

1. 有各种慢性肾脏病，并出现肾衰竭症状（如神疲乏力、头晕腰酸、食欲不振、恶心、呕吐、肌肉痉挛、皮肤瘙痒、夜尿增多等）。

2. 有贫血和酸中毒，可有钙、磷、钾、钠代谢紊乱。

3. 尿比重低或等张，尿检有轻、中度异常。

4. 常有高血压、眼底改变、左心扩大和易发心力衰竭等。

5. 肾小球滤过率下降，低于 80mL/min，实验室检查肌酐和尿素氮大于正常范围。

（四）治疗原则

1. 中医治疗原则

本病治疗多采用扶正与祛邪兼顾，标本同治。但应分清标本主次，轻重缓急。治本是根本措施，应贯穿在全过程中，治标可在某一阶段突出，时间宜短。因此，保护肾气和其他内脏功能、调节阴阳平衡始终是治疗慢性肾衰竭的基本原则。

2. 西医治疗原则

积极治疗原发病，消除慢性肾衰竭恶化的危险因子，保护残存肾功能，延缓慢性肾衰竭的进展，对症治疗，必要时给予透析及肾移植。

（五）临床报道

邓宏韬将 102 例慢性肾衰 2、3 期患者随机分为两组，在均给予常规治疗的基础上，对照组 47 例加用包醛氧化淀粉酶胶囊治疗，治疗组 55 例加用抵当丸（大黄 60g，水蛭 60g，桃仁 60g，虻虫 60g。研末做水泛丸）治疗。2 个月后观察两组临床疗效及血清肌酐、血清尿素氮、内生肌酐清除率变化情况。结果治疗组总有效率明显高于对照组（74.55% vs44.68%，P＜0.01）；与治疗前相比，治疗后治疗组血清肌酐、血清尿素氮、内生肌酐清除率均明显改善（401.72 ± 199.41vs 451.36 ± 171.44，17.00 ± 9.72vs 22.56 ± 10.88，22.79 ± 13.67vs 18.42 ± 10.34，P＜0.01）；与对照组相比，治疗后治疗组血清肌酐、血清尿素氮均明显低于对照组（401.72 ± 199.41vs 480.48 ± 207.11，17.00 ± 9.72vs 23.66 ± 9.19，P＜0.01），内生肌酐清除率高于对照组（22.79 ± 13.67vs 17.44 ± 10.73，P＜0.01）。他认为"瘀""浊"为慢性肾衰发展的关键因素之一，故治当采用祛瘀排浊法。抵当丸方中大黄祛瘀排浊，桃仁活血逐瘀，水蛭、虻虫通络消瘀。诸药配伍，可使气血运行，血脉通畅，湿浊排泄，从而恢复脏腑功能。

（六）病案举例

邓宏韬应用抵当丸治疗慢性肾衰竭，疗效满意。

刘某，男，48 岁，2011 年 4 月 12 日初诊。患者既往有浮肿、蛋白尿病史 20 余年，曾被诊断为慢性肾炎局灶节段肾小球硬化，先后给予激素、免疫抑制药物及降压药物治疗，长期口服冬虫夏草制剂，病情反复发作，蛋白尿长期存在。因病情持续不愈，近 5 年来逐渐停用所有药物，亦未复查。现患者肌肤暗黄，时有瘙痒，头昏，疲乏无力，活动后尤甚，腰酸痛，眼睑及下肢浮肿明显，怕冷，易感冒，口干不欲饮，纳食差，小便量较少、色黄，夜尿多，大便稍干，舌质红，边有瘀斑，苔黄略腻，脉沉细。血压 156/98mmHg；尿检：尿蛋白

（＋＋＋），尿潜血（＋）；肾功能：血清肌酐 397.6μmol/L，血尿素氮 17.2mmol/L，白蛋白 28g/L；血常规：红细胞计数 3.1×10^{12}/L，血红蛋白 100g/L。诊断：慢性肾炎，慢性肾功能不全。辨证：脾肾气虚，湿郁化热兼夹瘀血（下焦蓄血）。西医给予纠酸、补钙、降压、利尿、改善贫血等治疗，患者嫌中药汤剂麻烦拒服，给予抵当丸，每日 2 次，每次 3g，保持大便 2~3 次/日。1 个月后尿检：尿蛋白（＋），尿潜血（＋＋）；肾功能：血清肌酐 210.1μmol/L，血尿素氮 10.5mmol/L，白蛋白 33g/L。后患者长期口服降压药及抵当丸，每日 2 次，每次 3g。患者随诊 2 年，其肌肤暗黄、时有瘙痒、腰酸痛、眼睑及下肢浮肿基本消失，大便稀溏、纳食改善，肾功能：血清肌酐在 190~230μmol/L、血尿素氮在 9.1~11.2mmol/L 波动。该患者辨证为脾肾气虚，湿郁化热兼夹瘀血，因其脏腑虚弱，湿热瘀阻下焦发为本病。采用清湿热、活血化瘀之抵当丸治疗，方中大黄清湿热、凉血祛瘀，桃仁性寒，凉血活血逐瘀，水蛭、虻虫通络消瘀，四药配伍，清湿热，凉血化瘀，促进气血运行，通畅血脉，恢复脏腑功能。

五、急性尿潴留

（一）概述

尿潴留是指膀胱内充满尿液而不能排出，按其病史特点分为急性尿潴留和慢性尿潴留。急性尿潴留临床表现为发病突然，膀胱内充满尿液不能排出，胀痛难忍，辗转不安，有时从尿道溢出部分尿液，但不能减轻下腹疼痛。本病属于中医癃闭范畴。其中小便不畅，点滴而短少，病势缓者称为癃；小便闭塞，点滴不通，病势较急者称为闭。《医宗金鉴》所谓："膀胱热结，轻者为癃，重者为闭。"《黄帝内经素问集注》谓："合太阴病而不能转输于上，颇在肺而不能通调于下，则病癃也。"

（二）病因病机

中医学认为本病的病因主要有外邪侵袭、饮食不节、情志内伤、瘀浊内停、体虚久病五种。基本病理机制为膀胱气化功能失调，其病位主要在膀胱与肾，病理性质有虚实之分。膀胱湿热，肺热气壅，肝郁气滞，尿路阻塞，以致膀胱气化不利者为实证。脾气不升，肾阳衰惫，导致膀胱气化无权者为虚证。但各种原因引起的癃闭常彼此兼夹，表现为虚实夹杂之证。

西医学认为本病的病因很多，可分为机械性梗阻和动力性梗阻两类。其中以机械性梗阻病变最多见，如良性前列腺增生、前列腺肿瘤；膀胱颈梗阻性病变，如膀胱颈挛缩、膀胱颈部肿瘤；先天性后尿道瓣膜、各种原因引起的尿道狭窄、肿瘤、异物和尿道结石。动力性梗阻是指膀胱出口、尿道无器质性梗阻病变，尿潴留系排尿动力障碍所致，最常见的病因为中枢和周围神经系统疾病，如脊髓或马尾损伤、肿瘤、糖尿病等，造成神经源性膀胱功能障碍。

（三）诊断依据

1. 突发小便不利，点滴不畅，或小便闭塞不通，尿道无涩痛，小腹胀满。

2. 多见于老年男性，或产后妇女及手术后患者。

3. 男性直肠指诊检查可有前列腺肥大，或膀胱区叩诊明显浊音。

4. 通过详细的病史询问及相应的实验室检查和辅助检查，可明确诊断。

（四）治疗原则

1. 中医治疗原则

中医治疗原则为"腑以通为用"，但通利之法又因证候虚实之不同而异。实证者宜清邪热，利气机，散瘀结；虚证者宜补脾肾，助气化，不可不经辨证而滥用通利小便之法。对于水蓄膀胱之急症，应配合针灸、取嚏、探吐、导尿等法急通小便。

2. 西医治疗原则

解除病因，恢复排尿。如病因不明或梗阻一时难以解除，应先引流膀胱尿液解除病痛，然后做进一步检查以明确病因并进行治疗。

（五）临床报道

王凤杰临床应用抵当汤加减治疗急性尿潴留患者 30 例，其中抵当汤（大黄 15g，桃仁 12g，水蛭 9g，虻虫 6g）为基本方，外伤者加当归尾、生地黄、穿山甲、红花、三七、姜黄；腹部手术后者加枳实、厚朴、金银花、木香；前列腺肥大伴炎症者加黄柏、知母、黄连、萆薢、石韦、党参、黄芪、牡丹皮、鳖甲；尿路结石在（0.5~0.8）cm×0.5cm 以内者加海金沙、鸡内金、金钱草、木通、车前子，均临床治愈后出院。随访 1~2 年，未复发者 24 例；再服药有效者 3 例；反复发作，再服药有效者 2 例；1 例尿道断裂者，经治无效。

（六）病案举例

王凤杰临床治愈急性尿潴留患者 1 例。

姚某，男，65 岁。主诉：发热，尿有余沥 2 天，闭塞不通 1 天。初诊时痛苦貌，被动体位，膀胱充盈隆起，触诊前列腺凸起。实验室检查显示：白细胞 $12.0 \times 10^9/L$，中性粒细胞 81%。舌质紫暗，舌苔腻，脉数。投以抵当汤加黄连 9g，黄柏 12g，知母 12g，鳖甲 15g，车前子 9g，赤芍 12g，牡丹皮 12g，牛膝 15g，萆薢 12g。连服 2 剂后症状缓解。再以原方加党参 15g，黄芪 15g，服用 10 剂后症状消失，恢复正常排尿，再以补中益气丸、六味地黄丸调理 3 个月，随访 3 年未复发。王凤杰认为癃闭一症，成因甚多，在上者因肺热气壅，通调失职；在中者因清气不升，浊气不降；在下者因肾与膀胱俱热；气血瘀滞贯穿病程之始末，可选抵当汤为基本方随症加减。

第五节　糖尿病及其并发症

一、糖尿病

（一）概述

糖尿病是一种受遗传因素、环境因素及生活习惯所影响而导致的慢性代谢性疾病，是人体胰腺不能正常产生胰岛素（胰岛素缺乏）或身体不能正常利用胰岛素（胰岛素抵抗），导致血糖高于正常的综合征，是临床常见的内分泌代谢疾病，临床的典型症状为"三多一少"，即多饮、多食、多尿和体重减轻。长期的高糖状态易引起血管病变，导致多器官损伤，引起诸多并发症，如糖尿病性冠心病、糖尿病性肾病、糖尿病性眼病、糖尿病足、糖尿病肢体动脉硬化症等。本病属中医消渴、消瘅、肺消、脾消、消中等范畴。

（二）病因病机

中医学认为本病病因主要有禀赋不足、饮食失节、情志失调、劳欲过度，病变常累及多个脏腑，影响广泛，涉及肺、胃、肾，其中尤以肾为关键，肺、胃、肾之中，虽有所偏重，但又相互影响。消渴病的病机主要在于阴津亏损，燥热偏盛，而以阴虚为本，燥热为标，本虚标实、虚实交错为本病特点。

西医学认为糖尿病的病因和发病机制极为复杂，至今未完全阐明。其是由多种因素共同作用而形成的多基因遗传性疾病，如遗传因素、环境因素、胰岛素抵抗和 β 细胞功能缺陷等，引起血糖代谢紊乱，最终导致糖尿病。

（三）诊断依据

2 型糖尿病可以通过以下任何一种标准进行诊断：

（1）空腹血浆血糖（FBG）≥7.0mmol/L。

（2）口服葡萄糖耐量试验（OGTT）：OGTT2 小时血糖≥

11.1mmol/L。

（3）随机糖化血红蛋白（GHbA1c）≥6.5%。

（4）糖尿病症状（多饮、多食、多尿、体重减轻）加随机血糖（PG）≥11.1mmol/L。

（四）治疗原则

1. 中医治疗原则

清热润燥、养阴生津为本病的治疗大法。治上消者，宜润其肺，兼清其胃；治中消者，宜清其胃，兼滋其肾；治下消者，宜滋其肾，兼补其肺。由于本病常发生血脉瘀滞及阴损及阳的病变，以及易并发痈疽、眼疾、劳嗽等症，故应针对病情具体选择活血化瘀、清热解毒、健脾益气、滋补肾阴、温补肾阳等治法。

2. 西医治疗原则

基础治疗、口服降糖药，必要时用胰岛素。以早期＋综合＋长期＋个体化治疗为原则，控制血、尿糖并将长期并发症的发生风险降到最低。国际糖尿病联盟提出糖尿病治疗的5个要点：医学营养治疗、运动疗法、血糖监测、药物治疗和糖尿病教育。

（五）临床报道

陈于翠等将106例2型糖尿病患者随机分为两组，其中对照组53例患者予以胰岛素注射液治疗，治疗组53例在对照组治疗基础上加用加减抵当汤（法半夏9g，生白术12g，水蛭6g，桃仁10g，熟大黄15g，茯苓20g，陈皮10g）治疗，4周后观察疗效。结果显示：治疗组的总有效率优于对照组（75.43%vs52.83%，P＜0.05），在治疗后，治疗组的证候积分和胰岛素用量均低于对照组（8.47±6.12vs13.72±4.28，P＜0.05；27.65±7.58vs42.20±56.87，P＜0.05）。陈于翠等认为加减抵当汤配合胰岛素治疗能够改善2型糖尿病患者的证候，减少胰岛素用量，降低空腹血糖，优于单纯胰岛素治疗。

　　郭鹏云将 92 例痰瘀型糖尿病患者随机分为两组，西医组 46 例采用常规饮食控制、运动锻炼，并给予胰岛素治疗，中药组 46 例在西医组基础上给予加减抵当汤（茯苓 20g，熟大黄 15g，生白术 12g，陈皮、桃仁各 10g，水蛭 6g，法半夏 9g）治疗，日一剂，8 周后观察其对胰岛素抵抗的影响。结果显示：中药组患者治疗后胰岛素抵抗指数、胰岛素敏感指数、胰岛 β 细胞功能均明显优于西医组（P < 0.05）。郭鹏云认为加减抵当汤可有效改善患者胰岛 β 细胞功能和胰岛素抵抗，降低血糖水平，且安全有效。

二、糖尿病肾病

（一）概述

　　糖尿病肾病通常发生于长期血糖控制不佳的 1 型和 2 型糖尿病患者，是糖尿病主要的微血管并发症之一，也是目前引起终末期肾脏疾病的主要原因之一。临床早期主要表现为持续性蛋白尿、水肿、高血压及进行性肾功能丧失，晚期可能出现严重肾衰竭。本病属于中医虚劳、水肿、消渴、尿浊、肾消等范畴。《诸病源候论·虚劳病诸候》指出："夫虚劳者，五劳、六极、七伤是也。"《景岳全书·虚损》谓："病之虚损，变态不同，因有五劳内伤，证有营卫脏腑。"

（二）病因病机

　　中医学认为糖尿病肾病主要病因有禀赋不足、素体肾虚，糖尿病迁延日久，耗气伤阴，五脏受损，又因饮食不节、六淫侵袭、情志失调、失治误治、劳逸过度，兼夹痰、热、郁、瘀等致病。发病之初气阴两虚，渐至肝肾阴虚；病情迁延，阴损及阳，伤及脾肾；病变晚期，肾阳衰败，浊毒内停；或见气血亏损，五脏俱虚。主要病机以脾肾亏虚为本，兼夹湿浊毒瘀，以阴虚为本，燥热为标，本虚标实，虚实夹杂。

　　西医学认为糖尿病肾病的发病原因主要有糖代谢的异常、

肾脏血流动力学的改变、氧化应激、细胞因子的作用及遗传因素等，多种因素共同作用导致肾脏的生理功能遭到破坏，最终出现糖尿病肾病。

（三）诊断依据

1. 大量白蛋白尿。

2. 糖尿病视网膜病变伴任何一期慢性肾脏病。

3. 在 10 年以上糖尿病病程的 1 型糖尿病中出现微量白蛋白尿。

4. 肾脏穿刺以明确诊断。

（四）治疗原则

1. 中医治疗原则

针对本病的主要病机，应选择滋阴固肾为基本大法；因下元亏虚、约束无权、肾失固藏、肾气独存等症状，可辅以温阳滋肾固摄；在下消中有很多患者同时伴随着中气不足的表现，此时可助以健脾养肾，益气养阴；消渴迁延不愈，日久耗伤气血，气虚则无力推动血液，日久形成瘀血，因此可适当酌加活血化瘀药。

2. 西医治疗原则

（1）控制血糖：糖化血红蛋白（HbA1c）不超过 7%，对中老年患者，HbA1c 控制目标适当放宽至不超过 7% 或 9%。

（2）控制血压：糖尿病患者血压控制目标为 140/90mmHg，对年轻患者或合并肾病者血压控制目标为 130/80mmHg。

（3）控制血脂：糖尿病肾病患者血脂干预治疗切点为低密度脂蛋白胆固醇（LDL－C）＞3.38mmol/L（130mg/dL），甘油三酯（TG）＞2.26mmol/L（200mg/dL）。治疗目标：LDL－C 水平降至 2.6mmol/L 以下（并发冠心病降至 1.86mmol/L 以下），TG 降至 1.5mmol/L 以下。

（五）临床报道

吴谋军将 51 例糖尿病肾病患者随机分为两组，对照组 20 例予以糖尿病基础治疗，治疗组 31 例在对照组基础之上服用加味抵当汤（生黄芪 60g，太子参 20g，炒白术 10g，茯苓 10g，沙参 10g，玄参 20g，五味子 10g，当归 10g，蝉蜕 10g，水蛭 10g，桃仁 10g，大黄 10g，丹参 30g，生甘草 5g）。结果显示：治疗组总有效率高于对照组（83.87% vs45.00%，P < 0.01），治疗组的尿微量白蛋白低于对照组（40.68 ± 13.90vs138.85 ±67.61，P < 0.01）。吴谋军认为加味抵当汤能益气养阴，化瘀通络，其治疗糖尿病肾病的机制为改善肾脏微循环，保护肾功能，减少尿微量蛋白排出。

（六）病案举例

仝小林应用抵当汤加减治疗糖尿病肾病患者 1 例，取得满意疗效。

患者，女性，30 岁，初诊时症见：下肢浮肿，痒甚，乏力，视物模糊，纳眠可，舌淡红，舌体细颤，苔薄白，舌底有瘀滞，脉沉滑数。实验室检查：血红蛋白（HGB）84g/L，血清总蛋白（TP）58g/L，血清蛋白（ALB）32.8g/L，血尿素氮（BUN）14.42mmol/L，血肌酐（Cr）116μmol/L。证属脾气虚弱，瘀血阻络。治以健脾益气，化瘀通络，投以抵当汤加减（黄芪 45g，丹参 30g，酒大黄 6g，水蛭粉 3g，芜蔚子 30g，芡实 30g）。患者服上方 1 个多月复诊，乏力好转，仍浮肿，视物模糊，纳眠可，二便调，舌暗红，苔厚微黄，舌底滞，脉细弦偏数。实验室检查：BUN12.06mmol/L，Cr99μmol/L。上方加茯苓 60g，怀牛膝 30g，增加黄芪的量为 60g，嘱患者继服。服上方 1 个多月再次复诊，仍乏力，早晚明显，下肢仍浮肿胀，视物模糊，夜尿 3~4 次，纳眠可，二便调，舌红，苔厚腐腻，舌底瘀，脉小滑数。实验室检查：TP59.8g/L，ALB34.0g/L，BUN9.93mmol/L，Cr98μmol/L。首方加山茱萸

15g，肉桂 15g，茯苓 120g，减芡实、芜蔚子。患者服上方 1 个多月复诊，全身乏力减轻，下肢浮肿减轻，仍稍有浮肿，乏力好转，头稍胀，眠差，夜尿 3 ~ 4 次，白天尿量少，纳可，二便调，舌红，苔黄厚腻，舌底瘀，脉小滑数。实验室检查：BUN12.32mmol/L，Cr76μmol/L。首方加泽泻 30g，泽兰 30g，益母草 45g，减芡实、芜蔚子。患者服药后，乏力、浮肿症状均好转。仝小林认为在糖尿病肾病早期应用抵当汤加减，或适当使用祛瘀药物，如水蛭、大黄、丹参、桃仁、红花等，能有效延缓肾衰竭的进程，提高疗效，并延长糖尿病肾病患者的生存期，改善健康状况，提高生活质量。

三、糖尿病肢体动脉闭塞症

（一）概述

糖尿病肢体动脉闭塞症是指除心脑血管、肾血管和视网膜血管病变之外的，肢体大、中、小动脉粥样硬化和微血管病变，并伴有周围神经病变。主要表现为下肢动脉局部的狭窄或堵塞，影响血液循环；发病缓慢，肢体缺血逐渐严重，常继发感染而成湿性坏疽。本病是糖尿病最常见的慢性并发症之一，患者多年龄较大，病程较长，多在 5 ~ 10 年之上。属中医脉痹、脱疽等范畴。《肘后偶抄》指出："肌肉消铄，肥体忽成瘦躯，兼之两足痹痛，行步艰难。"《素圃医案》谓："两足无力，将成痿躄，大病也。"

（二）病因病机

中医学认为消渴病日久不愈，阴亏日甚，阴损及阳，致阳气不达；或因毒邪外袭，凝滞血脉，经脉瘀阻等，则四末失于温煦濡养，故有肢体发凉、怕冷、麻木、疼痛等症；若复感邪毒，热毒炽盛，毒火攻心，则证属凶险；若迁延日久，气虚无力推动血运，脉道失充，肢体失于濡养，可致脱疽久不收口，新肉不生，缠绵难愈；若生变证，则病情更加严重，甚至危及生命。病机关键在于瘀阻经脉，血行不畅。本虚标实，错综复杂，本虚以阴阳气血不足为主，标实以瘀血、寒凝、湿热、火毒为主。

西医学认为本病是糖尿病的慢性并发症之一，糖尿病时胰岛素分泌不足和（或）胰岛素作用缺陷导致胰岛素生物活性绝对或相对不足，引起一系列碳水化合物、脂肪及蛋白质代谢紊乱，奠定了血管并发症的基础。其主要病理改变为动脉粥样硬化，多种原因致使血管内皮受到损伤，并伴随着动脉类脂质的沉着及复合糖类的集聚等过程。

（三）诊断依据

1. 发病年龄多在 40 岁以上。

2. 有糖尿病病史，或空腹血糖高于标准、尿糖检测呈阳性者。

3. 有慢性肢体动脉缺血表现：麻木、怕冷（或怕热）、间歇性跛行、瘀血、营养障碍，肢体感觉减退或皮肤发红灼热，甚者发生溃疡或坏疽；常四肢发病，以下肢为重。

4. 各种检查证明有肢体动脉狭窄闭塞性改变，下肢以腘动脉及腘动脉以远动脉病变为最多见。

5. 常伴有高血压、冠心病、高脂血症、肾动脉血管病、脑血管病和眼底动脉血管病变等疾病。

6. 排除血栓闭塞性脉管炎、大动脉炎、雷诺病、冷损伤血管病等其他缺血性疾病。

7. 辅助检查：

（1）肢体动脉无损伤检查：彩色多普勒、CT、DSA、血管超声、血管光电容积血流图检查证实有肢体动脉狭窄或闭塞者。

（2）动脉造影以下肢动脉病变为主，腘动脉及腘动脉以远动脉病变占 80% 以上，血管病损形态颇似闭塞性动脉硬化症，由于广泛的肢体动脉硬化、糖尿病，故动脉侧支血管较少，血管可发生迂曲、狭窄、闭塞。

（3）多普勒踝部血压测定与肱部血压测定之比明显变小。

（4）X射线平片检查：主动脉弓、腹主动脉和下肢动脉有钙化阴影。

（四）治疗原则

本病轻症可单用中药或西药治疗，重症应中西医结合治疗。中医以辨证论治为主，但活血化瘀法贯彻始终，常配合静脉滴注活血化瘀药物，以建立侧支循环，改善肢体血运。对于部分发病较急的患者应及时采取手术和中西医结合治疗以挽救肢体，防止严重并发症的出现。

（五）临床报道

刘伟等将70例痰瘀互结证糖尿病下肢动脉血管病变患者随机分为两组，对照组35例予常规西医治疗，观察组35例在对照组基础上加用抵当汤加减（熟大黄15g，茯苓20g，法半夏9g，生白术12g，水蛭6g，桃仁10g，陈皮10g）治疗，水煎服，日一剂。结果显示：观察组总有效率高于对照组（74.28% vs51.24%，P<0.05）。治疗后每日胰岛素的用量观察组均低于对照组（25.98±8.36vs39.16±6.65，P<0.05）；CD40和CD40L观察组低于对照组（5.88±12.60vs8.83±15.83，P<0.05；3.37±0.56vs4.06±0.49，P<0.05）；观察组IL-10升高多于对照组（53.32±20.45vs46.24±25.16，P<0.05）。刘伟等认为抵当汤加减可治疗糖尿病下肢动脉血管病变之痰瘀互结证，其作用机制是通过改善患者证候，降低胰岛素用量，并减少与斑块破裂和血栓形成相关的炎症因子CD40/CD40L，以及增加抗炎症因子IL-10来发挥作用。

第六节　血液系统疾病

原发性血小板增多症

（一）概述

原发性血小板增多症（essential thrombocythemia，ET）是一种以骨髓巨核细胞持续增生和血小板增多为特征的慢性骨髓增殖性疾病，主要临床表现为反复的血栓形成和出血，约50%的患者可伴有脾大。本病属于中医血实、髓实、血瘀、血积、髓瘤等范畴。

（二）病因病机

中医学认为本病以素体气虚为发病基础，病位在髓，与肾、肝、脾关系密切；以髓病为本，内外合邪，发为本病；病程迁延日久，进而侵及骨髓，使骨髓化生异常；阻滞气血经脉，使血运不畅，瘀血内停，发为气虚血瘀毒结之证；毒瘀互结，进一步加重病情的进展；或新血不生发为虚劳；或血不循常道而致吐血、紫斑等出血诸症。

西医学认为原发性血小板增多症是一种与JAK2/V617F等基因突变有关的造血干细胞克隆性疾病，该病的发病机制不详，可能与巨核-血小板系生成的因子调节障碍有关。

（三）诊断依据

1. 主要标准

（1）血小板计数（PLT）≥450×10^9/L。

（2）骨髓活检示巨核细胞高度增生，胞体大、核过度分叶的成熟巨核细胞数量增多，粒系、红系无显著增生或左移，且网状纤维极少轻度（1级）增多。

（3）不能满足BCR – ABL + 慢性髓性白血病、真性红细胞增多症、原发性骨髓纤维化、骨髓增生异常综合征和其他髓系肿瘤的WHO诊断标准。

（4）有 JAK2、CALR 或 MPL 基因突变。

2. 次要标准

有克隆性标志或无反应性血小板增多的证据。ET 患者 10 年内转化为急性髓性白血病（acute myelocytic leukemia，AML）或骨髓纤维化（ET 后的骨纤，post-ETMF）等骨髓增生性疾病的风险 <1%。

（四）治疗原则

1. 中医治疗原则

根据其病机特点，常采用活血化瘀、祛痰化瘀、利湿化浊、解毒祛瘀等法予以辨治。其中活血化瘀法具有调畅血行、活血通络、祛除瘀滞的作用，是血瘀证临床治疗的基本方法。

2. 西医治疗原则

抑制骨髓造血细胞增生、抑制血小板聚集、降低血小板数量以改善微循环障碍和预防血栓形成。

（五）病案举例

马坤范等应用桃核承气汤合抵当汤加减治疗原发性血小板增多症 1 例，取得良好效果。

张某，女，63 岁，因自觉半身及口唇麻木，有时神志不清 6 天入院。血小板计数 $1155 \times 10^9/L$，经骨髓涂片示：巨核细胞增多。诊断为原发性血小板增多症继发脑血栓形成。经治疗 3 个月，患者仍感上肢麻木，血小板计数持续在 $700 \times 10^9/L$ 左右。患者舌质稍红，舌边有瘀斑，苔薄黄，脉弦。治疗以活血化瘀、养血柔肝法。处方：当归 12g，赤芍 12g，白芍 12g，丹参 10g，牡丹皮 10g，桃仁 10g，生地黄 10g，红花 6g，玄参 12g，延胡索 12g，牛膝 10g，天花粉 12g，每日 1 剂。连服中西药 7 天后，血小板计数稍有下降，余症略有减轻，脉小弦，苔薄，舌边有瘀斑。原方加桂枝 10g，水蛭 10 条，续服 7 剂后血小板计数下降为 $160 \times 10^9/L$。再服 63 剂后，水蛭用量减至 3 条，血小板计数有上升之势。加三棱、莪术、柴胡各 10g，服此方301剂后，血小板计数已趋于正常，同时脑血栓形成症状也消失。3年后随访，病情稳定，血小板计数为（189～213）×10^9/L。马坤范等认为应用桃核承气汤合抵当汤加减治疗原发性血小板增多症，标本兼治，效如桴鼓。

第七节　周围血管及淋巴管疾病

一、血栓闭塞性脉管炎

（一）概述

血栓闭塞性脉管炎是一种累及血管的炎症性、节段性、周期发作的慢性闭塞性疾病，主要侵袭四肢中小动静脉，以下肢血管为主，少数病例病变可累及心、脑、肾、肠等脏腑血管，好发于青壮年男性。我国各地均有发病，北方较南方多见。其临床特点为：肢体先有发凉、怕冷、麻木、间歇性跛行、皮肤营养障碍，严重时肢端剧痛，形成溃疡、坏疽。本病属于中医学脱疽、脉痹的范畴。

（二）病因病机

中医学认为本病与脏腑、经络和卫气营血关系密切。本病因感受寒湿，寒邪客于经脉，寒凝血瘀，气血不行，壅遏不通，或因情志内伤，饮食失节，虚损劳伤以致脏腑功能失调，心阳不足，心血耗伤，血脉运行不畅；肾水亏损，心火偏亢，则心肾失调，致元气大亏，气血运行不畅；脾肾阳虚，运化失司，不能散精于血脉；肝气郁结，不得疏泄，久则卫气营血运行失调，气滞血瘀，经脉痹阻，气血不达四末而发生本病。脏腑功能失调，经络气血功能紊乱，血脉痹阻，是发病的内因，起主导作用，但吸烟、寒冻、外伤等外在因素也不应忽视，它可促使机体抗病能力降低，从而内外合邪，诱发本病。

西医学认为本病的发病可能与多种因素有关，可归纳为两方面。外源性因素：主要有吸烟、寒冷与潮湿的生活环境、营养不良、损伤和感染。内源性因素：自身免疫功能紊乱、血液高凝状态、性激素和前列腺素失调、遗传因素及血管神经调节障碍。

（三）诊断依据

1995 年中国中西医结合学会周围血管疾病专业委员会修订的血栓闭塞性脉管炎的诊断标准如下：

1. 患者几乎全为男性，发病年龄 20～40 岁。

2. 有慢性肢体动脉缺血表现：麻木、怕冷、间歇性跛行、瘀血、营养障碍改变等，常累及下肢，上肢发病者少。

3. 40%～60% 患者有游走性血栓性浅静脉炎病史和体征。

4. 各种检查证明，肢体动脉闭塞、狭窄的位置多在腘动脉及其远端动脉（常累及肢体中小动脉）。

5. 患者几乎全有吸烟史或受寒冻史。

6. 排除肢体动脉硬化性闭塞症、糖尿病坏疽、大动脉炎、肢体动脉栓塞症、雷诺病、外伤性动脉闭塞症、结缔组织病性血管病、冷损伤血管病和变应性血管炎等疾病。

7. 在疾病活动期，患者血液中 IgG、IgA、IgM、抗动脉抗体、免疫复合物阳性率增高，T 细胞功能指标降低。

8. 动脉造影：

（1）病变多在腘股动脉及其远端多见。

（2）动脉呈节段性闭塞、狭窄，闭塞段之间的动脉和近心端动脉多属正常。

（3）动脉闭塞的近远端多有树根形侧支循环动脉。

（4）动脉没有迂曲、僵硬和粥样斑块影像。

（四）治疗原则

1. 中医治疗原则

本病以辨证论治为主，但活血化瘀法贯穿本病治疗的始终，常配合静脉点滴活血化瘀药物和外治疗法。

2. 西医治疗原则

血栓闭塞性脉管炎治疗的首要措施是戒烟。治疗原则是促进侧支循环重建血流，改进肢体血供，减轻或消除疼痛，促进溃疡愈合及防治感染，保存肢体，以恢复劳动力。

（五）病案举例

老中医单明江应用抵当汤治疗脱疽，疗效显著。

病例1：占某，男，26岁，已婚，农民。1年前因冬季劳动，下肢受寒，其后渐感右趾及足背麻木不温，重痛，冰冷。3个月后，足小趾溃破糜烂，流出紫黑色脓液，量多，局部感觉消失。某医院以"小趾坏死"切除小趾。术后伤口经久不愈，脓水淋漓不断。诊断为"血栓闭塞性脉管炎"。因拒绝手术，延余诊治。查右足小趾已坏死脱落，伤口紫暗，且有黯黑色脓液，余趾皮色暗淡而紫，足背皮肤苍白无华，行动亦困难。患肢麻木不温，跌阳脉弱，舌淡嫩，苔白腻，脉沉而细。诊断：脱疽（寒凝血滞）。治则：温阳散寒，活血祛瘀。方药：当归四逆汤合抵当汤加减（当归20g，桂枝15g，白芥子15g，熟附子20g，细辛6g，赤芍12g，木通12g，虻虫20g，水蛭20g，斑蝥10g，威灵仙10g）。久煎1~2小时，温服，日3次。并兑服脱疽散1号（麻绒30g，细辛15g，马钱子20g，五灵脂20g，全蝎15g，丹参30g，红花15g，制川乌150g，甘草30g，共研末），每次4g，日3次。服上方3剂，患肢冷觉好转。原方桂枝加至30g，熟附子加至60g。15剂后，足温，足趾色转红润，腐肉已脱，伤口愈合。原方去木通、威灵仙，加党参30g，继服8剂，患肢仅轻微疼痛。去汤剂，服脱疽散2号（枸杞子60g，血竭30g，红参20g，马钱子20g，制川乌120g，细辛20g，海马20g，共研末），每次2g，日3次。

病例2：付某，男，40岁，已婚，农民。2个月前，右足蹋趾麻木剧痛数日后，皮肤黯黑而肿。经中西药治疗无效。患肢皮色紫黑，水肿，足蹋趾坏死脱落，伤口未愈合，其色如酱，触之皮肤灼热，足背动脉搏动消失，心烦，溲赤，便秘，舌红，苔黄厚腻，脉洪数。患者十分痛苦，常弯腰抱足而坐，邀余诊治。查体温 39.2℃。诊断：脱疽（热毒炽盛，脉络瘀阻）。治法：清热解毒，活血化瘀。方药：四妙勇安汤合抵当汤加减（金银花 20g，玄参 20g，当归 20g，虻虫 12g，水蛭 12g，丹参 30g，乳香 10g，没药 10g，紫花地丁 60g，夏枯草 30g，黄柏 15g，地龙 15g）。服上方 3 剂，患肢灼热疼痛大减，原方再进 5 剂，水肿全消，全身症状缓解，皮肤灼痛消失。但伤口颜色仍紫暗而淡，此属气血未复，故以八珍汤加虻虫、丹参、水蛭、补骨脂、枸杞子，兑服脱疽散 2 号。10 剂后，伤口愈合，皮色正常。继服脱疽散 2 号，以巩固疗效。随访 3 年未复发。

二、血栓性浅静脉炎

（一）概述

血栓性浅静脉炎是发生于四肢、胸腹壁浅静脉的血栓性、炎症性疾病。男女均可罹患。临床特点为：沿浅静脉红肿、灼热，出现硬结节或索条状物，有明显的疼痛和压痛，急性期过后，索条状物变硬，局部皮肤色素沉着。多发于青壮年，四肢多见，其次是胸腹壁，少数患者呈游走性发作，此起彼伏，在人体多处交替发病。本病属于中医脉痹、恶脉、赤脉、黄鳅痈、青蛇毒等范畴。

（二）病因病机

中医学认为本病多由湿热蕴结、寒湿凝滞、痰浊瘀阻、脾虚失运、外伤血脉等因素致使气血运行不畅，留滞脉中而发病。饮食不节，恣食膏粱厚味、辛辣刺激之品，脾胃功能受损，水湿失运，火毒内生，湿热积毒下注脉中；或由寒湿凝于脉络，蕴久生热而成本病。或因情志抑郁，暴怒伤肝，肝失条达，疏泄不利，气郁日久，由气及血，脉络不畅，瘀血停积，引发本病。或因长期站立、跌仆损伤、刀割针刺、外科手术等均可致血脉受损，恶血内留，积滞不散，而生本病。

西医学根据血栓性浅静脉炎的病因，将其分为特发性、医源性、瘀滞性、感染性或外伤性、癌性、脉管炎性、结缔组织病性血栓性浅静脉炎等。

（三）诊断依据

1. 多发于下肢的浅表静脉，尤其是横解之筋脉，其次是上肢和胸腹壁浅表静脉。

2. 急性期，病变静脉表面红肿热痛，一般局限在一条静脉，呈索状上下蔓延。游走性者多条静脉受累及病变，呈片块状红肿，并扪及多个结节，皮肤色素沉着。

3. 慢性期，病变静脉呈索条状或结节状肿硬，并与皮肤粘连，表面色素沉着，牵拉时呈沟状，肢体活动时有牵扯感。发于下肢者，可有坠胀隐痛，胫踝浮肿。

4. 患肢常有外伤、感染、静脉给药等病史。

（四）治疗原则

1. 中医治疗原则

本病早期以清热利湿为主，后期以活血散结为主，并配合外治法以提高疗效、防止复发。

2. 西医治疗原则

根据病变情况可采取抗凝、镇痛、抗感染等药物治疗，四肢有残留结节、条状物而时常疼痛者可以手术切除。

（五）临床报道

关明媚等将64例应用盐酸多柔比星化疗的患者随机分为对照组和观察组，对照组32例予50%硫酸镁湿敷，观察组32例给予抵当汤（冰片10g，大黄10g，桃仁12g，水蛭5g，虻虫3g）湿敷患处。治疗7天后进行疗效评价。结果观察组有3例发病，而对照组有9例发病，观察组盐酸多柔比星致化疗性静脉炎的发病率低于对照组（9.4% vs28.1%，P<0.01）。

关惠仪等将127例化疗性静脉炎的患者分为对照组（50%

硫酸镁湿敷）42 例、抵当汤低浓度组 40 例、抵当汤高浓度组 45 例。将上述抵当汤药物研制成粉末，浸泡于 50% 酒精 300mL 中，5 天后过滤，制成高浓度抵当汤，用酒精稀释一半为低浓度抵当汤，分别湿敷患处，治疗 7 天发现，对照组、抵当汤低浓度组、抵当汤高浓度组治疗化疗性静脉炎的总有效率分别为 71.43%、72.50%、93.33%，抵当汤高浓度组的总有效率明显高于抵当汤低浓度组和对照组（P < 0.05）。因此关惠仪等认为高浓度的抵当汤湿敷对治疗化疗性静脉炎有确切疗效。

（六）病案举例

覃春阳应用代抵当丸治疗血栓性浅静脉炎 1 例，效果显著。

患者，男性，25 岁，患者因长期站立过劳致左下肢沿浅静脉走行及其周围组织突发色红、肿胀、灼热、疼痛，有条索状物，轻度发热。实验室检查：白细胞 11.6×10^9/L，血沉 35mm/h。经"抗感染、扩血管"等治疗，效果不显，而配合代抵当丸改丸为汤加味口服。处方：制大黄 6g，桃仁 10g，当归 10g，生地黄 15g，炮山甲 10g，川牛膝 10g，泽兰 15g，赤芍 15g，丹参 20g，蒲公英 30g，金银花 30g，生甘草 10g。每日 1 剂，水煎温服。3 剂后色红、肿胀、灼热、疼痛减轻，上方去大黄，加三棱 10g，莪术 10g。10 剂后诸症悉平。覃春阳认为本例因长期站立过劳致使气血运行不畅，湿热瘀血留滞于脉络所致，因而用大黄、穿山甲、桃仁、当归、赤芍、丹参、泽兰活血通瘀、利水散结，蒲公英、金银花、生甘草、生地黄清热利湿、凉血解毒，三棱、莪术软坚散结，川牛膝活血利水、引药下行而获效验。

三、深静脉血栓形成

（一）概述

深静脉血栓形成是指血液在深静脉血管内发生异常凝固而

引起静脉管腔阻塞、血液回流障碍的疾病，是临床常见的周围血管疾病。临床特点为：下肢突然肿胀、疼痛、沉重，腓肠肌饱满、紧硬，浅静脉怒张，沿静脉血管走行压痛，局部温度增高等。本病属于中医股肿、肿胀、瘀血流注、血瘀证等范畴。如清代唐容川《血证论》曰："瘀血流注，亦发肿胀者。"

（二）病因病机

中医学认为本病是由创伤、手术、妊娠、分娩、恶性肿瘤及因其他疾病长期卧床等因素，或长途乘车，以致久坐久卧伤气。"气为血之帅"，气伤则血行不畅，气不畅则血行缓慢，以致瘀血阻于脉中；或因饮食不节，素食膏粱厚味，湿热内生，流注入血脉，湿热与瘀血互结，阻于络道所致。脉络滞塞不通，不通则痛；营血回流受阻，水津外溢，聚而为湿，停滞于肌肤则肿。血瘀脉中，瘀久化热，故患肢温度升高。总之，络脉血凝湿阻是本病的主要病机。

西医学认为，血流滞缓、静脉壁损伤、血液高凝是导致静脉血栓形成的三大因素。长期以来，根据文献报道及临床观察，我们认为以上三种因素往往同时存在，互相作用，任何单一的因素都不足以致病，不过在不同的情况下，其中某一因素可能起着主导作用。

（三）诊断依据

根据下肢深静脉血栓形成患者有外伤、手术、妊娠等疾病卧床的病史，患肢突然粗肿、疼痛，患肢浅静脉曲张等临床表现，结合彩色超声多普勒等辅助检查，即可明确诊断。

中国中西医结合学会周围血管疾病专业委员会于1995年制定的诊断标准如下：

1. 急性期

（1）发病急骤，患肢胀痛或剧痛，股三角区或小腿有明显压痛。

（2）患肢广泛性肿胀。

（3）患肢皮肤呈暗红色，温度升高。

（4）患肢广泛性浅静脉怒张。

（5）Homans 征阳性。

2. 慢性期（深静脉血栓形成综合征）

慢性期具有下肢静脉回流障碍和后期静脉血液逆流，浅静脉怒张或曲张，活动后肢体凹陷性肿胀、胀痛，出现营养障碍改变：皮肤色素沉着、瘀血性皮炎、瘀血性溃疡等。

（四）治疗原则

1. 中医治疗原则

早期多采用清热利湿、活血化瘀法，后期则重视健脾利湿、活血化瘀。

2. 西医治疗原则

治疗主要以控制血栓蔓延和防止静脉血栓脱落为原则，发病在 72 小时之内，可手术取栓治疗，亦可采取溶栓疗法。发病期超过 72 小时，可采用溶栓、抗凝、祛聚等疗法。

（五）临床报道

马建波将 19 例患者应用抵当汤合四妙勇安汤加味（水蛭 8g，虻虫 2g，大黄 12g，桃仁 10g，金银花 30g，玄参 30g，当归 20g，甘草 10g，萆薢 12g，牛膝 12g）。偏湿者酌加防己、木瓜等；偏热毒者加地丁、野菊花、蒲公英等；久病者加生黄芪、党参等；腰腿酸者加菟丝子、川断等；肢冷麻木者加桂枝等。用药 2~4 周。治疗结果：临床治愈 16 例，显效 2 例，无效 1 例，总有效率 94.74%。抵当汤破血逐瘀，疏通脉络为主，四妙勇安汤清热解毒为辅，两者合一，具有扩张血管、改善微循环、降低血液黏度、改善血液高凝状态、疏通血栓的作用。

刘三元将 80 例髋关节周围骨折患者随机分为观察组和对照组各 40 例，在基础治疗后，观察组给予抵当汤合四妙勇安汤（水蛭 8g，土鳖虫 4g，当归 20g，桃仁 10g，金银花 30g，大黄 12g，玄参 30g，甘草 10g，萆薢 12g，牛膝 12g），对照组应用低分子肝素，观察对静脉血栓的预防效果。结果显示，经治疗后观察组患者的 D - 二聚体水平、纤维蛋白原水平、血浆黏度与血沉均低于对照组（P < 0.05），观察组和对照组发生深静脉血栓形成分别为 2 例和 8 例，有显著性差异（P < 0.05）。刘三元认为抵当汤合四妙勇安汤能够有效地改善血液的高凝状态和血流的滞缓状况，有效预防髋关节周围骨折患者发生深静脉血栓形成。

（六）病案举例

殷铭珠应用抵当汤加味治疗产后深静脉炎患者。急性高热阶段方选大黄 5g，桃仁 10g，水蛭 6g，虻虫 6g，赤芍 10g，牡丹皮 10g，延胡索 10g，金银花 30g，生石膏 30g，黄芩 10g，天花粉 10g，生甘草 10g。每日 1 剂，服至热退。进入慢性阶段则减去生石膏、金银花、天花粉、黄芩，加丹参 15g，没药 10g，桂枝 10g。当患肢肿痛消失、行走自如时，予以补益气血之剂尽收全功。殷铭珠认为热毒瘀阻为此病之本，产褥不洁，产后体虚，邪毒乘虚而入，走窜于血脉之中，血运受阻，蓄积成瘀，瘀毒互结，化为毒热，毒热郁遏，败血留滞，注于下肢而成。抵当汤合四妙勇安汤既能攻邪毒以退热，控制病势发展，又能蚀死血、化瘀血而通其瘀闭。瘀血去，脉络通，则疼痛自解。

四、丹毒

（一）概述

丹毒又称急性网状淋巴管炎，是由链球菌感染引起的皮肤网状淋巴管及浅层蜂窝组织的急性淋巴管炎症。其特点是起病突然，恶寒壮热，局部皮肤突然变赤，色如涂丹，焮热肿胀，迅速扩大，边界清楚，发无定处，数日内可逐渐痊愈，每多复发，好发于颜面、腿足。本病属于中医丹毒的范畴。根据其发病部位的不同又有不同的名称，生于下肢者称"流火"；生于头面者称"抱头火丹"；新生儿多生于臀部，称"赤游丹"。

（二）病因病机

中医学认为本病总由血热火毒为患，但因所发部位、经络不同，其火热和所兼之邪稍有差异。凡发于头面部者，多夹有风热；发于胸腹腰胯部者，多夹有肝脾湿火；发于下肢者，多夹有湿热；发于新生儿者，多由胎热火毒所致。

西医学认为本病是由溶血性链球菌经由皮肤或黏膜细小创口，引起皮肤及其网状淋巴管的急性炎症。

（三）诊断依据

1. 多数发生于下肢，其次为头面部。新生儿丹毒，常为游走性。

2. 局部红赤灼热，如涂丹之状，肿胀疼痛，红斑边缘微撬起，与正常皮肤有明显分界，红斑上有时可出现水疱、紫斑，偶有化脓或皮肤坏死。病变附近有臖核肿痛。

3. 开始即有恶寒、发热、头痛、周身不适等症状。

4. 可有皮肤、黏膜破损或脚癣等病史。

5. 血白细胞总数及中性粒细胞明显增高。

（四）治疗原则

1. 中医治疗原则

以凉血清热、解毒化瘀为基本原则，发于头面部者，需兼散风清火；发于胸腹腰胯者，需兼清肝泻脾；发于下肢者，需兼利湿清热。在内服的同时应结合外敷、熏洗、砭镰等外治法。

2. 西医治疗原则

主要是针对感染应用抗菌消炎药物进行治疗，如果有原发病灶，根据病情采用相应的处理措施。

（五）病案举例

张智龙应用抵当汤合茯苓杏仁甘草汤治疗丹毒患者 1 例，疗效显著。

患者，男，76 岁，2005 年 11 月 1 日初诊。患者 1 周前无明显原因出现左下肢肿胀疼痛，曾于某医院诊断为"血栓性静脉炎"，予以"降纤酶""葛根素"治疗 1 周，病情未见明显好转。现症：左小腿灼热肿痛，行走困难，皮色黯褐，瘙痒脱屑，舌红，苔黄略腻，脉弦数。中医诊断：腿游风；西医诊断：丹毒。以抵当汤合茯苓杏仁甘草汤加减：大黄 10g，桃仁 15g，水蛭 10g，红花 15g，炙甘草 15g，茯苓 30g，杏仁 15g，苦参 50g，蛇床子 30g，白鲜皮 30g，生地黄 20g，牡丹皮 10g，赤芍 15g，蝉蜕 15g，地龙 15g，鸡血藤 30g，路路通 15g。水煎服，每日 1 剂。患者服药 7 剂后，肿胀疼痛、瘙痒大减，舌黯红，苔薄黄，脉弦。前方去苦参、蛇床子，加姜黄 15g，僵蚕 10g，继服 7 剂。

2005 年 11 月 15 日再诊：患者诸症大减，行走正常，皮色黯，微热微痒无脱屑，舌黯，苔薄，脉弦。前方去生地黄、牡丹皮、白鲜皮，加海风藤、络石藤、黄芪各 30g，继服 7 剂。

2005 年 11 月 22 日续诊：患者皮色基本正常，略痒，舌淡红略黯，苔薄，脉弦细。继以前方去大黄、姜黄、僵蚕、路路通，加当归 20g，继服 7 剂以巩固疗效。

按：本案患者证属湿热下注，与血搏结，痹阻血脉。法当活血化瘀、清热祛湿止痒。然痛痒兼作，魄之所觉也，宜从"魄"论治，故在抵当汤清热祛瘀基础上加茯苓杏仁甘草汤宣肺止痒而收效。

第八节　妇科疾病

一、异位妊娠

（一）概述

异位妊娠（ectopic pregnancy，EP）是妇产科常见的急腹症之一，指受精卵在子宫体腔外着床发育，患者主要表现为不规则阴道出血、腹痛及腹部坠落感等，临床根据受精卵在宫腔外着床位置的不同，将异位妊娠分为输卵管妊娠、腹腔妊娠、卵巢妊娠、宫颈妊娠、阔韧带妊娠等，其中以输卵管的异位妊娠最为常见。本病属于中医经闭、经漏、停经腹痛、少腹血瘀等范畴。

（二）病因病机

中医学认为本病的病机与少腹宿有瘀滞，冲任不畅，或先天肾气不足或气虚运送无力，孕卵未能及时运达子宫等因素有关。由于孕卵未能及时运达胞宫，在输卵管内发育，以致胀破脉络，阴血内溢于少腹，发生血瘀、血虚、厥脱等一系列证候。

西医学认为本病多与输卵管炎症、输卵管手术史、输卵管发育不良或功能异常、受精卵游走及输卵管周围肿瘤有关。

（三）诊断依据

急性宫外孕症状、体征典型，多数患者能及时做出诊断，诊断有困难时，应进行必要的辅助检查。

1. 后穹隆穿刺

由于腹腔内血液最易积聚在子宫直肠陷凹，即使血量不多，也能经后穹隆穿刺吸出。用 18 号长针自阴道后穹窿刺入子宫直肠陷凹，抽出暗红色不凝血为阳性结果，说明有腹腔内积血存在。

2. 妊娠试验

胚胎存活或滋养细胞具有活力时，合体细胞分泌 HCG，妊娠试验可呈阳性。由于异位妊娠患者体内的 HCG 水平较正常妊娠时为低，故一般的 HCG 测定方法，阳性率较低，须采用更为敏感的 β-HCG 放射免疫法或单克隆抗体酶标法进行检测。

3. 超声诊断

早期输卵管妊娠时，B 超显示子宫增大，但宫腔空虚，宫旁有一低回声区。此种图像并非输卵管妊娠的声像特征,需排除早期宫内妊娠伴有妊娠黄体的可能。用超声检测妊娠囊和胎心搏动对诊断异位妊娠十分重要,如妊娠囊位于宫外,即可诊断为宫外妊娠;妊娠囊位于宫内,则多可排除宫外妊娠。B超早期诊断间质部妊娠有重要临床意义,可显示一侧子宫角凸出,局部肌层增厚,内有明显的妊娠囊。

4. 腹腔镜检查

有条件及必要时可采用腹腔镜检查。

5. 子宫内膜病理检查

诊断性刮宫仅适用于阴道出血较多的患者,目的是排除宫内妊娠。宫腔排出物应常规送病理检查,切片中如见到绒毛,可诊断为宫内妊娠,如仅见蜕膜而无绒毛,虽应考虑为异位妊娠,但不能确诊。

(四)治疗原则

1. 中医治疗原则

异位妊娠中医辨证多属少腹血瘀之实证,治疗始终以活血化瘀为主。

2. 西医治疗原则

治疗重点是随着病情的发展,动态观察治疗,并在有输血、输液及手术准备的条件下进行服药。有手术治疗适应证,可立即进行手术治疗。对于少数输卵管妊娠发生自然流产,或被吸收,症状轻微而无须手术或药物治疗的可行期待疗法。

(五)临床报道

王小晶选择早期异位妊娠患者 42 例,治疗前常规检查血常规、肾功能在正常范围后,予氨甲蝶呤 20mg,im,每日 1 次,5 天为 1 个疗程。由专科医师进行门诊观察。用药后隔日测量尿 HCG 呈阳性或第 2 次为弱阳性者,加服中药水蛭 1g,虻虫 4g,制大黄 6g,桃仁 12g,丹参 12g,赤芍 12g,乳香、没药各 3g,皂角刺 10g,炮山甲 8g,香附 10g,忍冬藤 15g,

水煎服，日 1 剂，分 2 次口服至包块缩小消失。如有腑实兼证，易制大黄为生大黄泻下通便；阴道出血较多，加三七、茜草，不用炭类止血药；胃纳不佳，加山楂、鸡内金和胃健脾；兼神疲乏力，加党参、生黄芪扶正。结果临床治愈 40 例，2 例失败后行手术治疗，治愈率 95.2%。王小晶认为本病主要病机为血瘀少腹，浙江省名中医苏元治疗宫外孕采用本方，临床报道治疗宫外孕常在活血化瘀药物中加三棱、莪术，而苏老认为此二药力峻性烈，患者用后会出现不同程度的腹中酸痛，体虚之人更不适宜，而采用抵当汤中的水蛭、虻虫，消散包块，每获佳效。加桃仁、大黄、丹参、皂角刺、赤芍促进包块软化吸收，乳香、没药理气止痛，气行则血行；血郁日久易化热，予忍冬藤清热凉血行瘀。诸药合用，共奏活血化瘀、理气止痛的功效。

二、子宫内膜异位症

（一）概述

子宫内膜异位症是指具有活性的子宫内膜组织在子宫内膜及宫体肌层以外的其他部位出现，并因其生长、浸润、反复出血引发一系列症状的病症。异位的子宫内膜可侵犯全身任何部位，但绝大多数位于盆腔内，最常见于卵巢、宫骶韧带和直肠子宫陷凹。本病在病理上呈良性形态学表现，但有类似恶性肿瘤的种植、侵蚀及远处转移的能力。持续加重的盆腔粘连、疼痛、不孕是患者的主要临床表现。其发病率为 10%～15%，近年来有明显增高的趋势。多发于 25～45 岁的女性，生育少、生育晚的女性发病率较高。本病属于中医痛经、癥瘕、不孕症等的范畴。

（二）病因病机

中医学认为瘀血阻滞胞宫、冲任是本病的基本病机，不通则痛，常表现为痛经症状；血阻滞胞宫、冲任，瘀积日久，又能影响脏腑、气血功能而致气滞、痰湿内生，呈现瘀血、气滞、痰湿交织，渐成癥瘕的病理改变。血瘀是子宫内膜异位症的主要病理因素。

西医学关于本病的发病机制尚未完全阐明，主要有子宫内膜种植学说、体腔上皮化生学说、诱导学说、免疫调节学说和遗传学说等。但其基本病理变化是异位的子宫内膜随卵巢激素的变化而发生周期性出血，局部反复出血和缓慢吸收导致周围纤维组织增生、粘连，出现紫褐色斑点或小泡，最后形成实质性结节或囊肿。

（三）诊断依据

1. 症状

痛经、不孕。

2. 妇科及辅助检查

盆腔检查发现内异症病灶；影像学检查（盆腔超声、盆腔 CT 及 MRI）发现内异症病灶；血清 CA125 水平轻、中度升高。

3. 腹腔镜检查

腹腔镜是目前诊断内异症的通用方法。在腹腔镜下见到典型病灶或对可疑病变进行活组织检查即可诊断。

（四）治疗原则

1. 中医治疗原则

一般经前以调气祛瘀为主；经期以活血祛瘀、理气止痛为主；经后则以益气补肾、活血化瘀为主。同时注意辨病与辨证相结合，以痛经为主者重在祛瘀止痛；月经不调或不孕者要配合调经、助孕；癥瘕结块者散结消癥。

2. 西医治疗原则

主要包括期待治疗、药物治疗（如高孕激素、促性腺激素释放激素激动剂等）、手术治疗（如开腹手术、腹腔镜及超声引导下的穿刺术）、手术联合药物治疗。

（五）临床报道

王珍根据名老中医刘云鹏主任医师的经验，采用经方抵当汤加味治疗子宫内膜异位症 80 例，主方为抵当汤（水蛭 9g，虻虫 7g，桃仁 9g，生大黄 4g）。随症加减：腹痛者，加五灵脂、蒲黄、白芍、甘草；不孕者伴腰骶痛，加续断、杜仲、乌药、牛膝；月经量多或淋沥不尽者，加益母炭、炮姜、当归；盆腔包块、结节者，加三棱、莪术。于月经干净后，每日 1 剂，水煎分 3 次温服，直至下次月经来潮。经期加用益母生化汤（益母草 15g，当归 24g，川芎 9g，桃仁 9g，炮姜 6g），连用 6 个经期。随诊 1～3 年。结果 80 例患者 22 例痊愈，其中 3 例不孕者停药 4 个月～1 年受孕，显效 19 例，总有效率达 81.25%。王珍从而认为血瘀是本病主要的病理因素，抵当汤具有活血通络、逐瘀攻下之功效，随症加减更添消癥止痛之功。

曾继保将子宫内膜异位症患者 90 例，随机分为中药组和西药组，中药组 52 例，西药组 38 例。中药组给予抵当汤为主方加减（水蛭 10g，延胡索 12g，蒲黄 12g，土鳖虫 10g，桃仁 15g，生大黄 12g，五灵脂 15g，滑石 15g，车前子 15g，木通 10g，没药 15g），每天 1 剂，经期停用。西药组给予丹那唑口服，每天 600mg。均治疗 3 个月。结果显示，中药组 52 例，痊愈 12 例，显效 14 例，妊娠 8 例，有效 24 例，无效 2 例，总有效率 96.15%。西药组 38 例，痊愈 3 例，显效 10 例，妊娠 1 例，有效 16 例，无效 9 例，总有效率 76.32%。两组用药后副作用比较，中药组治疗后未发现任何副作用，而西药组副作用明显，其中 14 例出现肝功能异常，12 例体重增加 2～6kg，5 例出现多毛，18 例闭经。曾继保总结认为抵当汤中水蛭专攻峻逐恶血瘀血，破血癥积聚；虻虫破血逐瘀之力更峻，服药可暴泻，故以土鳖虫易之，功同水蛭；大黄荡涤邪热，导瘀下行；桃仁破血行血；加用失笑散化瘀散结止痛；川楝子、延胡索疏肝泄热，行气止痛；没药活血散瘀止痛。该方可改善循环，促进包块吸收和粘连的松解，消除异位症症状。

（六）病案举例

张志民应用抵当汤加味治疗子宫内膜异位症患者，疗效显著。

陆某，女，27岁，已婚3年，有原发性不孕症。妇检：基础体温单相。子宫偏小，宫体后位，球形，双侧输卵管不通，附件两侧增厚，伴轻度压痛，阴道右侧穹隆有数个结节。B超见右侧内膜巧克力囊肿，并见3.8cm×2.5cm×2.1cm大小液性暗区，内有细光点。1988年4月10日邀余诊治。症见月经先期，行经10天，色紫，量多，常有低热，手心热，眼睁不开，痛经以少腹胀痛为主，前后阴下坠感，恶寒不渴，纳差，急躁，饮冷则月经下血块较多。诊为月经不调，拟从阴虚夹瘀论治。所用处方前后有六味地黄丸（汤）加通管剂、柴胡桂枝汤加味、少腹逐瘀汤加味等，药后各症好转。1988年6月30日起，用抵当汤加味方（生大黄4g后下，虻虫、水蛭、桃仁、川楝子、延胡索、五灵脂、瞿麦、萹蓄各10g，没药、木通各6g，车前子15g布包，三棱、莪术各10g），水煎服，日一剂，共服28剂。1988年10月4日经某医院妇科检查：右侧输卵管已通畅，右侧巧克力囊肿已消失。张志民分析认为抵当汤世人说是破血逐瘀之"猛方"，其实，如不用此，难使子宫内膜异位症之巧克力囊肿、结节等吸收、消散。世人多畏此方之"峻猛"而不敢用，即使用之而用量极轻。张志民在临床实践中用此方治子宫内膜异位症至少100例，用量如上述，尚未见有不良反应发生，故认为抵当汤非峻猛方。在治疗子宫内膜异位症，均请患者先做检查（如妇检、B超或腹腔镜等），在确诊后知其病灶之部位及情况，再按中医辨证论治法则，视其寒热虚实，决定治则与处方。在必须选用抵当汤加味时方选用之。

三、子宫肌瘤

（一）概述

子宫肌瘤是女性生殖器常见的良性肿瘤，子宫肌瘤主要由构成子宫肌壁的平滑肌细胞增生形成。常见于 30~50 岁的女性，且在绝经期后有缩小的可能。本病属于中医积聚、癥瘕、石瘕的范畴。

（二）病因病机

中医学认为本病多因情志失调，饮食所伤，寒邪内犯，以及他病之后，肝脾受损，脏腑失和，气机阻滞，瘀血内结而成。

西医学认为子宫肌瘤的病因迄今仍不十分清楚，可能涉及正常肌层的细胞突变、性激素及局部生长因子间的较为复杂的相互作用。根据大量临床观察和实验结果表明子宫肌瘤是一种激素依赖性肿瘤。雌激素是促使肌瘤生长的主要因素，还有学者认为生长激素与肌瘤生长亦有关。此外，卵巢功能、激素代谢均受高级神经中枢控制调节，故神经中枢活动对肌瘤的发病也可能起重要作用。因子宫肌瘤多见于育龄、丧偶及性生活不协调的妇女，故长期性生活失调而引起盆腔慢性充血也可能是诱发子宫肌瘤的原因之一。总之，子宫肌瘤的发生发展可能是多因素共同作用的结果。

（三）诊断依据

1. 临床症状：表现为月经增多，经期延长或不规则出血，下腹可出现硬块，少数有疼痛及压迫症状，或伴盆腔出血。

2. 子宫增大，质硬。

3. 探测宫腔增长或变形。

4. 诊刮时宫腔内触及凸起面。

5. B超和/或子宫镜检查可协助诊断。

（四）治疗原则

1. 中医治疗原则

积聚辨证要辨别积与聚的不同。对于积证，尚需辨初、中、末期虚实不同，积证初期属邪实，应予消散；中期邪实正虚，予消补兼施；后期以正虚为主，应予养止除积。最后，还要辨标本缓急，按照急则治其标，缓则治其本或标本兼顾的原则及时处理。聚证多实，治疗以行气散结为主。

2. 西医治疗原则

（1）随诊观察：如患者无明显症状，且无恶变征象，可定期随诊观察。

（2）药物治疗：促性腺激素释放激素激动剂、米非司酮、达那唑、他莫昔芬、雄激素类药物；在子宫肌瘤患者出血期，若出血量多，还可用子宫收缩剂及止血药物，可起到一定程度的辅助止血作用。

（3）手术治疗。

（五）临床报道

刘兴明对 28 例诊断为子宫肌瘤的已婚妇女应用抵当汤加味（水蛭 12g，虻虫 12g，桃仁 15g，大黄 10g，红花 10g，川楝子 15g），水煎服，日 1 剂，分 3 次用。气虚者加党参 30g，黄芪 30g；肾虚者加续断 18g，桑寄生 18g；白带多者加炒白术 15g，茯苓 15g；血虚者加当归 10g，熟地黄 20g，白芍 18g。结果治愈 19 例（68%），显效 7 例（25%），有效 2 例（7%）。他认为子宫肌瘤多因情志内伤，肝气不舒，脏腑功能失调，冲任不调，气血不和，以致气滞血瘀，新血与旧血凝聚成块结于胞宫，日益长大而成。故治疗当以行气活血、破瘀导下为主。而抵当汤破血逐瘀，辅以桃仁、大黄活血软坚导下，临床上再配以红花、川楝子、延胡索，以增强活血行气止痛之效。诸药合用，共达行气活血、破血逐瘀导下之功。

（六）病案举例

刘兴明应用抵当汤治疗 1 例子宫肌瘤患者，取得可靠的疗效。

患者，女，35 岁，1995 年 4 月 15 日就诊。诉月经自 1995 年 1 月 20 日至就诊时仍淋沥不尽，时断时续，伴下腹疼痛如针刺。月经量多色暗红并夹有瘀块，按之下腹可触及鸡蛋大小质硬包块，按则痛甚。1995 年 2 月 5 日 B 超检查：宫腔内可见 4cm×4.3cm 内部回声增强之块影。经妇产科确诊为子宫肌瘤。患者不愿手术治疗，于 1995 年 4 月 15 日来我科诊治，主症仍如上述，望其形体健壮，舌质暗红，舌边可见胡豆大小之瘀斑，苔黄厚，脉弦涩有力，伴口干便秘，性情急躁，稍不如意即刻动怒，根据其病史及体征，辨证为气滞血瘀，瘀结胞宫之子宫肌瘤，拟抵当汤加味以行气活血，逐瘀导下。药用：水蛭 12g，虻虫 12g，桃仁 15g，大黄 12g，川楝子 15g，红花 10g，延胡索 15g，3 剂，水煎服，1 剂/日，分 3 次服。患者服第 1 剂后，自觉下腹有下坠感，矢气频频，大便通畅；服 3 剂后，自阴道流出鸡蛋大小血肉模糊之物，夹有少许暗红色血块，下腹疼痛消失，触摸下腹未触及包块，舌质转淡，瘀斑消失，余症尽除。再做 B 超检查：宫腔内块影消失。乃给予香砂养胃丸调理善后。1 个月后月经来潮，量中等，经期 5 天。以后月经按时而至，随访 3 年未见异常。

四、无排卵性功能失调性子宫出血

（一）概述

功能失调性子宫出血是由调节生殖的神经内分泌机制失常引起的异常子宫出血，全身及内外生殖器官无器质性病变，简称功血。功血是妇科常见病，可发生于月经初潮至绝经期间的任何年龄，临床表现为月经周期、经期和经量的紊乱。根据发病机制的不同，可分为排卵性功血和无排卵性功血两大类，其中无排卵性功血占70%～80%，多见于青春期和围绝经期女性。本病属中医崩漏的范畴。

（二）病因病机

中医学认为本病的主要病机是冲任损伤，不能制约经血。先天肾气不足，少女肾气稚弱，更年期肾气渐衰，或早婚多产，房事不节，损伤肾气，若耗伤精血，则肾阴虚损，阴虚内热，热伏冲任，迫血妄行，以致经血非时而下；若命门火衰，肾阳虚损，封藏失职，冲任不固，不能制约经血，亦致经血非时而下，遂成崩漏。或忧思过度，饮食劳倦，损伤脾气，中气下陷，冲任不固，血失统摄，非时而下，遂致崩漏。或素体阳盛，或情志不遂，肝郁化火，或感受热邪，或过食辛辣助阳之品，火热内盛，热伤冲任，迫血妄行，非时而下，遂致崩漏。或七情内伤，气滞血瘀，或感受寒、热之邪，寒凝或热灼致瘀，瘀阻冲任，血不循经，非时而下，发为崩漏。

西医学认为精神过度紧张，环境及气候改变，营养不良及全身性疾病等均可影响下丘脑－垂体－卵巢轴的相互调节而导致月经紊乱。该病主要发生在青春期和绝经过渡期，两者的发病机制不同。在青春期，由于下丘脑－垂体－卵巢轴不成熟，卵巢未建立稳定的周期性调节和正负反馈作用，尿促卵泡素处于低水平，无促黄体生成素高峰，导致卵泡闭锁而无排卵。绝经过渡期由于卵巢功能减退，卵泡几近耗竭，剩余的卵泡对垂体促性腺激素的反应性下降，雌激素分泌不足，对垂体的负反馈变弱，虽然尿促卵泡素、促黄体生成素升高，但无排卵前高峰，发生无排卵性功血。

（三）诊断依据

1. 症状

月经异常：表现为月经过多、月经频发、子宫不规则出血、月经多；身体虚弱：头晕、乏力、易疲劳、心慌、气短、浮肿、食欲下降、失眠。

2. 体征

病程短或少量淋沥出血者，可无特殊体征，失血过多者可见贫血貌，部分患者可有乳房及外生殖器发育欠佳，或外阴及肛周多毛，甚至呈男性分布。

3. 辅助检查

通过血常规、B 超、子宫内膜活检等排除其他器质性病变。

（四）治疗原则

1. 中医治疗原则

崩漏的治疗原则，须本着"急则治其表，缓则治其本"的原则，灵活掌握塞流、澄源、复旧三法。塞流是止血。澄源是正本清源，辨证论治。复旧是调理善后。

2. 西医治疗原则

无排卵性功能失调性子宫出血的一线治疗是药物治疗，以内分泌激素治疗为主。对青春期、育龄期患者应以止血和调整周期为主，促使卵巢恢复功能和排卵；绝经过渡期女性以止血、减少血量，防治内膜病变为治疗原则。

（五）病案举例

冯丽等应用抵当汤加减治疗气虚血瘀型崩漏出血期患者，收效显著。

陈某，女，48 岁，患者 2017 年 4 月 10 日出现阴道流血，量多，色鲜红，有血块，1 天内使用 10 片卫生巾，感头晕乏力，心慌心悸，下腹部隐痛，腰酸，口干，无恶心呕吐、恶寒发热，纳可，眠稍差，二便调。舌淡黯，边尖瘀点，苔薄白，脉沉细。红细胞计数（RBC）4.31×10^{12}/L，血红蛋白（HGB）86g/L，血小板计数（PLT）649×10^{9}/L。中医诊断：崩漏（气虚血瘀证）；西医诊断：①异常子宫出血；②中度贫血。治法：行气活血，逐瘀止血。处方：抵当汤加减（大黄10g 后下，炒桃仁 15g，烫水蛭 5g，醋三棱 15g，醋莪术 15g，三七 6g，黄芪 30g，肉桂 6g，枳壳 15g，黑枣 15g，炙甘草 10g，生姜 10g）。共处方 2 剂，日 1 剂，水煎服。2 剂后，患者自诉出血量已明显减少，血色红。考虑瘀血已排，正气亦虚，遂予固冲汤加减以调冲补肾，固涩止血。2017 年 4 月 18 日患者阴道出血止，头晕、腰酸等症状明显缓解，复查血液分析：HGB76g/L，PLT659 × 10^9/L，临床治愈。瘀血内阻为此病之本，加之出血时间长，又见头晕心悸、疲倦乏力等一派虚损之象，虚实夹杂，此时若固涩止血，有闭门留寇之嫌，应谨守"久漏必有瘀"的病机，以活血化瘀止血为首，方选抵当汤加减，服用 2 剂则瘀血去，新血生，而循其常道不妄行，活血逐瘀之药中病即止。出血渐止后，此时塞流、澄源两者中当侧重澄源，应调冲补肾，固涩止血，以达彻底止血的目的。止血后又当注重固本调经善后。

五、盆腔淤血综合征

（一）概述

盆腔淤血综合征（pelvic congestion syndrome，PCS）又称卵巢静脉综合征，是由于盆腔静脉丛扩张、血液瘀滞引起子宫及附件区肿胀、瘀血、结缔组织增生的一种疾病。以下腹部坠痛、性交痛、低位腰痛、经行不畅、易疲劳、经前乳房胀痛、带下增多为主要临床表现。本病属于中医腹痛、痛经、带下的范畴。《金匮要略》曰："带下，经水不利，小腹满痛。"

（二）病因病机

中医学认为本病多因情志所伤、肝失疏泄，气机失调；或房劳多产，精气亏损，经脉失养；或起居不慎，寒湿留滞冲任胞宫、胞脉、胞络，导致气血运行不畅，脉络不通而为病。

西医学认为本病与以下因素相关：

1. 子宫内膜异位症、子宫肌瘤、慢性盆腔炎、哺乳期闭经、中重度宫颈糜烂，引起盆腔静脉瘀血。

2. 输卵管结扎术损伤输卵管系膜静脉，使血供平衡关系受到了破坏，使系膜内血管网血液循环受阻，造成静脉血管曲张。

3. 卵巢内分泌功能紊乱造成外周循环反应性改变，使雌激素水平对盆腔血管的扩张与收缩失去调节作用。

（三）诊断依据

1. 症状

本病的临床特点为"三痛两多一少"，即下腹疼痛，低位腰背疼痛，深部性交痛，月经量多，白带量多，妇科检查阳性体征少。其中，慢性盆腔疼痛为最常见症状，一般是慢性持续性坠痛，可放射至下肢、会阴及腰骶部，疲劳、久站或月经前几日加重。

2. 妇科检查

妇科检查无明显阳性体征。少部分患者外阴、阴道静脉较充盈，甚至曲张，阴道及宫颈黏膜常呈紫蓝色，宫颈后唇可见充盈或曲张的小静脉。后穹隆及宫旁组织触诊有柔软的增厚感，压之界限不清，但无明显压痛。

3. 辅助检查

（1）经腹或经阴道彩色超声多普勒是诊断盆腔淤血综合征的首选检查。可见盆腔静脉扩张、血流速度减慢、子宫肌层内的弓状静脉（连接双侧曲张盆腔静脉）管径扩张。

（2）盆腔静脉造影：静脉回流速度明显减慢，造影剂流出盆腔的时间需 20 秒以上。

（3）MRI 或 CT：盆腔曲张的静脉在 T1 加权图像中通常为无信号，T2 加权图像中为高密度，但随血流速率的不同可以表现为低密度或等密度。

（四）治疗原则

1. 中医治疗原则

中医以活血化瘀为主，兼以益气、温经、温肾活血法治疗。

2. 西医治疗原则

（1）药物治疗包括抑制卵巢功能、改善血管张力和对症治疗，但药物治疗仅能短期缓解，极易再次发作。

（2）手术治疗：对于症状严重，保守治疗无效的患者可行手术治疗。常用的手术方案有子宫切除术，圆韧带悬吊术及骶韧带缩短术，阔韧带筋膜修补术。

（3）腔内介入治疗包括硬化治疗、栓塞治疗、球囊扩张成形术和支架植入术。由于此种方法创伤小，并发症少，而且激素水平没有明显改变，月经周期和生育不受影响，因此得到广泛应用。

（五）临床报道

汪碧云用抵当汤加减治疗盆腔淤血综合征60例，所有患者予抵当汤加减（炒水蛭10g，九香虫10g，桃仁10g，生大黄6g，红藤15g，蒲公英20g，炒五灵脂15g，乳香、没药各5g）治疗。气滞血瘀型症见下腹坠胀剧痛或前后阴坠胀欲便，加三棱10g，延胡索15g，香附12g；气虚血瘀型症见面色无华，神疲乏力，肛门坠胀不适，加党参15g，白术12g；寒凝血瘀型症见小腹冷痛，坠胀拒按，得热痛减轻，加炒小茴香6g，乌药6g，干姜3g；热灼血瘀型症见小腹灼热疼痛拒按，烦躁易怒，大便干结，小便黄，加牡丹皮10g，败酱草15g，半枝莲15g。水煎，分2次温服，日1剂。4周为1个疗程。结果治愈1例，显效12例，有效44例，无效3例，总有效率95%。汪碧云认为《伤寒论》的抵当汤主治"少腹硬""久瘀血""妇人经水不利下"等症，盆腔淤血综合征目前临床西医多采用抗生素及手术治疗，反复难愈，预后较差，而采用抵当汤可以使患者盆腔静脉血流明显加快，能较快缓解症状，从根本上治疗盆腔淤血综合征。

（六）病案举例

汪碧云应用抵当汤治疗盆腔淤血综合征患者，收效显著。

　　患者，女，38 岁，两侧小腹疼痛反复发作 3 年，劳累后加重，腰骶酸痛，肛门坠痛伴里急后重感，白带增多，经前乳房胀痛，经量多，经色黯夹血块，情志郁闷，烦躁易怒，舌黯紫苔薄白，脉弦。盆腔 B 超提示子宫卵巢大小正常，双侧盆腔内可见迂曲管状暗区，最宽处内径 0.7cm。西医诊断：盆腔淤血综合征；中医诊断：癥瘕。证属气滞血瘀，治宜理气行滞，化瘀止痛。予抵当汤加减：九香虫 10g，炒水蛭 10g，桃仁 10g，生地黄 6g（后下），红藤 15g，蒲公英 20g，香附 12g，川楝子 12g，炒五灵脂 15g，乳香、没药各 6g，生山楂 30g。水煎温服，日 1 剂。7 剂后腹痛及肛门坠胀感消失，服用 1 个多月诸症兼瘥，经行经色红，经前无乳房胀痛，复查 B 超示双侧盆腔内迂曲管状范围明显缩小。

六、药流不全

（一）概述

　　药物流产是用药物而非手术终止早孕的一种避孕失败的补救措施，目前临床应用的药物为米非司酮配伍米索前列醇，终止早孕完全流产率可达到 90% 以上。虽然药物流产完全流产率高，但临床上仍有较多计划外妊娠女性药流后出现不全流产，表现为阴道出血持续时间长，出血量多，药流后两周复查 B 超可见宫腔内残留组织。本病属于中医产后恶露不尽、胞衣残留、产后腹痛、妇人腹痛、堕胎的范畴。本病最早见于《金匮要略·妇人产后病脉证治》，曰："产后七八日，无太阳证，少腹坚痛，此恶露不尽。"

（二）病因病机

　　中医学认为本病的病因病机是冲任损伤，胎元不固。

　　西医学研究发现药物流产后子宫出血时间过长或出血量多的因素主要与子宫收缩不良，子宫内膜修复障碍，绒毛、蜕膜残留，宫腔感染，凝血功能障碍，种族和个体差异有关。

（三）诊断依据

1. 停经并阴道流血、腹痛。

2. 妊娠试验（＋）。

3. 妇科检查示宫口闭，未见组织物嵌顿，子宫增大与孕周不符。

4. 超声检查结果。

5. 诊刮后病理结果可见绒毛。

（四）治疗原则

1. 中医治疗原则

中医学认为殒堕之胎如离经之血，属于瘀滞之物，当祛瘀以生新。

2. 西医治疗原则

（1）立即清宫；如合并感染，流血不多，可先控制炎症后再清宫，流产时间较长可加用雌激素；如流血多必须清宫时，尽量用卵圆钳钳夹大块组织，待流血减少时再抗炎治疗。

（2）必要时输血、输液，术后给予抗生素预防感染。

（3）组织物送病理检查。

（五）临床报道

裘少益将61例流产不全患者（其中药物流产不全57例，自然流产不全3例，人工流产不全1例）均给予加味抵当汤（桃仁、炒水蛭、川牛膝、三棱、莪术、土鳖虫各10g，制大黄12g，当归、益母草各30g，菟丝子、女贞子各15g，炙甘草3g）治疗，水煎服，日1剂。并配合子宫、中极、至阴穴的雀啄灸法，治疗14天。治疗结果：56例治愈，4例好转，1例无效。总有效率为98.36%。裘少益指出流产不全在临床常以刮宫来处理，虽然能够解决宫内残留现象，但是造成了二次损害，且增加月经不调、慢性盆腔炎、继发性不孕症等病的发生概率。采用加味抵当汤等治疗，患者痛苦小，且能减少感染及远期并发症的发生概率。

（六）病案举例

裘少益应用加味抵当汤治疗 1 例流产不全患者，疗效显著。

张某，女，36 岁。2011 年 12 月 13 日就诊。早孕自然流产后半个月，仍有少量阴道出血，阴道 B 超提示子宫底部有大约 6mm 的斑片状回声光团，见血流信号植入，患者不愿清宫，予加味抵当汤治疗，配合灸法。1 周后复查 B 超提示子宫底部大约 4mm 斑片状回声光团，继续治疗 1 周后，复诊 B 超提示宫内未见明显斑片状回声。遂以人参养荣汤善后。

参考文献

［1］李雨，黄瑞音，钟巍，等．四妙勇安汤合抵当汤加减治疗老年无痛性急性非 ST 段抬高型心肌梗死临床研究［J］．河北中医，2019，41（1）：31－35．

［2］刘国辉，诸葛丽敏．中西医结合治疗不稳定心绞痛 16 例［J］．湖南中医杂志，1999，26（4）：23．

［3］王海波．抵当汤合方治疗梗死后心绞痛 1 例［J］．中医中药，2015，30（13）：198．

［4］郭世岳，张保伟．中西医结合治疗脑出血急性期 60 例［J］．中医研究，2006，19（11）：33－34．

［5］张海，郭太明，王砚强，等．抵当汤对高血压脑出血（急性期）患者细胞因子的影响［J］．辽宁中医杂志，2009，36（9）：1506－1508．

［6］王宝玉，董荣芬．加味抵当汤治疗缺血中风 134 例临床观察［J］．中华中医药杂志，1998，13（2）：34－36．

［7］董荣芬，王宝玉，王绪．加味抵当汤治疗缺血性中风临床研究［J］．北京中医药，1998，48（4）：17－18．

［8］张歌心，孙岩，陈眉．加味抵当汤治疗脑梗死 41 例疗效观察［J］．浙江医学，1997，19（3）：179－180．

［9］王松龄．加味抵当口服液治疗急性脑梗死的临床观察［J］．中国中医药科技，1996，3（6）：5－6．

［10］张鹏，赵忠新．《中国成人失眠诊断与治疗指南》解读［J］．中国现代神经疾病杂志，2013，13（5）：363－367．

［11］张习东，薛国新，常虹．抵当汤加味治疗顽固性失眠症30例［J］．浙江中医杂志，2013，48（8）：555．

［12］李纪乐．抵当汤治疗早期老年痴呆临床研究［J］．河南中医，2016，36（8）：1318－1320．

［13］王康锋，张立娟．抵当汤加减治疗老年性痴呆疗效观察［J］．中国中医药信息杂志，2012，19（10）：74－75．

［14］贾孟辉，贺晓慧．《伤寒论》抵当汤可防治早期老年痴呆症的启迪［J］．四川中医，2006，25（1）：40－41．

［15］苏建华．周期性月经期精神分裂症病案［J］．辽宁中医杂志，2008，51（2）：286－287．

［16］鲁兆麟．抵当汤加味可用于外伤性癫痫［J］．北京中医药大学学报，1996，38（5）：49．

［17］孙占有．加味抵当汤内服配合愈疡Ⅰ号灌肠治疗溃疡性结肠炎127例［J］．山西中医，2010，26（7）：16．

［18］郭群生，王海军，王英桃．加味代抵当汤治疗创伤后便秘163例临床报道［J］．河南中医药学刊，1998，14（4）：55．

［19］何文绍．抵当汤加甘草治疗外伤后便秘30例［J］．新中医，2003，35（11）：52－53．

［20］张敏建，宾彬，商学军，等．慢性前列腺炎中西医结合诊疗专家共识［J］．中国中西医结合杂志，2015，35（8）：933－941．

［21］陈晓文，张斌，李强，等．中医外治法治疗慢性前列腺炎的研究进展［J］．中国中医药现代远程教育，2018，16（13）：151－154．

［22］宋春生，郭小舟，郭军．前列化浊胶囊治疗湿热瘀滞型慢性前列腺炎的临床观察［J］．中国中西医结合杂志，2008，28（3）：260－263．

［23］陈成博，陈舒，张胜．抵当汤加味治疗慢性前列腺炎45例临床观察［J］．浙江中医杂志，2013，48（7）：505．

［24］樊学中．加味抵当汤治疗前列腺增生症185例［J］．河南中医，1999，19（6）：7．

［25］俞勇，徐建．加味抵当汤治疗前列腺增生症42例［J］．浙江中医杂志，1997，42（9）：398．

［26］张伟国，王晓平．血精症的诊断治疗进展［J］．广西中医药大学学报，2012，15（4）：56-57.

［27］杨骁，王小龙．中西医结合治疗慢性精囊炎性血精症12例［J］．吉林中医药，2008，28（8）：589.

［28］王小龙．补阳还五汤合抵当丸治疗慢性精囊炎性血精症18例［J］．中国中医药现代远程教育，2014，12（7）：44-45.

［29］邓宏韬．抵当丸治疗慢性肾衰竭疗效分析［J］．实用中医药杂志，2006，22（12）：727-728.

［30］邓宏韬．从"下焦蓄血"论治慢性肾衰［J］．江西中医药，2014，45（8）：15-16.

［31］癃闭的诊断依据、证候分类、疗效评定——中华人民共和国中医药行业标准《中医内科病证诊断疗效标准》（ZY/T001.1—94）［J］．辽宁中医药大学学报，2017，19（1）：178.

［32］汪凤杰．抵当汤加减治疗急性尿潴留30例［J］．湖北中医杂志，1988，10（1）：20.

［33］陈于翠，陈志颜，段公，等．加减抵当汤联合西医常规治疗2型糖尿病53例疗效观察［J］．河北中医，2016，38（4）：571-572.

［34］郭鹏云，郭俊杰．加减抵当汤对痰瘀型糖尿病患者胰岛素抵抗的影响分析［J］．光明中医，2017，32（16）：2358-2360.

［35］张丽芬，赵进喜，吕仁和．浅谈中西医结合治疗糖尿病肾病［J］．世界中医药，2008，3（1）：48-50.

［36］严倩华．国医大师邹燕勤教授从脾肾论治糖尿病肾病［J］．南京中医药大学学报，2018，34（2）：109.

［37］朱琳，赵旭涛．糖尿病肾病中医发病机理与治疗原则探析［J］．中医学报，2015，30（7）：969-970.

［38］胡仁明．糖尿病肾病的诊断和防治——中国糖尿病肾病诊断和治疗的专家共识解读［J］．糖尿病天地（临床），2015，9（9）：447-453.

［39］吴谋军，彭隆．加味抵当汤治疗糖尿病肾病31例［J］．湖南中医杂志，2011，27（6）：57-58.

［40］金末淑．仝小林应用抵当汤加减治疗糖尿病肾病验案举隅［J］．山东中医药大学学报，2012，36（2）：130-131.

［41］刘伟，刘莹莹，高学清，等．抵当汤加减对痰瘀互结证糖尿

病下肢动脉血管病变患者中 CD40/CD40L 和 IL-10 的影响 [J]. 世界中医药, 2018, 13 (8): 1875-1878.

[42] 马坤范, 叶怡庭. 桃核承气汤合抵当汤加减治疗原发性血小板增多症 1 例 [J]. 中国中西医结合杂志, 1987, 7 (2): 123.

[43] 疗开清. 老中医单明江治疗脱疽的经验 [J]. 成都中医学院学报, 1987, 30 (1): 19-20.

[44] 关明媚, 刘艳虹, 关惠仪, 等. 抵当汤湿敷预防化疗性静脉炎的临床观察 [J]. 广东医学, 2010, 31 (17): 2307-2308.

[45] 关惠仪, 陈穗琳, 关明媚. 抵当汤湿敷治疗化疗性静脉炎的临床观察 [J]. 广州医药, 2011, 42 (3): 49-51.

[46] 覃春阳. 代抵当丸治疗外科急症 3 则 [J]. 中国中医急症, 2012, 21 (11): 1877.

[47] 马建波. 抵当汤合四妙勇安汤治疗下肢深静脉血栓形成 19 例 [J]. 北京中医, 2003, 22 (2): 31.

[48] 刘三元. 抵当汤合四妙勇安汤对髋关节周围骨折患者下肢深静脉血栓的预防作用分析 [J]. 光明中医, 2018, 33 (24): 3678-3680.

[49] 殷铭珠. 抵当汤治疗产后静脉炎的体会 [J]. 中华中医药杂志, 1996, 11 (2): 58.

[50] 王引弟. 张智龙应用抵当汤临床经验举隅 [J]. 中国中医药信息杂志, 2011, 18 (5): 87-88.

[51] 王小晶. 氨甲蝶呤合抵当汤治疗早期异位妊娠 42 例 [J]. 中国中医急症, 1999, 8 (1): 45.

[52] 王珍. 抵当汤加味治疗子宫内膜异位症 80 例 [J]. 广西中医药, 2009, 1 (32): 19.

[53] 曾继保, 王涛, 许爱凤. 抵当汤加味治疗子宫内膜异位症临床分析 [J]. 辽宁中医药大学学报, 2008, 10 (3): 88.

[54] 张志民. 抵当汤加味治子宫内膜异位症 [J]. 新中医, 1992, 24 (8): 4-5.

[55] 刘兴明. 抵当汤加味治疗子宫肌瘤 28 例 [J]. 现代医药卫生, 2005, 21 (9): 1118-1119.

[56] 冯丽, 阳纯平, 李禺, 等. 抵当汤加减治疗瘀血内阻型崩漏出血期的临床应用 [J]. 广州中医药大学学报, 2019, 36 (1):

128 - 131.

［57］汪碧云. 抵当汤加减治疗盆腔淤血综合征 60 例 ［J］. 山东中医杂志, 2011, 31 (12): 855 - 856.

［58］裘少益. 加味抵当汤为主治疗流产不全 61 例 ［J］. 浙江中医杂志, 2012, 47 (6): 407.

第七章　抵当汤的实验研究

第一节　抵当汤组成中药的药理研究

抵当汤作为临床常用方剂，对其研究日趋丰富。近年来，抵当汤的组成药物水蛭、虻虫、桃仁、大黄的药理研究也逐渐清晰，不仅对其化学成分有了较深刻的分析，而且其药理作用也得到了充分的挖掘。了解各组成药物的药理研究有助于强化对抵当汤的药理研究。

一、水蛭的药理研究

水蛭属寡毛纲环节动物，雌雄同体，是高等无脊椎动物，呈扁长圆柱形，体多弯曲扭转，长 2～5cm，宽 0.2～0.3cm。截至目前，世界范围内已发现约 680 种水蛭。2015 年版《中华人民共和国药典》收载的药用水蛭为三种蛭的干燥全体，分别为蚂蟥（*Whitmania pigra* Whitman）、水蛭（*Hirudo nipponica* Whitman）及柳叶蚂蟥（*Whitmania acranulata* Whitman）。

（一）水蛭的化学成分研究

水蛭的主要成分为大分子类化合物，主含蛋白质，含有 17 种氨基酸，水解氨基酸含量高达 49.4%，包括人体必需的 8 种氨基酸；还含有如水蛭素、肝素、组胺、吻蛭素等。水蛭中的小分子类物质为糖脂类、蝶啶类、甾体类和羧酸酯类等。此外，主要含有 Zn、Mn、Fe、Co、Cr、Se、Mo、Ni 等 14 种微量元素。下面将对水蛭的主要化学成分做一详述。

1. 多肽和蛋白类等大分子成分

（1）水蛭素

目前从水蛭中发现了一系列具有抗凝作用的多肽类成分，其中以对水蛭素的研究最为透彻。Hayraft J B 于 1884 年首先发现新鲜医用水蛭的提取物中含有抗凝血物质。直到 1955 年德国学者 Markwardt 及其同事从欧洲医蛭中成功地分离出这种抗凝物质的纯品，定名为水蛭素。它是从水蛭唾液腺中分离得到的一种由 66 个氨基酸残基组成的单链多肽，是目前已知作用最强的凝血酶特异性抑制剂。水蛭素在干燥状态下稳定存在，室温下，可在水中稳定存在 6 个月，80℃下加热 15 分钟后被破坏。水蛭素仅存在于水蛭的唾液腺中，而且含量甚微，现在可用基因工程方法合成重组水蛭素。

（2）肝素与组胺

肝素是一种酸性黏多糖，由氨基葡萄糖、艾杜糖醛酸酯、葡萄糖醛酸聚合而成。它是由 21 个不同的分子所组成的混合物，分子量范围可从 3000～50000，具有抗凝血、抑制血小板聚集、降低血黏度、促纤溶、降血脂等作用。

组胺主要作用于心血管系统平滑肌及其腺体上，具有扩张小动脉、毛细血管和小静脉，降血压和增加毛细血管通透性等作用。

（3）氨基酸及微量元素

瞿新艳通过观察干燥的宽体金线蛭提取物对小鼠凝血、出血时间和家兔离体血浆复钙时间的影响，测定并发现了提取物中游离氨基酸的含量丰富，推测其可能是水蛭抗凝血作用的主要有效成分。卢奎多通过水解蚂蟥中的氨基酸发现，水蛭中含有 17 种氨基酸，其中人体的必需氨基酸占氨基酸总量 39% 以上，这些氨基酸在动物体内发挥着特殊的生理功效，直接参与合成各种酶和激素，调节人体内代谢的平衡，并在活血化瘀方面起着很重要的作用。总之，水蛭在人体健康维护、疾病治疗等方面作用显著，这与其所含的有机成分、丰富的微量元素及氨基酸群体效应的协同作用密不可分。

中药无机微量元素存在一定的生理活性。经测定，水蛭中含多种常见元素，其中 Mg 和 Ca 为人体必需的宏量元素，Fe、Zn、Cu、Co、Mn、Cr 等 7 种为人体必需的痕量元素。现代科学实验证明，Fe 参与血红蛋白和多种酶的合成，对水蛭活血化瘀的疗效起重要作用；Cu 和 Zn 与心脑血管疾病的发生密切相关，水蛭中微量的 Cu、Zn 对于治疗心、脑血管疾病十分有益。Co 是催化嘌呤转化成为尿酸代谢过程最后一步酶的组分，在体内能量交换过程中也是必需的。水蛭可通过调节体内微量元素变化，从而达到治疗疾病的作用。

另外，水蛭还含具有隐藏毒性的异常微量元素 Hg、As、Pb，其中 Hg、As 的含量很低，Pb 的含量略高，这是否与历代文献中所说的水蛭有毒相关？应当引起注意，值得进一步的研究考证。

（4）其他多肽类成分

随着研究逐渐深入，从水蛭中分离又得到其他一些具有较好抗凝活性的多肽类成分。有人应用 Sephadex DEAE A-50 阴离子交换树脂色谱、Sephadex G-25 和 Sephadex LH-20 凝胶过滤色谱，以及反相高压液相色谱对蚂蟥干体进行了分离纯化，首次分离得到了一个抗凝血多肽，命名为"蚂蟥多肽"，其相对分子量为 8608，推测其结构为 63 个氨基酸残基形成的肽链上连接一个分子量为 1898 的糖链，但该报道并没有给出其明确的分子式和结构，所以有待于进一步研究确定。

2. 小分子成分

目前，从水蛭中分离得到的小分子成分主要为蝶啶类、糖脂类、羧酸酯类和甾体类等物质。日本学者从日本医蛭中分离得到 9 个两性磷脂类化合物（1~9）和 12 个糖脂类化合物（10~21）。这 12 个糖脂类化合物中，有 6 个为含三个半乳糖基的鞘氨醇，与之前携带一个胆碱磷酸基团的胆碱磷酸脑苷脂类不同，这 6 个化合物都是中性的。

此外，有学者利用 GC－MS 技术分析鉴定了水蛭中的脂肪酸酯和甾体类化合物。黄荣清等对水蛭正己烷提取液部分经气质联用进行鉴定，通过 NBS 的质谱数据系统检索，并核对质谱标准图谱，也得到了 11 个化合物（表 7－1－1），其中大部分为脂肪酸类物质。

表 7-1-1　水蛭脂溶性部分的化学成分

编号	化学成分
1	己醛
2	十七烷酸甲酯
3	12－甲基十四烷酸甲酯
4	11－十六碳烯酸甲酯
5	14－甲基十五烷酸甲酯
6	13－十八碳烯酸甲酯
7	十八烷酸甲酯
8	10－十九烯酸甲酯
9	13－二十二烯酸甲酯
10	2－乙酰氧基－7，9－十九烯酸甲酯
11	胆固醇

另有研究从日本医蛭中分离得到 8 个化合物，分别为菜油甾醇、丙氨酸、十六烷基甘油醚、(2S，3S，4E)－4，5－二脱氢十八鞘氨醇二十五烷酸脂肪酰胺、丁二酸、1－O－β－D－吡喃葡萄糖基－2－N－（二十二酰基）－E－4，5－二脱氢－3－羟基十八脑苷脂、次黄嘌呤、异亮氨酸。

（二）水蛭的药理作用研究

1. 抗凝作用

血栓形成最根本的过程是凝血酶引起的凝血作用。水蛭最重要的药理功效是抗凝作用，其抗凝成分主要为水蛭素和一些小分子肽类，能在凝血机制中的不同环节起到抑制作用。瞿新艳研究表明水蛭提取物能延长小鼠凝血、出血时间和家兔离体血浆复钙时间，证实了水蛭提取物所含的游离氨基酸可能是其抗凝血作用的有效成分。苏斌等通过观察水蛭对正常和高凝动物血液流变学及凝血系统的影响，发现水蛭能显著改善血液流变学，有显著的抗凝作用。刘良红等发现水蛭提取液能抑制组织因子的表达，并对抗凝血酶抑制组织因子途径抑制物的释放，其作用机制可能与水蛭抗凝、抗血栓形成作用有关。

2. 抑制血小板聚集作用

血小板聚集是心脑血管疾病发生的重要机制之一，因此抗血小板聚集对于心脑血管疾病的防治至关重要。凝血酶是激活血小板的重要物质，水蛭素与凝血酶结合可使凝血酶激活血小板的作用减弱，明显地抑制血小板聚集，起到治疗的目的。崔美月等观察水蛭素对大白兔血瘀模型血液流变学的影响，结果发现水蛭素可显著加快大白兔的血流速度，具有活血化瘀、抑制血小板聚集的作用。

3. 降脂作用

王宏涛等研究发现水蛭的乙醇提取物能明显降低大鼠体内血清总胆固醇、甘油三酯、低密度脂蛋白胆固醇、一氧化氮浓度，调节高脂血症大鼠血脂代谢及纠正一氧化氮代谢紊乱。杨洪雁等观察水蛭对实验性血瘀证家兔血脂代谢及其相关基因表达的影响，结果表明水蛭能显著降低血清中总胆固醇、甘油三酯、低密度脂蛋白胆固醇水平，显著上调血瘀证家兔肝脏中低密度脂蛋白受体基因、载脂蛋白 E 基因的表达，进而推测水蛭有调节血脂代谢的作用，其机制可能与上调低密度脂蛋白受体基因、载脂蛋白 E 基因转录水平有关。

4. 抗肿瘤作用

大量的试验研究表明水蛭具有抗肿瘤作用，其作用机制主要有以下几个方面：影响肿瘤细胞的黏附穿膜能力；抑制血小板聚集与抗凝血作用；抑制凝血酶的作用；直接抑制肿瘤细胞的生长与增殖；促进细胞的凋亡；提高细胞免疫功能等。黄光武等研究表明水蛭粗提取液浓度与血小板聚集的抑制率呈正相关，对血小板聚集功能亢进的头颈部恶性肿瘤的转移可能有抑制作用。刘京生等的研究表明，水蛭能诱导肿瘤细胞凋亡，抑制 DNA 的合成，并能提高机体的细胞免疫功能，具有明显的抗肿瘤功效。郭永良等采用液氮快速冻融法提取水蛭，提取物可体外抑制 HepG2 细胞的增殖并诱导凋亡，对癌瘤生长有抑制、破坏作用，具有抗肿瘤的作用，有利于抗癌药及免疫活性细胞侵入癌组织而杀伤癌细胞。

5. 脑保护作用

研究发现缺血性脑血管疾病发病后 48 小时内，绝大多数患者的缺血皮质已发生了再灌注，脑缺血后的再灌注是神经功能恢复的基本条件，同时也是脑组织损伤加重的重要因素。王希通过研究水蛭多肽对大鼠局灶性脑缺血再灌注损伤的保护作用，发现水蛭多肽能显著降低脑组织含水量、缩小脑梗死面积、提高超氧化物歧化酶活性、降低丙二醛含量，证实了水蛭多肽对于大鼠脑缺血再灌注损伤具有保护作用，其作用机制可能与抑制脂质过氧化、提高抗氧化酶活性有关。

6. 抗炎作用

炎症是生物有机体对外界刺激的一种防御反应，表现为红、肿、热、痛和功能障碍。凝血酶是炎症细胞的化学诱导物，诱导炎症的发生。水蛭素是凝血酶的特异性抑制剂，能有效抑制凝血酶对细胞的刺激作用，从而抵抗炎症的发生。杨影等的研究发现，水蛭素可以有效抑制成纤维细胞的增殖和细胞外基质的产生。有学者研究水蛭对以血浆蛋白渗出、肿胀度为指标的急性炎症模型和对以肉芽组织增生为特征的慢性炎症模型的治疗作用发现，不同的给药途径及剂量均对炎症早期及后期的病理改变有抑制作用，对炎症的治疗效果显著。鲍宗麟等通过对慢性病毒性肝炎患者的临床观察研究得出，水蛭对慢性病毒性肝炎有很好的治疗作用。李建平等研究水蛭通栓对大鼠慢性前列腺炎前列腺指数和前列腺病理组织学的影响发现，水蛭通栓能促进前列腺病理组织学的改变，显著降低慢性前列腺炎大鼠的前列腺指数，对大鼠慢性前列腺炎有显著的治疗效果。

7. 抗纤维化作用

纤维化发生于多种人体器官，对人类各主要疾病的发生和发展起重要作用，是许多疾病致残、致死的主要原因。纤维化使器官组织内的实质细胞减少，纤维结缔组织增多，持续发展可破坏器官结构及减退器官生理功能，乃至衰竭，严重威胁人类健康。凝血酶可激活内皮细胞，刺激成纤维细胞增殖，促进纤维化的形成。水蛭素作为凝血酶的特异性抑制剂，可以抑制凝血酶诱导成纤维细胞增殖，从而抵御细胞纤维化。结缔组织生长因子（CTGF）可以促进成纤维细胞的有丝分裂，是胶原蛋白和纤维连接蛋白产生的化学诱导剂和启动因子。贾彦等通过实验研究发现水蛭素能显著地下调纤维化大鼠肝脏组织结缔组织生长因子 mRNA 的表达，减缓成纤维细胞的有丝分裂，抑制肝细胞外基质异常增生，从而起到抗肝纤维化作用。盛丽等研究发现，中药水蛭能显著降低高脂动物的血清胆固醇、甘油三酯、低密度脂蛋白，提高高密度脂蛋白水平，可有效抵抗小鼠的肺纤维化作用。

8. 改善肾功能作用

顾江萍等研究中药水蛭对糖尿病肾病大鼠内皮素 - 1 水平、肾脏功能及肾脏结构的影响，提出水蛭可纠正糖尿病肾病大鼠早期肾脏高滤过、高灌注，并对肾脏病变有一定的保护作用，其部分机制可能是通过下调内皮素 - 1 水平而实现的。李琳等研究发现水蛭可显著减轻糖尿病肾病大鼠早期蛋白尿，可能与下调血清Ⅳ型胶原蛋白的表达有关。

9. 其他作用

水蛭具有多种药理作用，如终止妊娠、促进周围神经再生、促进血管新生及抗新生血管的双重作用等，目前已经广泛应用于临床。有研究表明水蛭对早、中、晚期妊娠小鼠均有明显终止妊娠的作用。朱翠玲等研究发现水蛭对活体血管的生成具有促进作用。刘言香等通过实验证实菲牛蛭素对血管新生具有促进作用。

二、虻虫的药理研究

虻虫为双翅目短角亚目虻科昆虫，俗称牛虻，又名"瞎虻"，是一类大中型吸血昆虫。虻虫分布范围较广，在我国以内蒙古地区分布居多。

（一）虻虫的化学成分研究

目前国内外学者对虻虫的化学成分进行了研究，但未形成体系，其中大多数是针对活体虻虫体内所含蛋白质、多肽类开展的，偶有涉及多糖类和微量元素的研究报道。下面将对虻虫的主要化学成分做一详述。

1. 蛋白质、多肽类

刘大有等采用 TLC、HPLC、GC、电泳及 Sephadex 凝胶柱等方法对宝鸡虻结构中氨基酸的组成及分子量范围进行了检测分析。结果显示，虻虫中氨基酸由天冬氨酸、甘氨酸、组氨酸、谷氨酸、赖氨酸等 16 种氨基酸组成，分子量范围为 $(1.03 \sim 3.92) \times 10^4$。ZHANG D 等运用高效液相色谱技术从虻虫的唾液腺中分离纯化出抗凝血物质 Thrombostasin，通过 SDS－PAGE 测定出蛋白质分子量为 16.7kDa，且包括两个等电点组，大约在 4.6 和 4.8。严秀文等拟从黑腹瘤虻的唾液腺中分离纯化出多肽 Immunoregulin HA，经测序发现是由 30 个氨基酸残基组成，其序列为 GGVTGVTEFEPVDVSGEDYDS-DEMDEDGRA，这种多肽具有免疫调节作用。随之从构建的拟黑腹瘤虻唾液腺 cDNA 文库中克隆得到 Immunoregulin HA 的 cDNA 编码序列。将此序列与多肽的结构和功能进行分析，发现多肽 Immunoregulin HA 同时与姚虻唾液腺中一种免疫蛋白 Tabimmunregulins 及 NCBI 数据库中其他的免疫蛋白在核酸和蛋白质水平上拥有高度的同源性，这为我们进一步研究寄生生物与寄主间协同进化的分子机制提供了实验依据。

2. 多糖类物质

金伟等运用水提醇沉法、葡聚糖凝胶层析法、酶解法、稀碱消化法等实验手段对尔瘤虻中的抗凝血有效成分进行提取，证实发挥抗凝血作用的成分为多糖类物质，其基本结构单位是葡萄糖，相对分子质量约为15000。刘大有等的研究证明，虻虫中的多糖以蛋白聚糖形式存在。该多糖类物质可以显著延长小鼠凝血时间，并具有溶解小鼠体内血栓及人全血凝块的作用。

3. 微量元素

龚跃新采用等离子体发射光谱法对虻虫的微量元素进行分析，发现虻虫含有丰富的 Cu、Mo、Zn、Fe、Mn 等微量元素。姜波等分别对双斑黄虻、华虻、雁虻、峨眉山虻、鳌虻 5 种虻虫的微量元素进行含量测定。结果显示，这些类别的虻虫中具有 24 种无机元素，其中 10 种是微量元素，Cu、Cr、Mn、Sr、Fe、Zn 含量较其余微量元素更为丰富。另有研究表明，虻虫抗癌、抑癌的药理活性与其体内所含微量元素锰、镁、锌有关。

4. 脂肪酸成分

丁呈华等运用 GC－MS 对去翅虻虫干体中的脂肪性成分进行分析和鉴定，鉴定出 21 种脂肪酸成分，其中以棕榈油酸、亚油酸、棕榈酸、硬脂酸和油酸为主，占虻虫总脂肪性成分的 80% 以上。翟岩通过 GC－MS 对虻虫干燥体的脂肪性成分进行分析，鉴定出 2，4－二烯基－十碳醛、四烷酸、6，6－双甲氧基－十烷酸、13－炔基－十四碳炔酸、12－环戊基－十六烷酸、9，12－十八碳二烯酸等 20 种脂肪酸类成分，其中不饱和脂肪酸的含量高达 60%，以亚油酸含量居多。

5. 纤溶成分

杨星勇等从虻虫生药浸提液中得到两种分子量的纤溶成分，将此纤溶成分分别置于血纤维蛋白平板和加热的血纤维蛋白平板（85℃，30 分钟）上，测其纤溶酶及纤溶酶原的激活活性。结果显示，血纤维蛋白平板的溶圈面积是（135.7 ± 6.4）mm^2；加热血纤维蛋白平板的溶圈面积是（94.9 ± 4.4）mm^2。由此表明，该纤溶成分具有降解纤维蛋白及纤维蛋白原的双重功效。

（二）虻虫的药理作用研究

1. 抗血栓和抗血小板聚集作用

近年来研究发现，牛虻的唾液腺可以分泌抗凝血物质、血小板聚集抑制分子、血管扩张分子及溶栓物质。高丽以姚虻唾液腺为研究对象，成功从其 cDNA 文库中筛选得到抗血栓活性分子 tablysin2，进一步将其进行表达，发现 tablysin2 具有抑制血小板聚集的活性。ZHANG Zhiye 等利用已有姚虻唾液腺抗血栓物质构建 Vasotab TY 原核表达菌株，通过血小板聚集抑制实验初步证明，所得的成熟肽纯品具有抗血小板聚集的活性，随后通过动物实验证明该原核表达的成熟肽 Vasotab TY 具有较好的抗血栓活性且不易引起组织的缺血。马东莹通过对姚虻唾液腺成分进行研究，共测得丝氨酸蛋白酶 Tablysin、腺苷三磷酸双磷酸酶 Tabapy 和纤维蛋白水解酶 TY6 等 3 个家族的抗血栓活性因子。这 3 类活性成分不仅可以水解纤维蛋白原，而且具有抑制血小板聚集的功能。

2. 对血液流变性的影响

杨星勇等研究了华广虻溶纤活性蛋白对大鼠血液流变性的影响，结果显示，华广虻溶纤活性蛋白能显著延长大鼠出血时间、降低全血黏度比、减慢血沉速度、显著减少血纤蛋白原含量，并能显著抑制血小板的最大聚集率。金伟等研究发现虻虫中含有的多糖类物质能显著延长凝血时间，并能降低内、外源凝血系统因子的活性，增加纤溶系统活力。

3. 镇痛和抗炎作用

随着对虻虫药理作用研究的逐渐深入，其镇痛抗炎的活性逐渐被发掘。通过醋酸诱导的小鼠热板实验和扭曲实验表明，虻虫的水提液具有镇痛抗炎的功效。ZHAO Ruili 等从牛虻唾液中分离纯化出 3 种免疫调节肽 immunoregulin TP1～3。这些分子均可以通过促进白介素 – 10 的分泌而发挥抗炎作用。李建林将虻虫干燥全体制成的正丁醇浸膏配成液体用于耳肿胀的小鼠。结果显示，虻虫正丁醇萃取液能有效抑制小鼠耳肿胀程度，说明虻虫提取物具有一定的抗炎镇痛活性。

4. 抗肿瘤作用

胡玉清等对虻虫、僵蚕、斑蝥、蜈蚣等 9 种虫类中药进行研究，采用等离子体发射光谱法对其体内铁、锌、镁、锰等 28 种元素进行检测，结果表明这些虫类中药体内镁、锰含量较高，而镁、锰等微量元素具有一定的抗癌、抑癌作用。

5. 其他作用

近年来含有虻虫的复方制剂逐步用于临床治疗中。杨化峰采用大黄䗪虫胶囊配合吲哚美辛片、如意金黄膏治疗结节性红斑取得显著疗效。张凯等应用抵当汤成功治疗糖尿病引起的心肌损伤。王永红等将化癥回生丹用于治疗 100 例颈动脉粥样硬化缺血性卒中患者，治疗 1 年后比较治疗组和对照组的彩色超声检查显示的斑块/内膜面积，发现治疗组明显低于对照组。虽然虻虫复方制剂在临床应用中已取得疗效，但复方制剂中成分较多，虻虫是否发挥主要药效及药效强弱仍有待深入研究。

三、桃仁的药理研究

桃仁又名桃核仁，为蔷薇科植物桃 Prunus persica （L.）Batsch 或山桃 Prunus davidiana （Carr.） Franch. 的干燥成熟种子。桃树全国各地普遍种植，6～7 月果实成熟时采摘，将桃除去果肉及核壳，取出种子，晒干，即作为药用。

（一）桃仁的化学成分研究

桃仁中的脂溶性成分约占桃仁干质量的 50%，蛋白质类成分约占 25%，多糖约占 1.83%。此外，桃仁中还含有氰苷类、甾体类、黄酮类及其糖苷类化合物和微量元素等。下面将对桃仁的主要化学成分做一详述。

1. 脂肪酸类

桃仁中含有丰富的脂肪酸类成分，可分为棕榈酸、硬脂酸、油酸、亚油酸4种，其中不饱和脂肪酸（油酸和亚油酸）的含量为85%～93%。也有研究显示，桃仁中油酸和亚油酸的平均总量达93.06%。芮和恺等研究显示，桃仁中的脂溶性成分主要由长链脂肪酸组成，且不饱和脂肪酸占43.5%。裴瑾等通过GC－MC分析，得出桃仁脂溶性成分中饱和脂肪酸主要为庚酸、辛酸和十六碳酸，不饱和脂肪酸主要为9－十六碳烯酸、9，12－十八碳二烯酸、9，17－十八碳二烯酸和9－十八碳烯酸的结果。不同研究显示，桃仁中脂溶性成分的组成及含量有一定差异。裴瑾等研究发现桃仁中不饱和脂肪酸油酸、亚油酸的平均总量为93.06%，而姜波等研究发现桃仁中棕榈酸为6.20%、硬脂酸为1.90%、油酸为74.53%、亚油酸为17.90%。

2. 甾醇及其糖苷

采用GC和GC－MS等技术分析显示，桃仁中的不皂化物以甾醇为主。吴清华等对18个批次不同品种、不同产地的桃仁中β－谷甾醇的含量进行测定，结果显示桃仁中β－谷甾醇的平均含量为0.097%。杨晓静等的研究鉴定出桃仁中含有豆甾烯醇乙酸酯、β－谷甾醇乙酸酯、菜油甾醇乙酸酯、豆甾醇乙酸酯和燕麦甾醇乙酸酯等5个甾醇乙酸酯，以及羽扇醇乙酸酯、24－亚甲基环阿屯烷醇乙酸酯、2个三萜醇乙酸酯化合物。另外，桃仁中还含有24－亚甲基环木菠萝烷醇、柠檬甾二烯醇、7－去氢燕麦甾醇、β－谷甾醇、菜油甾醇、β－谷甾醇－3－O－β－D－吡喃葡萄糖苷、菜油甾醇－3－O－β－D－吡喃葡萄糖苷、β－谷甾醇－3－O－β－D－（6－O－棕榈酰基）吡喃葡萄糖苷、β－谷甾醇－3－O－β－D－（6－O－油酰基）吡喃葡萄糖苷、菜油甾醇－3－O－β－D－（6－O－棕榈酰基）吡喃葡萄糖苷、菜油甾醇－3－O－β－D－（6－O－

油酰基）吡喃葡萄糖苷等。

3. 蛋白质和氨基酸

有研究发现每100g核桃仁含蛋白质19.6g，并包含相对分子质量为 2.13×10^4 的白色蛋白 PR-A、PR-B 等在内的多种蛋白质，且富含17种氨基酸。桃仁中各种氨基酸的总质量分数达到23.77%，其中必需氨基酸质量分数为6.76%，尤以谷氨酸质量分数最高。

4. 黄酮及其糖苷

桃仁中黄酮及其糖苷主要有儿茶酚、柚皮素、洋李苷、山奈酚及其葡萄糖苷、二氢山奈酚、槲皮素葡萄糖苷等。

5. 苷类

桃仁中的苷类以苦杏仁苷、野樱苷等氰苷为主要有效成分，其中苦杏仁苷的量为1.5%~3%。

6. 其他

桃仁中含有大量挥发性成分，主要为苯甲醛，占总挥发油的57.068%，另外还含有壬酸、2-甲基-己醛、2-戊基-呋喃、十三碳烷等。桃仁中还含有 K、Na、Ca、Zn、Fe、Mn、Mg 等12种微量元素，以及多种维生素类成分。

（二）桃仁的药理作用研究

1. 抗血栓和抗血小板聚集作用

现代药理研究表明，桃仁具有抗血栓、抑制血小板聚集的作用，能明显加快血流动力。有研究将山桃仁煎剂给小鼠灌胃后发现小鼠凝血时间显著延长，同时以不同剂量给家兔灌胃，显示出血时间和凝血时间均显著延长，并且还可抑制血块的收缩。Yang N Y 等发现桃仁醇提物可抑制血小板聚集，其石油醚部分及从中分离出的棕榈酸和油酸可显著延长凝血酶时间。朱萱萱等也通过实验研究发现桃仁水提物可对二磷酸腺苷诱导的血小板聚集有明显的抑制作用。

2. 神经保护作用

现代药理研究表明，不少活血化瘀药具有一定营养及保护神经、防治脑部退行性病变的功效。目前采用桃仁提取物改善鼠类学习记忆能力的行为学及其机制研究多有报道。金樱子等发现桃仁乙醇提取物能改善小鼠的东莨菪碱造成的记忆获得障碍、氯霉素造成的记忆巩固障碍、静脉滴注40%乙醇造成的记忆再现障碍，且能提高小鼠大脑匀浆中的超氧化物歧化酶活性、降低丙二醛量，推测是通过促进脑内氧自由基的清除从而改善小鼠学习记忆功能。方美善等采用桃仁乙醇提取物给痴呆模型小鼠灌胃的实验结果显示，其可明显降低痴呆模型小鼠脑组织中超氧化物歧化酶、谷胱甘肽过氧化物酶的活性，显著增加丙二醛含量，证实桃仁乙醇提取物可清除氧自由基和抗氧化，发挥保护神经的作用。

3. 肝、肾保护作用

含苦杏仁苷的桃仁注射液可提高肝组织胶原酶的活性、抑制肝贮脂细胞的活化、促进胶原的分解，减轻肝窦毛细血管化程度，从而增加肝血流量，减轻肝损伤。桃仁的乙醇提取物可使 CCl_4 所致急性肝损伤小鼠血清中丙氨酸氨基转移酶（ALT）和天冬氨酸氨基转移酶（AST）的活性、肝匀浆中 AST 活性及丙二醛量降低，并使超氧化物歧化酶活性及谷胱甘肽量提高，推测桃仁提取物是通过抗脂质过氧化而实现保肝功效的。

桃仁可上调单侧输尿管梗阻的慢性肾脏纤维化模型大鼠上皮细胞钙黏蛋白（E - cadherin）、α - 平滑肌肌动蛋白（α - smooth muscle actin，α - SMA）的表达，下调纤维粘连蛋白（fibronectin，FN）表达，从而改善肾小管上皮细胞分化，减缓肾间质的纤维化。其水提液能舒张瘀热证大鼠小动脉，具有一定肾保护作用。

4. 刺激肠壁、增加肠蠕动作用

桃仁内含45%的脂肪油，能提高肠黏膜的润滑性，且具有改善血流阻滞、血行障碍等作用，一直是古今医家临床应用治疗便秘的佳品。张辉凯对李东垣治疗便秘的用药特点进行了探析，得出李东垣治疗便秘之病机是立足于脾胃虚弱，单味用药频数统计以桃仁、升麻为多，认为桃仁富含汁液，有润肠通便之功。宋宗良等用以桃仁、杏仁等组方而成的增液活血汤治疗糖尿病便秘46例，总有效率可达97.83%。

5. 抗炎作用

桃仁水提物中有强烈抑制浮肿的桃仁蛋白 PR－A、PR－B，对炎症引起的血管通透性亢进具有明显的抑制作用，具有一定的抗炎作用，并且桃仁中的多糖对 OH^- 和 O^{2-} 都有一定程度的清除作用。桃仁中分离出来的蛋白质 F、G、B 对二甲苯所致小鼠耳部急性炎症有显著抑制作用。

6. 抗肿瘤作用

桃仁的部分成分已被证明具有一定的抗肿瘤作用。桃仁总蛋白能促进荷 S180 肉瘤小鼠的白细胞介素－2、白细胞介素－4 分泌，使 $CD4^+/CD8^+$ 值上升，抑制体内肉瘤的生长，并能作用于肿瘤细胞的 G1 期及 S 期，诱导细胞凋亡；与环磷腺苷联用，也可使 $CD4^+$ 和 $CD8^+$ 细胞数量上升，使其比值恢复到正常水平。利用基因芯片技术发现，从桃仁中分离出的单体桃仁蛋白 A 能上调溶菌酶、LPS 结合蛋白干细胞因子等基因的表达，并能抑制细胞周期蛋白 B1、组织蛋白酶 D 等基因的表达。

7. 其他作用

桃仁含有苦杏仁苷，小量口服时苦杏仁苷水解产生氢氰酸和苯甲醛，氢氰酸有镇咳平喘的作用。桃仁醇提物对酪氨酸酶的激活率达28%，可通过增加酶促反应体系的最大转化速率而增加黑色素的生物合成，即通过上调酪氨酸酶活性而促进黑色素的生成。有实验证实桃仁提取物能明显抑制矽肺大鼠胶原蛋白合成并减少血清铜蓝蛋白，起到延缓矽肺纤维化的作用。

四、大黄的药理研究

大黄为蓼科多年生的草本植物，主要分为掌叶大黄、唐古特大黄、药用大黄三种，其中掌叶大黄的药用价值最高。大黄的主要入药部分为根茎，因其根茎粗壮，呈椭圆形，表面呈棕褐色，内部呈黄色，故称之为大黄。通常于秋末茎叶枯萎或次春发芽前采挖，除去细根，刮去外皮，切瓣或段，用绳穿成串干燥或直接干燥。其产地主要为青海东部、甘肃东南部、云南西北部、四川西部和西藏东部。

（一）大黄的化学成分研究

大黄中主要的成分是蒽醌类化合物，包括游离蒽醌及结合蒽醌，还有黄酮类化合物、有机酸、酚类及鞣质、内酯、香豆素及其苷类、多糖类、多种氨基酸及微量元素等。下面将对大黄的主要化学成分做一详述。

1. 蒽醌类化合物

蒽醌类化合物是大黄的主要成分，在大黄药材中含量为 $1.5\% \sim 4.0\%$，包括游离蒽醌化合物及结合蒽醌化合物，除拉萨大黄外，其他种都含有蒽醌。游离蒽醌化合物主要有大黄酸、大黄素、大黄酚、芦荟大黄素、大黄素甲醚、土大黄素、虫漆酸 D、ω - 羟基大黄素等。结合蒽醌化合物主要为大黄素、大黄酚、芦荟大黄素、大黄酸及大黄素甲醚的葡萄糖苷，如大黄素 - 8 - O - β - D - 葡萄糖苷、大黄素 - 1 - O - β - D - 葡萄糖苷、大黄酚 - 8 - O - β - D - 葡萄糖苷、大黄酚 - 1 - O - β - D - 葡萄糖苷、大黄素甲醚 - 8 - O - β - D - 葡萄糖苷、大黄素 - 龙胆二糖苷、芦荟大黄素 - 8 - O - β - D - 葡萄糖苷、芦荟大黄素 - 1 - O - β - D - 葡萄糖苷、芦荟大黄素 - ω - O - β - D - 葡萄糖苷、大黄酸 - 8 - O - β - D - 葡萄糖苷等 30 多种。

2. 蒽酮类化合物

蒽酮类化合物是大黄的特征性成分之一，目前已发现 27 种蒽酮类化合物。蒽酮类化合物主要有大黄酸苷 A、B、C、D，大黄二蒽酮 A、B、C，掌叶二蒽酮 A、B、C，番泻苷 A、B、C、D、E、F。Babu 等新发现具有明显的抗细菌和抗真菌活性的蒽酮酯类成分 revandchinone - 1、revandchinone - 2 及蒽酮醚类成分 revandchinone - 4。

3. 二苯乙烯类化学成分

大黄含有的二苯乙烯类化合物主要有异丹叶大黄素、异土大黄苷、丹叶大黄素 $-3'-O-\beta-D-$ 葡萄糖苷、4，3'，5' - 三羟基 $-4-$ 葡萄糖苷、3，4，3'，5' - 四羟基 $-3-$ 葡萄糖苷、4，3'，5' - 三羟基 $-4-$（6" - 没食子酰）- 葡萄糖苷、白藜芦醇 $-4'-O-\beta-D-$ 葡萄糖苷、白藜芦醇 $-4'-O-\beta-D-$（6" - 没食子酰）葡萄糖苷、白皮杉醇 $-4'-O-\beta-D-$ 葡萄糖苷、Gnetin C 等。

4. 鞣质类化合物

鞣质是存在植物体内的结构比较复杂的多酚类化合物。20世纪 80 年代以来，研究者从唐古特大黄和掌叶大黄中分离得到 40 余个化合物。大黄生药中鞣质含量很高，主要是水解型和缩合型两类鞣质。鞣质类化合物主要有没食子酸、表儿茶素、（+）- 儿茶素、（-）- 表儿茶素、（+）- 儿茶素 $-3'-O-\beta-D-$ 葡萄糖苷、（+）- 儿茶素 $-8-O-\beta-D-$ 葡萄糖苷、没食子酸 $-3-O-\beta-D-$（6' - 没食子酰）- 葡萄糖苷等。

5. 苯丁酮类化合物

苯丁酮类化合物有莲花掌苷、异莲花掌苷、4 -（4' - 羟基苯基）$-2-$ 丁酮 $-4'-O-\beta-D-$ 葡萄糖苷、4 -（4' - 羟基苯基）$-2-$ 丁酮 $-4'-O-\beta-D-$（2"，6" - 二 - O - 没食子酰）- 葡萄糖苷、4 -（4' - 羟基苯基）$-2-$ 丁酮 $-4'-O-\beta-D-$（2" - O - 没食子酰 $-6''-O-$ 肉桂酰）- 葡萄糖苷、4 -（4' - 羟基苯基）$-2-$ 丁酮 $-4'-O-\beta-D-$（2" - O - 没食子酰 $-6''-O-$ 香豆酰）- 葡萄糖苷。

6. 色酮类化合物

色酮类化合物有 2 - 甲基 $-5-$ 羧甲基 $-7-$ 羟基色酮、2，5 - 二甲基 $-7-$ 羟基色酮、2，5 - 二甲基 $-7-$ 甲氧羰基色酮、2 - 甲基 $-5-$ 丙酮基 - 羟基色酮、2 -（2' - 羟丙基）$-5-$ 甲基 $-7-$ 羟基色酮、2 -（2' - 羟丙基）$-5-$ 甲基 $-7-$ 羟基色酮 $-7-O-\beta-D-$ 葡萄糖苷、芦荟松 $-7-O-\beta-D-$ 葡萄糖

苷、2 - 甲基 - 5 - （2′ - oxo - 4′ - 羟基戊醛）- 7 - 羟基色酮 - 7 - O - β - D - 葡萄糖苷。

7. 挥发性化合物

我国学者用 GC - MS 法对唐古特大黄、光茎大黄及小大黄的挥发性化合物进行分析，其挥发性化合物主要为脂肪酸类化合物，包含棕榈酸、亚油酸、二十四烷、二十五烷、7 - 己基二十烷、N - 苯基 - 1 - 萘胺、2，13 - 十八烷二烯 - 1 - 醇等。

8. 多糖类

多糖类是大黄的另一类重要组分，张思巨等研究发现大黄根和根茎中含有 DHP - I 酸性多糖和 DHP - 2 酸性多糖，TLC 和 GC 分析表明两种多糖的糖组成完全相同，多糖主要是由葡萄糖、葡萄糖醛酸、半乳糖、半乳糖醛酸、鼠李糖、木糖、阿拉伯糖、来苏糖等成分组成。

9. 其他

大黄中还含有 β - 谷甾醇、山柰酚、胡萝卜苷、虎杖苷、3 - （3′，5′ - 二羟基 - 反式 - 肉桂酰基）- 5 - 羟基 - △ - α - 吡喃酮等多种成分。此外大黄中还含有 Cu、Ni、Mn、Zn、Co、Ze、Fe 等多种元素，其中 Fe、Mn、Zn 含量较高。

（二）大黄的药理作用研究

1. 泻下作用

大黄作用于大肠的有效成分是蒽醌类化合物，并以番泻苷 A 作用效果最强。肖荣原认为泻下的有效成分具有胆碱样作用，可兴奋肠平滑肌上的 M 受体，使肠蠕动增加，同时抑制肠细胞膜上 $Na^+ - K^+ - ATP$ 酶活性，阻碍运转，使肠内渗透压增高，促进肠蠕动致泻。李锋等研究认为，大黄对结肠水通道蛋白（aquaporin，AQP）的调节效应可能是其"泻下"功效的药理学新解释。大黄总蒽醌能够有效抑制大鼠结肠 AQP4 的表达，使其结肠内水含量增加，从而起到泻下作用，大黄素、大黄酸可以有效抑制 LoVo 细胞 AQP2 和 AQP4 的基因转录与翻译，大黄素、大黄酸通过抑制 AQP2 和 AQP4 的表达，使结肠内水含量增加从而发挥泻下效应。

2. 抗菌作用

大黄的抗菌作用强、抗菌谱广，其有效成分已证明为蒽醌衍生物，其中以大黄酸、大黄素和芦荟大黄素的抗菌作用最好，主要的抗菌成分为 3－羧基大黄酸、羟基大黄素、羟基芦荟大黄素。大黄对多种细菌均有不同程度的抑制作用，包括金黄色葡萄球菌、铜绿假单胞菌、痢疾杆菌、伤寒杆菌及大肠杆菌等，其中对葡萄球菌、淋病双球菌最敏感。大黄目前已知的抗菌机制为抑制菌体糖及糖代谢中间产物的氧化、脱氨、脱氢，并能抑制蛋白质和核酸的合成。

3. 利胆、保肝作用

大黄具有利胆作用，能够促进胆汁、胰消化液分泌，具有促进消化、利尿、降低血清胆固醇、排石的作用。大黄能解除胆管括约肌痉挛，增强十二指肠和胆管舒张，疏通胆管和微细胆小管内淤积的胆汁。有实验表明，大黄素可调控转运蛋白 P－gp 的表达，该蛋白与胆汁酸代谢相关，因此通过调控此蛋白，增强胆汁酸的排泄，有利于减轻胆汁淤积型肝炎对肝脏的损伤。研究发现大黄能改善肝功能，降低血清中 TNF－α、一氧化氮含量、内毒素，并减少 TGF－β1 诱导的平滑肌肌动蛋白和胶原蛋白的表达，对四氯化碳性肝损害具有保护作用，能减少四氯化碳所致肝损害小鼠的死亡。

4. 肾脏保护作用

大黄有明显的降低血中非蛋白氮的作用，这种作用是由于减少肠道对氨基酸的吸收，并使血中必需氨基酸浓度升高，利用体内氨基酸的分解产物——氨合成蛋白质，从而使肝、肾组织合成尿素减少；另外，大黄还抑制体蛋白的分解，以减少血中尿素氮和肌酐的含量，并促进尿素和肌酐的排泄。大黄酚在体内可相继氧化为大黄素和大黄酸，通过抗氧化作用减少肾损害，抑制肾脏高代谢状态，大黄酚与葡萄糖醛酸结合排出体外，有利于代谢性酸中毒、尿毒症、水肿的治疗。大黄素通过下调 p38 MAPK 途径和纤维连接蛋白表达活化的抑制作用，有效改善糖尿病肾功能不全，对糖尿病肾病有潜在的治疗作用。也有报道认为大黄素可能通过改善微循环、抗凝、抗血栓等作用来调节肾组织血流动力学，以保护肾功能。

5. 抗肿瘤作用

大黄抗肿瘤的有效成分有大黄儿茶素、大黄酸、大黄素。有研究表明，大黄素通过下调表达 Mcl21 选择性抑制白细胞介素 26 诱导的 JAK2/STAT3 信号通路，从而诱导骨髓瘤细胞的凋亡，有可能可以用于多发性骨髓瘤的治疗。贺学强等利用人肝癌细胞系，通过噻唑蓝法研究大黄对肝癌细胞的作用，发现大黄素可明显下调突变的 P53 基因和 C－myc 基因，且其作用明显优于 5－氟尿嘧啶，从而抑制人肝癌细胞系的生长和增殖，最终使人肝癌细胞系死亡。大黄素能抑制酪氨酸酶自身酸化和转磷酸化，阻断 HER－2 受体－酪氨酸激酶信号传递途径，导致 HER－2 高表达的肿瘤细胞凋亡，且有助于提高其他抗肿瘤药物的疗效。

6. 调节免疫作用

大黄素对机体的免疫具有双向调节作用，能抑制 T 淋巴细胞增殖。大黄也可减低内毒素血症的阳性率及血浆内毒素浓度，抑制巨噬细胞的过度激活，减少细胞因子的过度分泌，防止或减轻急性感染中可能出现的内毒素血症。有研究证实大黄素可以抑制不同有丝分裂原刺激脾细胞增殖反应，抑制有丝分裂原诱导白细胞介素－2 的产生。张季等通过实验研究表明大黄酚可明显提高铅中毒小鼠 B、T 脾淋巴细胞增殖能力，提高巨噬细胞吞噬能力和 NK 细胞杀伤力，铅中毒小鼠血清中 γ－干扰素、白细胞介素－2、白细胞介素－4 和白细胞介素－10 均明显升高。

7. 其他作用

大黄有明显的促进凝血作用，其止血有效成分可能是大黄酚、大黄素甲醚、儿茶素及没食子酸等。它们通过降低毛细血管通透性，改善血管脆性，能使血小板、纤维蛋白质增加，缩短出血和凝血时间。有研究发现大黄酸与大黄素均有明显的排Na^+利尿作用，且利尿作用与Na^+排出呈良好的线性关系。余南才等通过实验发现大黄水提取物能显著降低大鼠血清尿素氮水平，对大鼠的尿量有明显持续的增加作用。

第二节　抵当汤全方药理作用研究

一、抑制炎症反应

炎症是疾病的基本病理过程，与多种疾病的进程及转归相关。炎症反应中各种因素的生物活性不同，受疾病种类、致病因子、内环境等因素的影响。核转录因子 – κB（NF – κB）、肿瘤坏死因子 – α（TNF – α）等炎症因子的表达水平被认为是能够指示炎症发生及发展程度的重要指标。有学者发现抵当汤能够通过调控炎症因子进而抑制炎症反应。

俞仲贤等将 64 例糖尿病肾病 Ⅲ 期气虚血瘀证患者随机分为治疗组与对照组，观察西医基础治疗联合中药圣愈汤合抵当汤加减方对该患者群体的临床疗效及其对血液肿瘤坏死因子 α（TNF – α）、白细胞介素 6（IL – 6）等炎症因子的影响，结果治疗后两组患者中医证候积分、炎症因子均明显低于治疗前（P < 0.05），治疗组上述指标明显低于对照组（P < 0.05）。治疗组总有效率为 90.6%，明显高于对照组的 75.0%（P < 0.05）。证实抵当汤能够改善微循环，减轻血瘀证症状，能够通过降低体内 TNF – α、IL – 6 来提高机体免疫功能，减少糖尿病肾病患者尿微量白蛋白水平。

李春深等将抵当汤作用于模型大鼠，发现炎症反应得以减轻，证实其内在机制可能是通过降低糖尿病视网膜细胞间黏附分子 – 1（ICAM – 1）、血管内皮细胞黏附分子 – 1（VCAM – 1）的表达，对抗炎症反应，从而发挥延缓糖尿病视网膜病变

（DR）、保护视网膜的作用。且抵当汤早期干预会在一定程度上使抗炎因子蛋白与基因表达水平上调，同时降低促炎因子蛋白与基因的表达，并推测抵当汤早期干预可能是通过调节色素上皮衍生因子和白介素 - 1β 等炎症因子的平衡状态，控制炎症反应，进而延缓糖尿病视网膜病变发展。

刘宾等研究表明抵当汤能够降低大鼠前列腺组织匀浆中 TNF - α、白细胞介素 - 6（IL - 6）、免疫球蛋白 G 含量，从而改善免疫功能，抑制炎症反应。

孙志等的研究也证实抵当汤可显著降低模型大鼠血清 IL - 6、TNF - α 水平，从而达到抑制炎症反应的目的。

常柏等发现抵当汤早期干预可以有效抑制 2 型糖尿病大鼠主动脉巨噬细胞集落刺激因子、巨噬细胞炎性蛋白 mRNA 表达及基质金属蛋白酶（MMP - 9）蛋白表达，调节巨噬细胞在动脉粥样硬化斑块形成及其稳定性中的作用，并可通过降低血清 VCAM - 1 水平，抑制大鼠主动脉 TNF - αmRNA 表达，从而降低胰岛素抵抗，抑制大血管病变的炎性损伤，也能促进抗炎症细胞因子 IL - 4、IL - 13 水平升高，降低促炎症细胞因子 TNF - αmRNA 的表达，进而抑制炎症反应。

郭太明等发现抵当汤能使 IL - 4、IL - 13 活性升高，IL - 6 水平降低，从而减少炎症反应的发生。在炎症反应过程中，NF - κB 参与众多基因信号的调控，并作为炎症反应过程的中心环节，起到了重要的作用。

张玉冬等研究证实，抵当汤能通过降低深静脉血栓形成（DVT）大鼠血清 TNF - α、IFN - γ 水平，升高 IL - 4 和 IL - 10 的水平，从而影响 Th1/Th2 漂移方向和程度，并能减少静脉壁中炎性细胞、降低静脉壁中 TNF - αmRNA 及 IFN - γmRNA 的表达、增强 IL - 10mRNA 及 IL - 4mRNA 的表达。抵当汤可以通过干预 Th1/Th2 的漂移来达到治疗 DVT 的目的。

安震等将 120 只 Wistar 深静脉血栓形成模型大鼠随机分为假手术组、模型组、抵当汤小剂量组和抵当汤大剂量组，分别研究手术后 1、3、7 天大鼠血清中 TNF – α、白介素 –4（IL – 4）、白介素 –10（IL – 10），血浆 IFN – γ 水平。本研究结果显示，用抵当汤治疗后 TNF – α、IFN – γ 水平及 IFN – γ/IL – 4 比值较模型组降低，IL – 4、IL – 10 水平及 IL – 10/TNF – α 比值较模型组升高，且抵当汤大剂量组的作用强于小剂量组。说明抵当汤呈剂量依赖性地促进 Th2 细胞因子的分泌，抑制 Th1 细胞因子分泌，使 Th2 向 Th1 漂移的状态得到遏制和逆转，从而通过减轻炎症反应来治疗 DVT。

郝清智等通过研究认为抵当汤能通过阻断 IκKα、IκKβ 的活化，抑制 IκBα 磷酸化及降解，从而降低 NF – κBP65、NF – κBP50 在血管内皮细胞中及血管壁中的表达水平，来抑制炎症反应及血栓形成，达到治疗 DVT 的目的。

宋福晨等为观察 NF – κB 抑制蛋白 IκBα 在 DVT 大鼠中的表达及抵当汤的调控作用，将 150 只 DVT 模型大鼠作为研究对象，随机分为 5 组，假手术对照组（A 组）、血栓模型对照组（B 组）、穿王消炎片治疗组（C 组）、复方丹参片治疗组（D 组）和抵当汤治疗组（E 组），每组 30 只，观察 IκBα 蛋白在不同病程及治疗组 DVT 大鼠血管内皮细胞的表达。研究结果显示 IκBα 表达在血栓形成后存在比较明显的规律，呈现先下降而后升高的趋势；各治疗对 IκBα 的抑制作用在各同一时相比较，抵当汤治疗组最强。说明 IκBα 在 DVT 发生发展过程中可能起重要作用，抵当汤可通过调节 IκBα 从而阻断炎症细胞和血管内皮细胞的相互作用，阻断炎症 – 血栓环节，改善炎症反应，从而有效地防止血栓的发生。

马东明等研究表明，抵当汤可以有效地调节 NF – κBα 抑制蛋白 IκBα 的表达，从而抑制 DVT 大鼠血管内皮细胞中 NF – κB 的机化，实现控制炎症反应的目的。

潘从清等通过研究发现，抵当汤能够早期干预 2 型糖尿病大鼠 NF – κB 的表达，进而降低其调控的靶基因 ICAM – 1、VCAM – 1 及 MMP – 9 蛋白的表达，从而控制炎症反应。

二、稳定易损斑块

彭丹娥等对 120 例颈动脉易损斑块患者予以加味抵当汤口服治疗 6 个月，患者稳定斑块从治疗前 47 个增加到 77 个，易损斑块从 71 个降低至 32 个，且患者胆固醇、低密度脂蛋白及高密度脂蛋白水平均较治疗前有所降低，超敏 C 反应蛋白及细胞间黏附分子 – 1（ICAM – 1）指标亦显著降低，结果证实中药加味抵当汤可稳定颈动脉粥样硬化易损斑块，疗效显著。

三、改善血管内皮功能

刘宾等应用抵当汤治疗慢性前列腺炎模型大鼠，病理结果显示：抵当汤高剂量组大鼠前列腺组织腺体管腔、腺体分泌物、间质炎细胞、纤维组织增生评分较低剂量组和前列康组低，证实抵当汤可降低血栓素 B2，升高 6 – 酮 – 前列环素 F1α 水平，同时对慢性前列腺炎大鼠血液中的炎症介质 TNF – α 有抑制作用。

张艳慧等通过观察抵当汤不同剂量对血脂异常大鼠血脂、黏附因子及内皮功能影响发现，抵当汤可升高血清一氧化氮（NO）含量，降低内皮素（ET）含量，提示其可改善内皮细胞功能，保护血管内皮，从而可防治血脂异常。

常柏等通过观察抵当汤对 2 型糖尿病患者血管内皮功能影响，发现抵当汤组肱动脉舒张率明显增加，血清内皮素 – 1（ET – 1）水平下降，血清一氧化氮（NO）表达上调。证实抵当汤联合降糖治疗可通过修复内皮细胞损伤，增加血清 NO 水平，降低血浆血清内皮素水平而延缓糖尿病血管病变的发生发展。

任单单等通过研究发现，抵当汤早期干预可通过调控 AMP/ATP 比值，增加腺苷酸活化蛋白激酶 α1 活性，从而开启腺苷酸活化蛋白激酶系统，引起 eNOS 磷酸化，PGC – 1α 级联反应，同时抑制 Caspase – 3 活性，升高 Bcl – 2 活性，从而调节大血管内皮细胞的能量代谢，减少内皮细胞的凋亡，促进线粒体生成，增强大血管内皮防御功能，延缓糖尿病血管并发症的发生发展。

周胜男等通过大鼠实验探讨抵当汤早期干预对 2 型糖尿病大鼠血管内皮细胞凋亡的影响。结果显示，与糖尿病模型组比较，抵当汤早、中期干预组，二甲双胍组及辛伐他汀组 ROS 含量，AIF、Apaf‐1、Caspase‐3 基因表达水平均显著下降（P＜0.05），且在抵当汤早期干预组中 AIF、Apaf‐1、Caspase‐3 基因表达水平显著低于中、晚期干预组（P＜0.05）。提示抵当汤早期干预可以通过抗氧化应激减少血管内皮细胞凋亡。

孙志等研究抵当汤对实验性颈动脉损伤后再狭窄大鼠 VEGF‐A、Ang‐Ⅱ水平的影响。结果表明：抵当汤和西药阿司匹林均能降低大鼠 VEGF‐A、Ang‐Ⅱ、TC、TG、LDL‐C 含量，升高大鼠HDL‐C含量，从而达到抑制内膜增生及血管紧张的作用，且以小剂量抵当汤效果为佳；抵当汤在显著降低 VEGF‐A 水平从而有效抑制内膜组织增生的同时，降低 Ang‐Ⅱ水平继而解除缩血管作用。

四、降纤祛聚，降低血液黏度

施雪音观察抵当汤和桃核承气汤灌胃对血瘀证大鼠证候表现、血液流变学、血管内皮细胞中内皮素‐1（ET‐1）、体内 T 细胞转化率的影响，于给药后 5、10、15 天尾部取血检测。结果显示抵当汤和桃核承气汤均能显著降低模型大鼠血液黏度。抵当汤组较桃核承气汤组大鼠 ET1‐mRNA 表达明显偏低，体内 T 细胞转化率有提高，结果提示抵当汤和桃核承气汤能通过改善模型大鼠的血液流体力学状态和血液高凝的状态，下调内皮素 mRNA，提高体内细胞转化率等达到抗衰老的作用。

牛克庆等应用抵当汤治疗 50 例高黏血症患者，利用协达生物工程公司研制的 XDM‐300B 型微循环检测系统观察患者左手无名指甲裳微循环并按照田牛氏加权积分法对十项指标观察分析。结果显示患者治疗后左手无名指甲裳微循环流态有显著改善，表现为血流速度增快，红细胞聚集性降低，流态积分值及总积分值均有显著改变，治疗前流态以粒缓流为主占40%，粒流占28%，线粒流占6%，治疗后粒缓流占6%，粒流占70%，线粒流占24%，治疗前后比较有显著差异。高黏血症患者经用抵当汤治疗后甲裳微循环各种状态积分值较前降低。牛克庆等认为水蛭中的水蛭素能阻止凝血酶对纤维蛋白原的作用而阻碍血液凝固，水蛭中的组胺能扩张毛细血管，辅以虻虫味苦，善活蓄血，佐以酒制大黄统宣一气，调血脉而不伤正气，桃仁以泄滞血，以生新血，抵当汤具有良好的祛纤、降黏、解聚作用，使血流速度增快，红细胞聚集性降低。

五、改善胰岛素抵抗

胰岛素抵抗（IR）是指胰岛素维持正常血糖的能力下降，即一定浓度的胰岛素没有达到预期的生理效应，或组织对胰岛素的反应下降，是机体对胰岛素作用不敏感的一种病理状态。常柏等通过研究证实抵当汤可以通过下调胰岛素抵抗指数（HOMA - IR）和正糖钳夹稳态葡萄糖输注率，从而改善 IR。

丁宁等研究表明，抵当汤能够降低 IR 大鼠 HOMA - IR，升高胰岛素敏感指数（ISI）及胰岛素样生长因子 1 水平，同时有效调节脂代谢，维持平衡因子血栓素和 6 - 酮 - 前列腺素的动态平衡，最终实现改善 IR 状态。

段公等通过研究发现抵当汤能够改善空腹血糖、糖化血红蛋白、空腹胰岛素、HOMA - IR、ISI 水平，由此说明抵当汤能够有效改善糖尿病患者 IR。

郭鹏云等临床研究加减抵当汤对痰瘀型糖尿病患者胰岛素抵抗的影响。观察患者治疗前后胰岛素抵抗指数、胰岛素敏感指数、空腹血糖、糖化血红蛋白、胰岛 β 细胞功能、痰瘀型糖尿病患者胰岛素抵抗治疗总有效率、并发症发生率。结果显示，中药组痰瘀型糖尿病患者胰岛素抵抗治疗总有效率明显高于西医组，中药组患者治疗后胰岛素抵抗指数、胰岛素敏感指数、空腹血糖、糖化血红蛋白、胰岛β细胞功能均明显优于西医组，结果提示加减抵当汤可有效改善痰瘀型糖尿病患者胰岛素抵抗，降低血糖水平。

六、改善糖尿病大血管病变

常柏等通过大鼠实验观察抵当汤早期干预对实验性2型糖尿病大鼠大血管中巨噬细胞集落刺激因子（M-CSF）、巨噬细胞炎性蛋白（Mip-1a）和基质金属蛋白酶（MMP-9）表达的影响。结果提示抵当汤早期干预可以有效降低实验性2型糖尿病大鼠主动脉 M-CSF、Mip-1amRNA 表达及 MMP-9蛋白表达，调节巨噬细胞在动脉粥样硬化斑块形成及其稳定性中的作用，从而延缓糖尿病大血管病变的发展。

潘从清等通过大鼠实验研究发现抵当汤早期干预后，大鼠胸主动脉细胞间黏附分子-1（ICAM-1）和血管细胞黏附分子-1（VCAM-1）阳性表达不同程度地下调，NF-κB 和 MMP-9 表达明显下调，表明抵当汤早期干预可能通过调控 NF-κB 信号通路，调节促炎因子表达而影响炎症反应，提示抵当汤可预防和延缓糖尿病大血管病变的形成和发展。

高悉航等利用链脲佐菌素（STZ）尾静脉注射，配合高脂饲料饮食制备糖尿病模型大鼠模型，将大鼠分为正常对照组、模型对照组、抵当汤组、辛伐他汀组、罗格列酮组，给药12周后取股动脉免疫组化染色观察细胞间黏附分子-1（ICAM-1）及血管细胞间黏附分子-1（VCAM-1）的阳性表达。结果发现，与正常对照组比较，模型对照组大鼠下肢动脉血管 ICAM-1 和 VCAM-1 表达增多。而与模型对照组比较，抵当汤组、辛伐他汀组和罗格列酮组的大鼠动脉血管免疫组化染色 ICAM-1 和 VCAM-1 表达减少。结论：抵当汤抑制糖尿病大鼠下肢血管 ICAM-1 及 VCAM-1 表达，可能是其防治糖尿病下肢血管病变发生发展的机理之一。

七、改善糖尿病心肌微血管病变

糖尿病心肌损伤以心肌微血管病变、心肌肥厚和心肌组织进行性纤维化为特征,终末出现心力衰竭、心律失常等。张凯等利用抵当汤对模型大鼠进行干预,发现模型大鼠左心室心肌细胞线粒体的改变和肌节的整齐度存在明显差异,抵当汤组线粒体最完整,肌节排列最整齐,说明抵当汤早期干预可有效减轻糖尿病导致的心肌损伤,其机制可能与其对心肌细胞超微结构的保护、减轻心肌纤维化、干预心肌重塑有关。

储全根等研究表明,抵当汤可以下调糖尿病大鼠心肌中转化生长因子 - β1 和转化生长因子 - β 受体 II 蛋白表达,上调人信号转导分子 7 蛋白的表达,从而减缓糖尿病大鼠心肌纤维化病变。

八、延缓糖尿病视网膜病变的发展

李春深等通过动物实验研究探讨不同时间段给予抵当汤干预对糖尿病大鼠视网膜病变基因表达的影响及其作用机制。研究显示,抵当汤早期给药干预可改善和延缓糖尿病大鼠视网膜病变。抵当汤给药干预各组糖尿病大鼠视网膜血管内皮生长因(VEGF)与 PKC 基因的 mRNA 的表达较模型对照组显著降低(抵当汤早期组尤为明显)。抵当汤早期干预显著抑制 PKC 基因异常表达,可抑制二酯酰甘油(DAG)PKC 信号传导通路而减弱大鼠糖尿病性视网膜病变,而这一作用又会影响 VEGF 的表达。提示抵当汤早期给药干预可改善和延缓糖尿病大鼠视网膜病变。

李春深等研究抵当汤对糖尿病大鼠视网膜组织色素上皮细胞衍生因子(PEDF)及白介素 - 1β(IL - 1β)的影响,结果显示抵当汤早期干预可通过调节 PEDF 和 IL - 1β 的平衡状态,影响内皮祖细胞动员,而延缓糖尿病视网膜病变的发展。

九、改善肾功能

杨晓媛等采用真武汤配合抵当汤治疗少阴阳衰饮溢络阻型患者 31 例，结果显示有效率为 87%。提出温阳化饮通络法可能具有提高左室射血分数、改善肾灌注、提高内生肌酐清除率的功效。

柴可夫等采用单侧肾切除重复阿霉素注射造成肾小球硬化大鼠模型，以加减抵当汤治疗并用西药科素亚为阳性对照，观察模型组和各治疗组的肾功能及 24 小时尿蛋白定量，并测定各组大鼠肾组织金属蛋白酶组织抑制物 - 1（TIMP - 1）及其纤溶酶原激活物抑制物 - 1（PAI - 1）的 mRNA 的表达，讨论加减抵当汤治疗肾小球硬化的机制。结果显示，抵当汤各组均能降低肾小球硬化大鼠增高的 24 小时尿蛋白定量，改善肾功能，且加减抵当汤能下调大鼠肾组织 TIMP - 1 和 PAI - 1mRNA 的表达。柴可夫等认为加减抵当汤通过下调肾小球硬化大鼠肾组织 TIMP - 1 和 PAI - 1mRNA 的表达，延缓肾衰竭。

高若愚等通过大鼠实验探讨抵当汤对糖尿病大鼠肾脏细胞间黏附分子 - 1（ICAM - 1）的影响。利用链脲佐菌素（STZ）尾静脉注射，配合高脂饲料饮食制备糖尿病大鼠模型，将大鼠分为正常对照组、模型对照组、抵当汤组、罗格列酮组，连续灌胃给药 12 周，模型对照组、正常对照组给予等量生理盐水。治疗第 12 周末测定各组大鼠血糖、血肌酐水平及 24 小时尿蛋白定量，免疫组化染色观察各组大鼠肾脏细胞间黏附分子 - 1（ICAM - 1）的阳性表达。结果：与正常对照组比较，模型对照组大鼠肾脏 ICAM - 1 表达增多；而与模型对照组比较，抵当汤组和罗格列酮组的大鼠肾脏免疫组化染色 ICAM - 1 表达减少。高若愚等认为抵当汤对糖尿病肾病（diabetic nephropathy, DN）的肾脏具有保护作用，可能通过抑制 ICAM - 1 的表达，减轻炎性反应，从而减少尿蛋白并发挥延缓 DN 进展的作用。

十、抑制肿瘤转移

杨运高等复制小鼠结肠癌脾移植肝转移模型，测定瘤重、肝重和抑瘤率，取瘤组织用免疫组化法检测肿瘤增殖细胞核抗原（PCNA）。结果显示，动物接种瘤细胞后均发生了不同程度的肿瘤转移情况，其中以病理对照组转移最为严重，与抵当汤组比较差异显著；正常对照组 PCNA 表达阴性，病理对照组的 PCNA 阳性率以三级最多，而抵当汤组的 PCNA 阳性率主要在一级。抵当汤组的三级阳性率较病理对照组明显为低。杨运高等认为抵当汤对小鼠结肠癌脾移植肝转移模型增殖活性有明显抑制作用。

十一、改善记忆能力

王康锋等观察抵当汤灌胃对阿尔茨海默病大鼠的影响，治疗 8 周后，采用跳台实验观察各组大鼠学习记忆能力的改变，结果显示，实验大鼠的潜伏期明显延长，错误次数明显减少，且脑组织端粒酶活性明显提高，抵当汤组比多奈哌齐组提高更明显（P < 0.05）。提示抵当汤可显著改善阿尔茨海默病大鼠的学习记忆能力，其机制可能与该方提高大鼠脑组织端粒酶活性有关。

夏卫军等研究发现抵当汤对 D－半乳糖亚急性衰老小鼠和老年大鼠的学习记忆能力有良好的改善作用，能提高超氧化物歧化酶（SOD）活力和降低丙二醛（MDA）含量，表明抵当汤有一定的抗氧化作用，并能抑制衰老小鼠胸腺指数的下降。另外，抵当汤还能显著提高大鼠的记忆保存率，表明其有改善记忆作用。其对大鼠颈动脉取血，肝素抗凝，测定血液流变学指标，抵当汤可明显降低老年大鼠的全血黏度和血浆黏度，对血细胞比容、红细胞聚集指数无明显影响，但大、小剂量组均可使红细胞刚性指数降低。

第三节　抵当汤拆方研究

张凯等运用糖尿病大鼠模型观察抵当汤及其拆方对糖尿病大鼠肥大心肌细胞 JAK2/STAT3 信号通路的影响。将糖尿病大鼠随机分为模型组、抵当汤组、桃仁大黄组、水蛭虻虫组和缬沙坦组，以正常大鼠作为对照组。对照组和模型组给予蒸馏水灌胃，其余各组大鼠接受相应药物灌胃，连续 8 周。研究表明，与对照组比较，模型组心钠素（ANP）、JAK2、STAT3 蛋白及 JAK2、STAT3mRNA 表达水平均显著上调（P < 0.05）。水蛭虻虫组和桃仁大黄组均可显著降低糖尿病大鼠心肌组织 ANP、JAK2、STAT3 蛋白及 JAK2、STAT3mRNA 的表达水平（P < 0.05）。抵当汤组 JAK2、STAT3mRNA 表达水平显著高于桃仁大黄组（P < 0.05），而与水蛭虻虫组 JAK2、STAT3mRNA 表达水平的差异无统计学意义（P > 0.05）。因此，可推测抵当汤延缓糖尿病大鼠心肌细胞肥大的机制与抑制 JAK2/STAT3 信号通路有关，其拆方对 JAK2、STAT3mRNA 表达的效应存在相互影响。

储全根等为探讨糖尿病对大鼠心肌转化生长因子 - β1（TGF - β1）、转化生长因子 - β 受体Ⅱ（TGF - βRⅡ）及人信号转导分子 7（Smad7）蛋白表达的影响和抵当汤及其拆方的干预作用，将糖尿病大鼠模型分为模型组、抵当汤干预组、水蛭虻虫组、桃仁大黄组和缬沙坦组，以正常大鼠作为对照组，分别给予相应处理。研究结果发现，与正常组比较，模型组大鼠心肌组织细胞肥大，炎症细胞浸润较明显，心肌 TGF - β1 及 TGF - βRⅡ蛋白表达明显升高，Smad7 蛋白表达明显降低（P < 0.01）；与模型组比较，抵当汤可以明显减轻糖尿病大鼠心肌组织的病理改变，抵当汤明显下调大鼠心肌 TGF - β1 蛋白及 TGF - βRⅡ蛋白表达，明显上调 Smad7 蛋白表达（P < 0.05，P < 0.01）。拆方组大鼠与糖尿病模型组大鼠比较，

TGF - β1 蛋白下调，心肌组织损伤也有好转，但均不如全方明显。因此可推测抵当汤减缓糖尿病大鼠心肌纤维化病变的机制可能与下调糖尿病大鼠心肌中 TGF - β1 和 TGF - βR II 蛋白表达、上调 Smad7 蛋白的表达有关，同时表明，抵当汤全方对糖尿病心肌病变的防治作用优于拆方。在上述研究的基础上，储全根等还研究了关于抵当汤及其拆方对糖尿病大鼠心肌血管紧张素 II（Ang II）含量和 TGF - β/Smads 信号通路的影响。研究选取糖尿病大鼠模型并将其分为模型组、抵当汤组、水蛭虻虫组、桃仁大黄组、缬沙坦组，另设灌胃生理盐水的对照组。结果发现与模型组比较，抵当汤能显著降低心肌 Ang II 含量，下调心肌组织 TGF - β1mRNA 及 TGF - β1、Smad2、Smad3 蛋白表达，水蛭虻虫组、桃仁大黄组的作用均不如全方显著。据此推测抵当汤缓解实验性糖尿病大鼠心肌纤维化病变的机制可能与降低心肌组织 Ang II 的含量，抑制 TGF - β/Smads 信号通路有关。

第四节　抵当汤安全性评价研究

一、抵当汤的不良反应研究

当代学者重视从西医学角度对抵当汤进行诠释和研究，并进行了临床和实验研究。迄今为止，在临床和实验研究之中有关抵当汤的不良反应未见相关报道。然而，由于辨证不当，用药过量，当用不用，或不当用而滥用，致使水蛭、虻虫引起不良反应或中毒现象不乏报道。正如《本草征要》曰："世之录其长者，遂忘其短，摘其瑕者，并弃其瑜。或当用而后时，或非宜而忘设。不蒙其利，只见其害，遂使良药见疑于世，粗工互腾其口，良可憾也。"因此，我们在强调抵当汤治疗作用的同时还是要警惕不良反应。

二、抵当汤组成药物毒理学研究

(一) 水蛭的毒理研究

有关水蛭的毒性，历代医家众说纷纭。最早记载水蛭入药的是《神农本草经》，该记载中并未言其有毒。有些医家认为水蛭属"血肉有情之品""破瘀血而不伤正"。自《本草经集注》以后，部分本草才谓其有毒。有些谓其"有小毒"，有些谓其"有毒"，有些甚至谓其"有大毒"等，但以上记载均未明确指出其毒性可造成人体何种不良反应。他们认为水蛭之毒源于"水蛭性最难死，炙炙经年，得水犹活"。水蛭"性最难死"，"难修治"，甚至"以物锻之，若尚存性，入腹能化原形，啮人肠脏"，"入腹生子为害"。"水蛭至难死，又善变化，能一身而化千万，世人疑而不敢用，此水蛭制之不得法则难死而能生，制之得法遇不生而永死"。"死水蛭之法者，用铁刀切如小米大，文火炒之黄黑色取出，不可放生地黄上，不得土气又安重生而变化哉"。古人种种过分夸张的记录充分反映了他们对水蛭极强生命力的恐惧心理，因而谓其"有毒"或"有大毒"也，不足为奇。

近代《中药大辞典》及《中华人民共和国药典》皆言其有毒，高等中医药院校试用教材《中药学》将其定为"小毒"，而许多临床报道谓其无毒。亦有人称，水蛭不但无毒，且破瘀血，消积水不伤阴，故常在各科临床中配伍使用。如张锡纯赞此药曰："破瘀血而不伤新血，纯系水之精华生成，于气分丝毫无损，而瘀血默消于无形，真良药也。"此观点较为现代临床所接受，且现代药理研究证实水蛭活血化瘀成分以水蛭素为最强。在围绕水蛭素进行的广泛毒性研究中，每次以1mg/kg给动物用药，连续给药 4 周，与甘露醇对照组相比，实验组动物的一般行为未受影响，且肝功能、肾功能、血小板计数、白细胞计数、红细胞系统均未受影响，没有出现出血现象，无抗体形成，未见病变组织。LD > 50mg/kg，半衰期为 1

小时左右。而且水蛭素与肝素相比用量达到抑制血栓形成的浓度时，远远小于引起出血的浓度。但也有医家认为，水蛭如用量不当，也会产生毒性。水蛭的中毒量为 15~30g，中毒潜伏期为 1~4 小时，中毒时可出现恶心、呕吐、子宫出血，严重时可引起胃肠出血、剧烈腹痛、血尿、昏迷等。

（二）虻虫的毒理研究

虻虫雌性虫刺咬人畜吸血，可引起伤口剧痛，出现红肿或突起斑点、水泡、奇痒等中毒反应，被刺咬处有流血不止现象，而且通过刺咬人畜传播病原体引起疾病，故虻虫为有害有毒昆虫。但虻虫经烫死晒干作为中药使用，迄今为止未见虻虫致急性中毒的实例报道。近代中药文献资料皆认为虻虫药性峻猛，有毒，且毒性大于水蛭、土鳖虫。多数人认为虻虫过量服用可引起暴泻。当服用虻虫剂量过大（日服 6g）或用药时间较长（超过 6 天），即发现血小板计数明显减小。服用虻虫可能会引起血压降低，甚至发生休克。

（三）桃仁的毒理研究

古籍多载桃仁无毒，仅在《炮制全书》中载："双仁有毒不用。"吕文海等认为这似古人对食物"畸形恐惧"心理的反应。受当时认识水平的局限，凡动、植物界的一些畸形反常之品，古人均认为有毒而不可食。就近代常识而言，把植物种子的双胚现象作为有毒的依据是没有科学依据的。可见古人对于桃仁毒性的认识并没有理论依据和事实证据。现代有相关报道证实桃仁存在毒性。赵玉英等报道桃仁急性中毒病例 2 例，均为当地有服食桃仁的习惯，因食用桃仁加工的食品而出现恶心、呕吐、头痛、头晕、视物模糊、心跳加速等氰中毒的症状。小鼠口服给药桃仁煎剂的 LD_{50} 为 $42.81 \pm 0.029g$（生药）/kg，小鼠口服给药山桃仁煎剂的 LD_{50} 为 $29.42 \pm 0.03g$（生药）/kg。小鼠腹腔注射桃仁水煎液 3.5g/kg，可见肌肉松弛、运动失调、竖毛等现象。

有研究表明，桃仁的毒性与其中的有效成分苦杏仁苷有密切关系。苦杏仁苷是杏仁腈与龙胆双糖缩合成的 β–苷，被苦杏仁酶水解，生成一分子 D–葡萄糖和一分子次级苷：野樱苷。野樱苷能继续被樱叶酶水解，生成一分子 D–葡萄糖和一分子苷元：杏仁腈。杏仁腈不稳定，遇热易分解生成苯甲醛和氢氰酸。其中氢氰酸有剧毒，其机理主要是 CN^- 进入生物体内后，迅速与细胞线粒体内的细胞色素氧化酶的 Fe^{3+} 结合，并阻碍被其细胞色素还原为 Fe^{2+} 的还原型细胞色素氧化酶，从而阻碍细胞色素氧化作用，抑制细胞呼吸，导致细胞内窒息，组织缺氧。氢氰酸还可损害延脑呼吸中枢和血管运动中枢，导致组织缺氧，中枢神经系统受损，出现中毒症状和体征。近年来，国外的研究多是集中在动物体内的特异性酶与苦杏仁苷的作用上，但其毒理研究缺乏大量的验证资料，是否能在临床上长期使用还不明确。基于以上苦杏仁苷的毒性作用，在很大程度上限制了其进一步的开发和应用。

除此之外，桃仁本身也具有一定的生殖毒性。虽然大剂量（9～17.5g/kg）桃仁对昆明种小鼠无母体毒性或胚胎毒性，即不影响其存活率，但具有致突变和致畸作用，表现为小鼠骨髓嗜多染红细胞微核发生率与健康对照组的差异具有显著性，胎鼠出现弓背、卷尾、骨化不全、同窝大小不一致等外观畸形及骨骼畸形现象。该研究为孕妇忌服桃仁的传统观点提供了新的依据。

（四）大黄的毒理研究

据本草记载，大黄在《神农本草经》中被列为下品，《景岳全书》《本草便读》均记载其为有毒之品。除此之外，大黄在其余绝大多数本草中均记载无毒。随着大黄的应用越来越广泛，关于大黄不良反应的报道屡见不鲜。目前随着人们对大黄的研究进一步加深，其众多生物活性不断被发现应用并加以传播推广。研究表明大黄是一味具有多靶点作用的药物。然而其作为天然药物，自身有副作用，且由于个体差异、患者的病症不同，以及大黄的产地、品种、收割时间、质量、剂型、给药途径等不同而有较大差异。2002 年版《中药及其制剂不良反应大典》与《中药现代研究与应用》等均有记载，不同品质的大黄对胃肠道、生殖系统和血液系统等有不同程度的毒性。而大黄的特殊毒性包含了"致诱变"（提取物、有效成分致诱变）及"细胞毒性"等。目前关于大黄毒性作用的研究已取得进展。

1. 大黄的肝毒性研究

大黄在临床上常用于慢性肝病的长期治疗，研究发现，大黄具有保护肝脏与肝毒性的双向量 – 效/毒作用，高剂量（40g/kg）大黄可导致正常大鼠肝损伤；低、中剂量（2g/kg，5.4g/kg）熟大黄却对肝损伤模型（CCl_4 造模）大鼠有治疗作用，但随着熟大黄剂量的增加，其治疗作用下降，大剂量（40g/kg）反而表现为肝损伤作用，血清 HA（透明质酸）、LN（层黏蛋白）、四氯化碳 ClO 元素和 TGF – β1（转化生长因子）呈增高趋势，而这些指标与肝纤维化高度相关。

有研究发现大黄中的大黄素具有肝脏毒性。WU L 等研究了大黄素肝毒性和毒代动力学的性别差异，发现大黄素能导致大鼠的肝毒性，且雌性大鼠较雄性大鼠肝损害明显，同时大黄素能诱导 HepG2 细胞中多药耐药蛋白 MRP2 的表达升高，并降低 UDP – 葡萄糖醛酸转移酶 2B7（UGT2B7）基因和蛋白表达水平。此外，长期服用大黄素可降低大鼠体内 UGT2B7 底物清除率，造成大黄素在大鼠体内蓄积，无明显性别差异，而雄性大鼠自发的 MRP2 的表达明显高于雌性。推测大黄肝毒性和毒代动力学的性别差异可能与 UGT2B7 和 MRP2 联合调节有关。

研究发现，大黄鞣质部分具有潜在的肝脏毒性，可使小鼠肝脏指标上升，进一步研究发现缩合鞣质对肝脏有保护作用，水解鞣质对肝脏有损害作用。大黄同时含有此两种鞣质，提示大黄具有对肝脏保护和损伤的双向作用，其鞣质部分尤其是水解鞣质则对肝脏有一定的损害作用。

2. 大黄的肾毒性研究

大黄是临床上治疗慢性肾炎、肾间质纤维化、慢性肾衰竭的常用中药，疗效显著。但近期研究发现，长期灌胃生、熟大黄总提物，可使大鼠肾小球滤过率相关指标血尿素氮、肌酐、半胱氨酸抑制素和 β_2 - 微球蛋白升高，致肾小球滤过率降低，存在潜在的肾毒性。张陆勇等在对大黄蒽醌的大鼠长期毒性实验中发现，高剂量的大黄总蒽醌灌胃后，大鼠精神不佳，体质量增长缓慢；红细胞计数和压积、血红蛋白水平、Na^+ 降低，而尿素氮、K^+ 和 Ca^{2+}、尿 β_2 - 微球蛋白、总蛋白质等升高；观察到肾脏的近曲小管上皮细胞都有肿胀和变性。表明大黄总蒽醌在大鼠体内的主要毒性靶器官为肾脏，尤其是肾近曲小管。大黄中蒽醌单体的体外试验发现，它们对肾小管上皮 HK - 2 细胞毒性大小顺序为：大黄素甲醚 > 大黄酸 > 大黄素 > 芦荟大黄素 > 大黄酚；对于 HepG2 细胞的毒性大小顺序为：大黄酸 > 大黄素 > 芦荟大黄素 > 大黄酚和大黄素甲醚。大黄蒽醌类化合物引起 HK - 2 细胞和 HepG2 细胞损伤可能涉及细胞周期阻滞和经由线粒体膜电位途径的凋亡机制，包括 Bax/Caspase 途径。

3. 大黄的肠毒性研究

便秘是临床常见病，其发病机理复杂，临床常用的即为蒽醌类泻药，长期服用可导致大肠黑变病或称大肠假黑皮病，表现为大肠黏膜表面有褐色素沉着，显微镜下可表现为黏膜下层巨噬细胞胞浆中含褐色质颗粒。有报道称长期使用大黄停药后可能导致继发性便秘，消化道刺激反应，过量服用可引起机体大量脱水，体内电解质平衡破坏，严重者甚至引起虚脱。针对以上毒性及不良反应的报道，仔细分析一下，不难发现以上所说的多种不良反应多是由于辨证、配伍不当，服药时间长或大剂量服用等人为原因造成的，与大黄药材本身没有关系或关系不大，是可以避免的。消化道刺激反应是服用苦寒之品的常见不良反应，其过程短暂，损害小，这在现代化学合成药物中是很常见的，恰好也是大黄泻下排毒的药效反应。

4. 其他

大黄中的大黄素可引起肝脏微粒体 CYP450（细胞色素 P450）含量升高，CYPlA1/2 和 CYP2B 酶活性也明显升高，而 CYPlAl/2 是多种致癌物的活化酶，因此推断长期使用大黄可能会产生一定的致癌作用，且大黄素可能为其主要的致癌成分。有研究发现长期灌胃大黄水提物可致雌、雄大鼠生殖器官萎缩，睾丸间质细胞凋亡，卵巢各级卵泡数减少、闭锁卵泡增多，血清性激素水平下降，下丘脑－垂体－性腺轴功能紊乱，其毒性程度与给药时间和给药剂量呈明显的依赖关系。且长期灌胃大黄可引起雌鼠性周期紊乱，易造成早期吸收胎，对孕鼠生殖功能有一定的影响。国外研究发现，大黄素可引起小鼠生殖细胞生成不足、嗜酸性变和凋亡，对小鼠睾丸基因表达具有一定的毒性作用。还有研究表明大黄具有胚胎发育毒性作用。Chang M H 等运用胚胎移植技术检测到大黄素在囊胚期及体内植入之前阶段表现出一定的胚胎毒性。

参考文献

[1] 刘璇，高美风，孔毅. 水蛭化学成分及药理作用的研究进展 [J]. 药物生物技术，2017，24（1）：76－80.

[2] 李国强，李韵仪，李桃，等. 水蛭的化学成分研究 [J]. 天津中医药，2018，9（35）：703－705.

[3] 黄荣清，骆传环，彭江南，等. 水蛭中小分子活性成分的GC－MS研究 [J]. 中草药，2003，34（9）：788－789.

[4] 袁继伟，焦跃军，李晶尧. 中药水蛭的药理药效研究 [J]. 中国医疗前沿，2009，4（18）：18.

[5] 瞿新艳. 水蛭的抗凝血作用研究 [J]. 现代中西医结合杂志，2010，19（13）：1582－1583.

[6] 苏斌，王志斌，宋程程，等. 水蛭抗凝血作用实验研究 [J]. 山东中医杂志，2014，33（11）：920－923.

［7］刘良红，谭茜，卢茂芳，等．水蛭提取液对凝血酶诱导血管内皮细胞释放 TFPI 及表达 TF 的影响［J］．中西医结合心脑血管病杂志，2014，12（5）：594-595.

［8］黄震华．新型抗凝和抗血小板新药：重组水蛭素［J］．中国新药与临床杂志，2003，22（5）：309-312.

［9］崔美月，牟秀云，陈云，等．水蛭素对右旋糖酐所致大白兔血瘀模型血液流变学的影响［J］．社区医学杂志，2014，12（15）：28-30.

［10］王宏涛，李春志，肖顺林，等．水蛭乙醇提取物对大鼠血脂和一氧化氮及其合酶影响［J］．中国现代医学杂志，2008，10（5）：24-26.

［11］杨洪雁，张香东，刘可园，等．水蛭对血瘀证家兔血脂代谢及相关基因表达的影响［J］．中国现代应用药学，2013，30（9）：959-963.

［12］杨洪雁，杜智恒，白秀娟．水蛭药理作用的研究进展［J］．东北农业大学学报，2012，43（3）：128-133.

［13］黄光武，邝国乾，农辉图，等．水蛭对人血小板聚集抑制的探讨［J］．广西医科大学学报，1997，14（4）：25-28.

［14］刘京生，苗智慧，董力，等．水蛭抗肿瘤作用的实验研究［J］．时珍国医国药，2001，12（10）：884-885.

［15］郭永良，田雪飞，肖竺．水蛭提取物对人肝癌 HepG2 细胞体外抑制作用研究［J］．中国中医药信息杂志，2009，16（8）：30-31.

［16］潘雪，马端鑫，李燕，等．水蛭药理作用的研究进展［J］．中国民族民间医药，2015，24（14）：24-25.

［17］王希，武建卓，宋淑亮，等．水蛭多肽对局灶大鼠脑缺血再灌注损伤保护作用［J］．中国生化药物杂志，2010，31（1）：42-44.

［18］袁红霞，张莉芹，马瑾，等．水蛭药用成分及主要药理功效研究进展［J］．甘肃医药，2013，32（4）：270-273.

［19］杨影．水蛭素对体外培养的成纤维细胞生长的影响［D］．成都：成都中医药大学，2003.

［20］任青华，贾金秋，范延英，等．复方水蛭丸对体内外肿瘤的影响［J］．中华中西医杂志，2005，6（12）：46-48.

［21］鲍宗麟，杨文，解增金，等．水蛭治疗慢性病毒性肝炎疗效观察［J］．浙江中西医结合杂志，2000，10（9）：10-12.

[22] 李建平,张跃文,张跃武,等. 水蛭通栓治疗前列腺炎的实验研究 [J]. 中国医药导报,2008,5 (26):27-28.

[23] 贾彦,牛英才,张英博. 天然水蛭素对实验性肝纤维化大鼠肝脏结缔组织生长因子 mRNA 表达的影响 [J]. 时珍国医国药,2009,20 (1):95-97.

[24] 盛丽,姚岚,王莉,等. 沙参、水蛭、黄芩、人参对博莱霉素小鼠肺纤维化的影响 [J]. 中医药学刊,2006,24 (6):1000-1003.

[25] 顾江萍,赵玲,栗德林. 水蛭对糖尿病肾病大鼠内皮素-1水平的影响 [J]. 中成药,2007,29 (10):1421-1424.

[26] 李琳,邓晓明,王淑玲. 水蛭对糖尿病肾病大鼠尿白蛋白影响的机制研究 [J]. 四川中医,2012,30 (9):48-49.

[27] 张英华,杨白玉,王永生,等. 动物药水蛭的药理临床研究 [J]. 长春中医学院学报,1994,10 (40):52.

[28] 朱翠玲,牛媛媛,朱明军,等. 水蛭对鸡胚绒毛尿囊膜 (CAM) 血管生成的影响 [J]. 中医学报,2011,26 (155):442-444.

[29] 刘言香,黎渊弘,钟小斌,等. 菲牛蛭素对血管新生作用的研究 [J]. 广西医科大学学报,2014,31 (1):55-57.

[30] 刘大有,赵博,蔡广知,等. 虻虫活性蛋白聚糖结构中单糖、氨基酸组成及分子量的分析测定 [J]. 吉林中医药,2014,34 (10):1031-1034.

[31] ZHANG D, CUPP MS, CUPP EW. Thrombostasin: purification, molecular cloning and expression of anovel anti-thrombinprotein from horn fly saliva [J]. Insect Biochemistry and Molecular Biology, 2002, 32 (3):321-330.

[32] 严秀文. 牛虻唾液腺免疫抑制肽 Immunoregulin HA 及大熊猫抗菌肽 PC 的结构与功能研究 [D]. 南京:南京农业大学,2011.

[33] 金伟,王亚威. 虻虫抗凝血物质的提取与鉴定 [J]. 中医药学报,2000,28 (3):58.

[34] 龚跃新. 抗癌虫类药的微量元素分析 [J]. 中药通报,1988,13 (11):37-38.

[35] 姜波,赵荣国. 五种虻虫微量元素的含量测定 [J]. 微量元素,1992,1 (1):60-61.

［36］胡玉清，赵中杰，江佩芬．9 种虫类药物中 28 种元素的分析［J］．中国药学杂志，1989，24（11）：650－651.

［37］丁呈华，曹丰璞，王燕华，等．中药虻虫脂肪成分的提取及 GC－MS 分析［J］．中药材，2013，36（2）：188－190.

［38］翟岩．中药虻虫的化学成分研究Ⅰ［D］．沈阳：沈阳药科大学，2007.

［39］杨星勇，胡开治，闫光凡，等．中药虻虫纤溶成分（TFC）及其性质［J］．西南农业大学学报，2000，22（2）：174－176.

［40］高丽．姚虻唾液腺抗血栓活性物质 tablysin2 的原核表达及活性研究［D］．北京：中国科学院研究生院，2010.

［41］ZHANG Zhiye，GAO Lan，SHEN Chuanbin，et al. A potentanti－thrombosis peptide（vasotab TY）from horseflysalivaryglands［J］. The International Journal of Biochemistry & Cell Biology，2014，54（8）：83－88.

［42］马东莹．姚虻唾液腺三类抗血栓活性蛋白的结构和功能研究［D］．北京：中国科学院研究生院，2010.

［43］金伟，王亚威．虻虫抗凝血物质的药理研究［J］．中医药信息，2000，17（3）：64－65.

［44］杨星勇，闫光凡，胡开治，等．华广虻溶纤活性蛋白（TAFP）的性质和对大鼠血液流变学的影响［J］．中国生物化学与分子生物学报，2000，16（3）：352－356.

［45］李洁，王晓，刘思妤，等．抵当汤对大鼠子宫微循环的影响及其镇痛抗炎作用［J］．中医药学刊，2006，24（2）：251.

［46］ZHAO Ruili，YU XIaodong，YU Haining，et al. Immunoregulatorypep－Tides from salivary glands of the horsefly，Tabanuspleskei［J］. Comparative Biochemis－try and Physiology，2009，154（1）：1－5.

［47］李建林．中药虻虫的化学成分研究Ⅱ［D］．沈阳：沈阳药科大学，2007.

［48］杨化峰．大黄䗪虫丸在皮肤病中的临床应用［J］．光明中医，2014，29（4）：806－807.

［49］张凯，储全根，刘新萍，等．抵当汤及其拆方对糖尿病大鼠心肌病变的影响［J］．中医杂志，2015，56（13）：1136.

［50］王永红，秦芳芳，闫建军，等．化癥回生丹治疗动脉粥样硬化的研究［J］．临床合理用药，2013，6（2）：41.

[51] 王亮，姜波，王喜春，等. 桃仁中多糖的提取工艺研究 [J].
时珍国医国药, 2009, 20 (2): 271 - 272.

[52] 裴瑾，颜永刚，万德光. 桃仁中脂肪酸的含量分析研究 [J].
中药材, 2009, 32 (6): 908 - 910.

[53] 裴瑾，颜永刚. 桃仁脂肪酸 GC - MS 指纹图谱研究 [J]. 中
国中药杂志, 2009, 34 (18): 2360 - 2363.

[54] 邱蓉丽，李璘. 桃仁正品来源品种脂肪油和氨基酸分析与比
较 [J]. 中国药师, 2008, 11 (12): 1426 - 1428.

[55] 姜波，沙吾列，范圣第. 桃仁油中脂肪酸的 GC - MS 分析
[J]. 中国油脂, 2008, 33 (11): 71 - 72.

[56] 芮和恺，季伟良，沈祥龙. 桃仁精油的化学成分研究 [J].
中成药, 1992, 14 (2): 33 - 34.

[57] 吴清华，魏担，梁颖，等. 桃仁油质量评价方法研究 [J].
中药与临床, 2018, 9 (5): 5 - 9.

[58] 杨晓静，李和. 桃仁油不皂化物与脂肪酸成分的分离与分析
[J]. 农业与技术, 2005, 25 (1): 84 - 87.

[59] 陈勤，李磊珂，吴耀. 核桃仁的成分与药理研究进展 [J].
安徽大学学报（自然科学版）, 2005, 29 (1): 86 - 89.

[60] 张玲，李宝国. 桃仁和苦杏仁营养成分比较 [J]. 食品科学,
1994, 14 (4): 41.

[61] 颜永刚，裴瑾，万德光. 桃仁和山桃仁中的氨基酸分析 [J].
云南中医中药杂志, 2010, 31 (6): 63 - 64.

[62] 王仁芳，范令刚，高文远，等. 桃仁化学成分与药理活性研
究进展 [J]. 现代药物与临床, 2010, 25 (6): 426 - 429.

[63] 许筱凰，李婷，王一涛，等. 桃仁的研究进展 [J]. 中草药,
2015, 46 (17): 2649 - 2655.

[64] Mezzomo N, Mileo B R, Friedrich M T, et al. Supercritical fluid
extraction of peach (prunus persica) almond oil: process yield and extract
composition [J]. Bioresour Technol, 2010, 101 (14): 5622 - 5632.

[65] Sanchez - Vicente Y, Cabanas A, Renuncio J A R, et al. Super-
critical fluid extraction of peach (prunus persica) seed oil using carbon diox-
ide and ethanol [J]. J Supercritical Fluids, 2009, 49 (2): 167 - 173.

[66] Mezzomo N, Martinez J, Ferreira S R S. Supercritical fluid extrac-

tion of peach（prunus persica）almond oil：kinetics，mathematical modeling and scale‐up［J］．J Supercritical Fluids，2009，51（1）：10‐16.

［67］赵强，李莹．桃仁化学成分与药理作用研究进展［J］．天水师范学院学报，2008，28（2）：57.

［68］赵永见，牛凯，唐德志，等．桃仁药理作用研究近况［J］．辽宁中医杂志，2015，42（4）：888‐890.

［69］Yang N Y，Liu L，Tao W W，et al. Antithrombotic lipids from Semen Persicae［J］．Nat Prod Res，2011，25（17）：1650‐1656.

［70］朱萱萱，朱芳，施荣山，等．桃仁、防己提取物对大鼠血小板聚集作用的研究［J］．中医药研究，2000，16（3）：44‐45.

［71］金英子，张红英，崔兰，等．桃仁提取物改善小鼠学习记忆障碍作用的研究［J］．中国现代医学杂志，2010，20（19）：2901‐2905.

［72］方美善，张红英．桃仁提取物对痴呆模型小鼠脑组织 SOD，GSH‐Px 活性和 MDA 含量的影响［J］．中国实验方剂学杂志，2012，18（16）：18.

［73］徐列明，刘平，刘成，等．桃仁提取物抗实验性肝纤维化的作用观察——免疫组化和胶原代谢的研究［J］．中药药理与临床，1993，9（5）：14‐16.

［74］许贞爱，张红英，朴惠顺，等．桃仁提取物对小鼠急性肝损伤的保护作用［J］．中国医院药学杂志，2011，31（2）：120‐123.

［75］李小波，边壮，兰萍，等．桃仁对单侧输尿管梗阻大鼠肾小管上皮细胞转分化的影响［J］．中国实验方剂学杂志，2011，17（13）：189‐191.

［76］以敏．桃仁改善不同病因所致血液循环障碍的药效及相关分子机制研究［D］．南宁：广西医科大学，2012.

［77］张辉凯．李东垣治疗便秘的用药特点［J］．中医学报，2013，28（1）：153‐154.

［78］宋宗良，王祥森，李丽．"增液活血汤"治疗糖尿病便秘46例临床观察［J］．江苏中医药，2010，42（6）：35‐36.

［79］邱蓉丽，李璘．桃仁正品来源品种脂肪油和氨基酸分析与比较［J］．中国药师，2008，11（12）：1426‐1428.

［80］王亮．桃仁多糖对 OH^- 及 O^{2-} 的清除研究［J］．大连民族学院学报，2009，11（1）：17.

[81] 吕跃山，王雅贤，运晨霞，等．桃仁总蛋白对荷瘤鼠 IL-2、IL-4 水平的影响 [J]．中医药信息，2004，21（4）：60-61.

[82] 运晨霞．桃仁总蛋白对荷瘤鼠细胞因子水平及肿瘤细胞凋亡影响的实验研究 [D]．哈尔滨：黑龙江中医药大学，2003.

[83] 许惠玉，运晨霞，王雅贤．桃仁总蛋白对荷瘤鼠 T 淋巴细胞亚群及细胞凋亡的影响 [J]．齐齐哈尔医学院学报，2004，25（5）：485-487.

[84] 刘英，李雅杰，朱丽影．用基因芯片研究桃仁蛋白 A 对小鼠纤维肉瘤基因表达的影响 [J]．中成药，2004，26（5）：398-401.

[85] 张秋海，欧兴长．桃仁的研究进展 [J]．实用中西医结合杂志，1993，6（3）：163.

[86] 郑向宇，罗少华．桃仁对酪氨酸酶激活作用的实验研究 [J]．南京铁道医学院学报，1996，15（4）：257-258.

[87] 洪长福，娄金萍，周华仕，等．桃仁提取物对大鼠实验性矽肺纤维化的影响 [J]．劳动医学，2000，17（4）：218.

[88] 国家药典委员会．中华人民共和国药典 2015 年版 [M]．北京：中国医药科技出版社，2015.

[89] 高亮亮．唐古特大黄、药用大黄和掌叶大黄的化学成分和生物活性研究 [D]．北京：北京协和医学院，2012.

[90] 张文根，杨赛钢，李波，等．中国蓼科植物化学成分研究进展 [J]．现代生物医学进展，2008，8（2）：393-396.

[91] 高亮亮，徐旭东，南海江，等．唐古特大黄化学成分研究 [J]．中草药，2011，42（3）：443-446.

[92] 徐庆，覃永俊，苏小健，等．掌叶大黄化学成分研究 [J]．中草药，2009，40（4）：533-536.

[93] 徐文峰，陈刚，李占强，等．掌叶大黄化学成分的分离与鉴定 [J]．沈阳药科大学学报，2013，30（11）：837-839.

[94] Li Li，Zhang C，Xiao Y，et al. Two new compounds from the roots of rheum palmatum [J]. Chinese Journal of Natural Medicines，2011，9（6）：410-413.

[95] 付深振，戴闻韬，费烨，等．圆叶大黄的化学成分及细胞毒活性初步研究 [J]．世界中医药，2015，10（1）：107-109.

[96] 王丽，许桓，曹跃，等．药用大黄中蒽醌和非蒽醌类成分的

分离与鉴定 [J]. 沈阳药科大学学报, 2013, 30 (7): 523 -527.

[97] 施天一, 廖志新, 叶润, 等. 塔黄的化学成分研究 [J]. 西北药学杂志, 2014, 29 (6): 571 -573.

[98] 龚云麒, 陈锦锌, 方芳, 等. 拉萨大黄化学成分的研究 [J]. 时珍国医国药, 2015, 26 (3): 601 -602.

[99] 王洪玲, 梁文娟, 钟国跃, 等. 小大黄根部酚类成分的研究 [J]. 中成药, 2016 (10): 2197 -2200.

[100] Babu K S, Srinivas P V, Praveen B, et al. Antimicrobial constituents from the rhizomes of rheum emodi [J]. Phytochemistry, 2003, 62 (2): 203 -207.

[101] Lin C C, Wu C I, Lin T C, et al. Determination of 19 rhubarb constituents by high - performance liquid chromatography - ultraviolet - mass spectrometry [J]. J Sep Sci, 2006, 29 (17): 2584 -2593.

[102] Komatsu K, Nagayama Y, Tanaka K, et al. Development of a high performance liquid chromatographicmethod for systematic quantitative analysis of chemical constituents in rhubarb [J]. Chem Pharm Bull (Tokyo), 2006, 54 (7): 941 -947.

[103] 黄浩. 大黄鞣质及相关物的研究概况 [J]. 中草药, 1998, 29 (3): 199 -202.

[104] 胡军, 屠鹏飞, 果德安, 等. 秦岭大黄化学成分研究 [J]. 西北药学杂志, 1997, 12 (4): 153 -155.

[105] 张丙生, 王树槐, 宋根萍, 等. 大黄挥发油化学成分的研究 [J]. 中草药, 1992, 23 (8): 165 -166.

[106] 王雪峰, 郑俊华, 陈青云. GC/MS 对唐古特大黄挥发油化学成分的研究 [J]. 中国药学杂志, 1995, 30 (12): 719 -720.

[107] 王洪玲, 朱继孝, 任刚, 等. 藏药曲玛孜挥发油化学成分的 GC - MS 分析 [J]. 安徽农业科学, 2016, 44 (21): 88 -90.

[108] 王亚娟, 魏玉辉, 王晓华, 等. 光茎大黄挥发成分分析及体外抑菌活性初步研究 [J]. 中药材, 2006, 29 (10): 1072 -1074.

[109] 张丙生, 王钦源. 大黄挥发油中金属元素分析 [J]. 微量元素与健康研究, 1999, 16 (1): 55 -79.

[110] 周维书, 朱甘培, 杨双富. 大黄药挥发油成分的研究 [J]. 中国药学杂志, 1990, 25 (2): 79 -80.

［111］谢燕，李国文，马越鸣．大黄多糖研究进展［J］．中国新药杂志，2010，19（9）：755-758．

［112］张思巨，王岚．大黄多糖的研究［J］．中国中药杂志，1993，18（11）：679-681．

［113］霍建中．微波消解ICP-AES法测定大黄中常量及微量元素［J］．天津师范大学学报（自然科学版），2005，25（4）：19-20．

［114］唐睿，温金莲，严志红．ICP-AES测定中药大黄中五种微量元素［J］．广东微量元素科学，2005，12（12）：38-40．

［115］杨永建，沈世林．甘肃大黄属14个分类群微量元素测定——原子吸收分光光度法［J］．兰州医学院学报，1994，20（4）：233-234．

［116］朝月霞，周玉新，李秀珍，等．大黄微量元素含量测定［J］．广州医药，1992，23（2）：56-57．

［117］肖荣原．中药化学［M］．上海：上海科学技术出版社，1997．

［118］李锋，王胜春，王新，等．大黄泻下效应的药理学新解释［J］．中国中药杂志，2008，33（4）：481-484．

［119］张向红，程黎晖．大黄的药理作用及临床应用研究进展［J］．中国药业，2009，18（21）：76-78．

［120］王志玉，许斌，宋艳艳，等．大黄乙醇提取物体内抗单纯疱疹病毒作用的研究［J］．中华实验和临床病毒学杂志，2003，17（2）：169-173．

［121］温枫．大黄的药理作用及其临床应用［J］．山西中医，2000，16（3）：53-54．

［122］邬博，刘彦晶，连丽．大黄的药理作用研究进展［J］．中国中医药现代远程教育，2015，13（20）：152-154．

［123］孙汉青，李锦萍，刘力宽，等．大黄化学成分与药理作用研究进展［J］．青海草业，2018，27（1）：47-51．

［124］Li X, Liu W, Wang Q, et al. Emodin suppresses cell proliferation and fibronectin expression via p38 MAPK pathway in rat mesangial cells cultured under high glucose［J］. Mol Cell Endocrinol, 2009, 307（1-2）：157-162.

［125］顾刘宝，万毅刚，万铭．大黄治疗糖尿病肾病的分子细胞机制研究进展［J］．中国中药杂志，2003，28（8）：703-705．

［126］李敏，李丽霞，刘渝，等. 大黄研究进展［J］. 世界科学技术，2006，8（4）：34 - 39.

［127］海东虎. 大黄的研究进展［J］. 中医中药，2019，19（5）：196 - 197.

［128］贺学强，林鸿，郑宝轩，等. 大黄素对肝癌细胞 SMMC - 7721 抑制作用及 P53、C - myc 蛋白的表达［J］. 中国中医药信息杂志，2005，12（1）：21 - 22.

［129］张慧林，赵妍. 大黄的药理作用及临床应用分析［J］. 光明中医，2015，30（5）：1119 - 1121.

［130］张季，严春临，侯勇，等. 大黄酚对铅中毒小鼠免疫功能的影响［J］. 中国药理学通报，2014，30（5）：696 - 700.

［131］余南才，孙翠花. 大黄注射液制备及其动物实验与临床作用［J］. 时珍国医国药，2000，11（2）：122.

［132］张瀚元，张秀英，施路一. 疾病的炎症本质及其中药干预［J］. 西北农业学报，2017，26（1）：1 - 13.

［133］俞仲贤，张文军，周丽娜，等. 中西医结合治疗糖尿病肾病Ⅲ期气虚血瘀证 32 例临床研究［J］. 江苏中医药，2019，51（3）：30 - 32.

［134］安震，张玥，张玉冬，等. 抵当汤调控深静脉血栓形成大鼠 Th1/Th2 信号漂移的实验研究［J］. 江苏中医药，2018，50（11）：76 - 78.

［135］李春深，常柏，苗戎，等. 抵当汤早期干预对糖尿病大鼠视网膜 ICAM - 1 和 VCAM - 1 表达的影响［J］. 北京中医药，2013，32（2）：129.

［136］李春深，谭俊珍，蔡青，等. 抵当汤早期干预对糖尿病大鼠视网膜 PEDF 及 IL - 1β 表达的影响［J］. 实用糖尿病杂志，2016（6）：52.

［137］刘宾，刘文礼. 抵当汤对慢性前列腺炎大鼠组织匀浆 TNF - α、IL - 6、IgG 含量的影响［J］. 中国实验方剂学杂志，2013，19（9）：281.

［138］常柏，李巧芬，常宝成，等. 抵当汤早期干预对 2 型糖尿病大鼠大血管巨噬细胞调控作用的影响［J］. 中国实验方剂学杂志，2012，18（16）：195.

［139］常柏，李巧芬，常宝成，等. 抵当汤早期干预对 2 型糖尿病大鼠肿瘤坏死因子 - α 与血管细胞黏附分子 - 1 表达的影响［J］. 中国中医药信息杂志，2012，19（10）：38.

［140］常柏，李巧芬，李春深，等. 抵当汤早期干预对 2 型糖尿病大鼠血清 IL - 4、IL - 13 水平及主动脉 TNF - α mRNA 表达的影响［J］. 四川中医，2013，31（3）：48.

［141］郭太明，张海，彭文武，等. 抵当汤早期干预对高血压脑出血抗炎性细胞因子表达的影响［J］. 基层医学论坛，2013，17（25）：3309.

［142］郝清智，张玥，刘政，等. 抵当汤调控深静脉血栓形成模型大鼠 NF - κB 表达的研究［J］. 山东中医药大学学报，2011，35（4）：345.

［143］宋福晨，郝清智，张碉，等. 抵当汤调控深静脉血栓形成大鼠 IκBα 表达的实验研究［C］. 北京：中华中医药学会周围血管病分会第四届学术大会暨中华中医药学会周围血管病分会 25 年会庆论文集，2011：258 - 260.

［144］马东明，张玥，王彬，等. 抵当汤调控深静脉血栓形成大鼠模型 IκBα 表达的实验研究［J］. 四川中医，2016，34（2）：49.

［145］刘宾，牛乐，黄明宜，等. 抵当汤对大鼠慢性前列腺炎的治疗作用及机制［J］. 中国实验方剂学杂志，2012，18（20）：231 - 235.

［146］常柏，潘从清，孟东，等. 抵当汤对 2 型糖尿病患者血管内皮功能影响的临床研究［J］. 天津中医药，2011，28（6）：457 - 458.

［147］任单单，李晶，常柏，等. 抵当汤早期干预对糖尿病大鼠腺苷酸活化蛋白激酶信号通路的影响［J］. 中国中医药信息杂志，2016，23（10）：72 - 77.

［148］周胜男，常柏，吴晓明，等. 抵当汤早期干预对 2 型糖尿病大鼠血管内皮细胞凋亡的影响［J］. 中华中医药杂志，2017，32（9）：3985 - 3988.

［149］孙志，张作记，刘妍. 抵当汤对颈动脉损伤后再狭窄大鼠 VEGF - A、Ang Ⅱ 的影响［J］. 山西中医学院学报，2018，19（5）：26 - 29.

［150］潘从清，常柏，李巧芬，等. 抵当汤早期干预对 2 型糖尿病大鼠大血管病变的影响及其机制［J］. 中草药，2013，44（8）：

1013 – 1016.

[151] 高悉航，牟淑敏. 抵当汤对糖尿病模型大鼠下肢血管病变影响研究 [J]. 实用中医药杂志，2014，30（2）：90 – 91.

[152] 张凯，储全根，刘新萍，等. 抵当汤及其拆方对糖尿病大鼠心肌病变的影响 [J]. 中医杂志，2015，56（13）：1136.

[153] 储全根，刘新萍，张凯，等. 抵当汤及其拆方对糖尿病大鼠心肌 TGF – β1、TGF – β R Ⅱ 及 Smad7 蛋白表达的影响 [J]. 中国实验方剂学杂志，2016，22（1）：93.

[154] 储全根，张凯，刘新萍，等. 抵当汤及其拆方对糖尿病大鼠心肌 Ang Ⅱ 含量和 TGF – β/Smads 信号通路的影响 [J]. 中药材，2016，39（2）：408.

[155] 李春深，常柏，苗戎，等. 抵当汤早期干预对糖尿病大鼠视网膜 VEGF 和 PKC 基因表达的影响 [J]. 北京中医药大学学报，2012，35（8）：543 – 548.

[156] 李春深，谭俊珍，蔡青，等. 抵当汤早期干预对糖尿病大鼠视网膜 PEDF 及 IL – 1β 表达的影响 [J]. 实用糖尿病杂志，2016，12（6）：52 – 55.

[157] 聂绪强，张丹丹，张涵. 炎症、胰岛素抵抗与糖尿病的中药治疗 [J]. 中国药学杂志，2017，52（1）：1.

[158] 常柏，李巧芬，李春深，等. 抵当汤对 2 型糖尿病大鼠胰岛素抵抗影响的实验研究 [J]. 天津中医药，2014，31（2）：91.

[159] 丁宁，刘国旗，迟丹，等. 抵当汤对胰岛素抵抗大鼠胰岛素受体及胰岛素样生长因子的影响 [J]. 中药药理与临床，2013，29（3）：5.

[160] 丁宁，郭素丽，张玲，等. 抵当汤对高脂饮食胰岛素抵抗大鼠血栓素 A2、6 – 酮 – 前列腺素的影响 [J]. 中药药理与临床，2014，30（3）：1.

[161] 段公，石彩云，陈于翠，等. 加减抵当汤对痰瘀型糖尿病患者胰岛素抵抗的影响 [J]. 中国医药指南，2015，13（23）：189.

[162] 郭鹏云，郭俊杰. 加减抵当汤对痰瘀型糖尿病患者胰岛素抵抗的影响分析 [J]. 光明中医，2017，32（16）：358 – 360.

[163] 施雪音. 抵当汤与桃核承气汤抗衰老作用比较的实验研究 [D]. 杭州：浙江中医药大学，2010.

[164] 牛克庆, 郭锐. 抵当汤治疗高黏血症的甲襞微循环流态观察 [J]. 现代中西医结合杂志, 1999, 8 (3): 421 – 422.

[165] 杨晓媛, 曲黎, 曹广顺. 温阳化饮通络法治疗心肾综合征31 例 [J]. 陕西中医, 2007, 28 (6): 659 – 660.

[166] 柴可夫, 张曾亮, 黄晓玲. 加减抵当汤对肾小球硬化大鼠 TIMP – 1 及 PAI – 1mRNA 表达的影响 [J]. 中华中医药杂志, 2009, 24 (1): 93 – 95.

[167] 高若愚, 曲竹秋, 常柏. 抵当汤对糖尿病肾病大鼠肾脏 ICAM – 1 作用的影响 [J]. 中国实验方剂学杂志, 2012, 18 (12): 143 – 145.

[168] 彭丹娥. 中药配伍优化干预动脉粥样硬化易损斑块作用的研究 [J]. 中外医疗, 2015, 34 (20): 171 – 172.

[169] 杨运高, 华何与, 陈先明, 等. 中药抵当汤对小鼠结肠癌脾移植肝转移模型肿瘤增殖细胞核抗原的影响 [J]. 中国老年学杂志, 2013, 33 (3): 579 – 581.

[170] 王康锋, 张立娟, 孙西庆, 等. 抵当汤对阿尔茨海默病大鼠脑组织端粒酶活性的影响 [J]. 中国当代医药, 2014, 21 (11): 11 – 13.

[171] 夏卫军, 金妙文, 张莉. 抵当汤治疗老年期血管性痴呆的实验研究 [J]. 中药药理与临床, 2000 (4): 6 – 8.

[172] 叶泽秀, 柏传明, 陈洪莲. 单方使用水蛭的本草考证及其毒副作用现代研究 [J]. 时珍国医国药, 1994, 5 (4): 42 – 43.

[173] 朱丹. 复方水蛭制剂药学研究 [D]. 沈阳: 辽宁中医学院, 2001.

[174] 赵惠莎. 水蛭的药理作用及毒副作用 [J]. 浙江中西医结合杂志, 2008, 18 (8): 521.

[175] 吕文海, 王作明. 桃仁炮制药用研究 [J]. 中药材, 1993, 16 (8): 31.

[176] 赵玉英, 范玉义. 桃仁急性中毒2例 [J]. 山东中医杂志, 1995, 14 (8): 356 – 357.

[177] 夏丽英. 现代中药毒理学 [M]. 天津: 天津科技翻译出版有限公司, 2005.

[178] 林启寿. 中草药成分化学 [M]. 北京: 科学出版社, 1977.

[179] 赵宇瑛, 尚冰, 宋晓东. 苦杏仁苷的研究进展 [J]. 安徽农业科学, 2005: 1098.

[180] 刘娟, 朱兆荣, 王天益, 等. 桃仁及其复方合剂特殊毒性研究 [J]. 中国兽医杂志, 2001, 37 (3): 31-32.

[181] 李淑娟, 董晓华, 武海霞, 等. 大黄及其有效成分药理作用研究进展 [J]. 医学综述, 2005, 11 (1): 76.

[182] 王艳辉, 赵海平, 王伽伯, 等. 基于"有故无殒"思想的熟大黄对肝脏量-毒/效关系研究 [J]. 中国中药杂志, 2014, 39 (15): 2918-2923.

[183] Miele L, Forgione A, La Torre G, et al. Serum levels of hyaluronic acid and tissue metalloproteinase inhibitor - 1 combined with age predict the presence of nonalcoholic steatohepatitis in a pilot cohort of subjects with nonalcoholic fatty liver disease [J]. Transl Res, 2009, 154 (4): 194-201.

[184] WU L, HAN W, CHEN Y, et al. Gender differences in the hepatotoxicity and toxicokinetics of emodin: The potential mechanisms mediated by UGT2B7 and MRP2 [J]. Mol Pharm, 2018, 15 (9): 3931-3945.

[185] 王建平. 大黄有毒物质基础的研究 [J]. 中国民族民间医药, 2011, 20 (24): 63-64.

[186] 黄浩, 巢启荣. 大黄鞣质及相关物的研究概况 [J]. 中草药, 1998, 29 (3): 199-202.

[187] 赵玲, 胡昌江, 潘新, 等. 长期服用生大黄、熟大黄对大鼠肝肾功能影响的比较 [J]. 中国医院药学杂志, 2015, 35 (15): 1384-1387.

[188] 张陆勇, 江振洲, 濮存海, 等. 大黄总蒽醌对 SD 大鼠灌胃给药的长期毒性研究 [J]. 中国生化药物杂志, 2004, 25 (4): 206-209.

[189] 王青秀, 吴纯启, 廖明阳. 大黄及其主要成分的毒性毒理研究 [J]. 毒理学杂志, 2007, 21 (4): 301-302.

[190] 朱元民. 蒽醌类泻药与大肠黑变病 [J]. 中华消化杂志, 2004, 24 (5): 58-59.

[191] 魏连波, 刘玲玉. 大黄的毒副作用及在肾病中的合理应用 [J]. 中华肾病研究电子杂志, 2018, 7 (1): 13-16.

[192] 王青秀. 大黄及其主要成分的毒性毒理研究 [D]. 北京: 中国人民解放军军事医学科学院, 2007.

[193] 胡晓丞. 大黄对雄性大鼠的生殖毒性研究 [D]. 承德: 承德

医学院，2012.

　　［194］郭建恩，胡晓丞，佟继铭，等．大黄提取物对雄性未成年大鼠生殖毒性的实验研究［J］．上海中医药杂志，2013，47（12）：82 – 86.

　　［195］卢宁．大黄对雌性大鼠生殖毒性与用药剂量及时间关系的研究［D］．承德：承德医学院，2014.

　　［196］刘梦杰，佟继铭，宋素英，等．大黄对雌性幼年大鼠血清GnRH、LH、FSH、P、E_2 水平的影响［J］．承德医学院学报，2015，32（2）：102 – 104.

　　［197］闫丽伟，佟继铭，张树峰，等．大黄对大鼠胚胎发育影响的实验研究［J］．时珍国医国药，2015，26（3）：603 – 605.

　　［198］Oshida K，Hirakata M，Maeda A，et al. Toxicological effect of emodin in mouse testicular gene expression profile［J］．J Appl Toxicol，2011，31（8）：790 – 800.

　　［199］Chang M H，Huang F J，Chan W H. Emodin induces embryonic toxicity in mouse blastocysts through apoptosis［J］．Toxicology，2012，299（1）：25 – 32.